乙肝了？不用慌！

主 审 张继泽 王瑞云

主 编 陈四清 严友德

副主编 王瑜 王玉兰 陈雨萱

编 者（以姓氏笔画为序）

王琰 支煜珺 石小培 田启航 白淑芬
司亚玲 朱子阳 朱文静 刘媛 孙军
余燊 沈佳 沈玲 张鹏飞 张颖颖
陆逸舟 陈广梅 陈丽平 范卉 胡秋红
黄柏学 龚旭

漫画绘制 朱文静

人民卫生出版社

图书在版编目（CIP）数据

乙肝了？不用慌！/陈四清，严友德主编.—北京：
人民卫生出版社，2019
ISBN 978-7-117-28663-3

Ⅰ.①乙… Ⅱ.①陈… ②严… Ⅲ.①乙型肝炎－治疗 Ⅳ.①R512.605

中国版本图书馆 CIP 数据核字（2019）第 127394 号

人卫智网 www.ipmph.com	医学教育、学术、考试、健康，购书智慧智能综合服务平台
人卫官网 www.pmph.com	人卫官方资讯发布平台

乙肝了？不用慌！

主　　编：陈四清　严友德
出版发行：人民卫生出版社（中继线 010-59780011）
地　　址：北京市朝阳区潘家园南里 19 号
邮　　编：100021
E - mail：pmph @ pmph.com
购书热线：010-59787592　010-59787584　010-65264830
印　　刷：三河市博文印刷有限公司
经　　销：新华书店
开　　本：710×1000　1/16　印张：18
字　　数：304 千字
版　　次：2019 年 9 月第 1 版　2019 年 9 月第 1 版第 1 次印刷
标准书号：ISBN 978-7-117-28663-3
定　　价：46.00 元

打击盗版举报电话：**010-59787491**　E-mail：**WQ @ pmph.com**
（凡属印装质量问题请与本社市场营销中心联系退换）

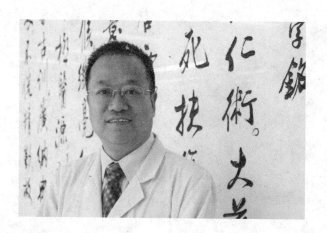

陈四清

中医学博士，江苏省中医院感染科主任医师，全国名老中医张继泽工作室主任，南京中医药大学副教授、硕士研究生导师、中医病案学教研室副主任，江苏省中医院院级名医，孟河医派（马家）第五代传人。

国医大师周仲瑛嫡传弟子，前后跟随周仲瑛教授临证学习17年，擅长肝炎、肝硬化、肿瘤、皮肤病等疑难杂症的中医药诊治。国家中医药管理局重点学科中医肝胆病学后备学术带头人，国家中医药管理局重点学科中医养生学后备学术带头人。

长期致力于慢性感染性疾病临床诊治和中医药文化传播研究，第四批全国名老中医药专家学术经验继承工作优秀继承人，全国第三批中医临床优秀研修人才，江苏省六大高峰人才，国家中医药管理局中医药文化科普巡讲专家，全国首批百名中医药科普专家。

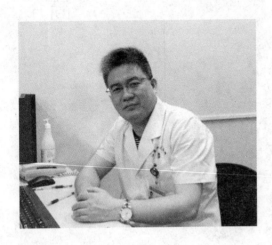

严友德

　　南京医科大学第一附属医院江苏省人民医院感染科主任医师，硕士研究生导师。

　　现任宿迁市医学会感染病分会主任委员，江苏省艾滋病防治管理学组副组长，江苏省免疫学会组织损伤修复与免疫调节学组委员，江苏省疟疾防治专家组专家。

　　长期从事感染性疾病临床诊治工作，对病毒性肝炎、自身免疫性肝炎、代谢性肝脏疾病、不明原因肝损伤等肝脏疾病以及发热待查等疑难病症的诊治，有丰富的临床经验。

　　参与国家"十一五""十二五"子课题 3 项，主持原省卫生厅预防医学课题、南京医科大学教学课题各 1 项，药物临床研究项目 6 项。获国家发明专利 1 项。

　　在国内、外医学杂志上发表论文 20 余篇，参与编写 10 余部医学著作，其中主编、副主编各 1 部。

　　为了更好地帮助广大乙型病毒性肝炎（简称乙肝）患者早日战胜慢性乙型肝炎，普及肝病防治科普知识，从事肝病临床诊治研究20余年的陈四清博士、严友德主任医师，组织肝病界的同仁们，结合自己多年的临证实践经验，参考大量国内外文献，以通俗易懂的语言、简洁明了的图表、中西汇通的知识，从诊断、治疗、预防、调养等全方位、全面系统地介绍了慢性乙型肝炎的防治和养生保健知识。全书

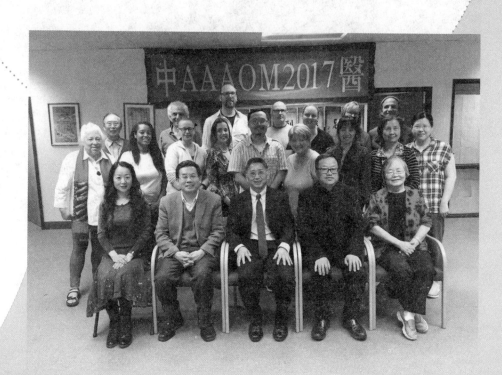

2017 年 4 月陈四清应美国中医学院邀请前往讲学

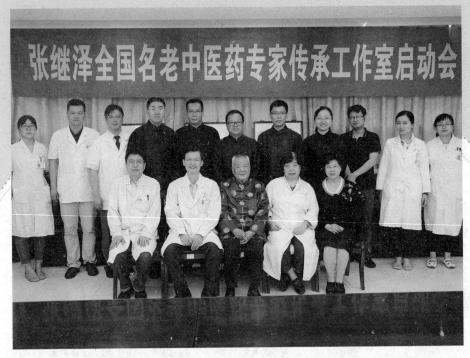

陈四清担任张继泽全国名老中医工作室主任

　　内容可以概括为五大主题——排查"潜藏"的慢性乙型肝炎、正确诊断慢性乙型肝炎、治疗之前5件事、全面治疗慢性乙型肝炎、用心呵护胜利成果，针对干扰素、核苷（酸）类似物这两大类抗病毒药的优劣利弊进行了详细分析，并且针对特定人群有特定专题。作者精心编撰本书，以冀能普及慢性乙型肝炎的防治知识、规范基层医生治疗乙型肝炎常规，帮助广大患者早日战胜慢性乙型肝炎！

乙型肝炎起病隐匿，容易复发，每易迁延成慢性，并有进一步发展成肝硬化、肝癌的趋势。我国是乙型肝炎大国，目前感染乙型肝炎病毒（HBV）的人数近 9300 万之多，慢性乙型肝炎患者达 1200 万左右，每年有近 50 万肝癌患者。"肝炎—肝硬化—肝癌"恶性传变"三步曲"，加上人们对乙型肝炎病毒传染性的认识误区，使广大乙型肝炎病毒感染者在承受着身体上的痛苦的同时，更承受着心理上的煎熬与折磨。没有发病的担心体内的这颗"定时炸弹"不知何日就会发作、"爆炸"，生活得"提心吊胆"；已经成为慢性肝炎的又生怕被同事、朋友知道而不敢"光明正大"地去医院看病，不敢"名正言顺"地向单位请假休息；当终于鼓足勇气或万不得已去医院看病时，面对种类繁多的抗乙型肝炎病毒药物，甲说甲好，乙夸乙强，不知所措，不知究竟应该如何选择一种适合自己的抗乙型肝炎病毒方法和药物，犹豫不决；由于目前并没有满意的抗乙型肝炎病毒药物，故基层医生常常也"心里无底"，不知如何抉择。

慢性乙型肝炎是中医药治疗的优势病种之一，中医药在慢性乙型肝炎治疗中具有明确的改善症状、保肝降酶、退黄抗炎、抗病毒、逆转肝硬化、防治肝癌等独特功效和作用。

　　20 世纪 60 年代初，Baruch Blumberg 和 Harvey Alter 明确了乙型肝炎的病原之后，20 世纪 90 年代初干扰素被开始批准为治疗慢性乙型肝炎的药物，逐步明确了乙型肝炎抗病毒治疗的疗效影响因素、治疗终点及疗程。干扰素之后的又一重大突破是拉米夫定被批准用于慢性乙型肝炎的治疗，之后阿德福韦酯、恩替卡韦、替比夫定、替诺福韦等一个又一个新的核苷（酸）类似物被用于临床直接抗病毒治疗，挽救了不少晚期、重危乙型肝炎患者。经聚乙二醇修饰的干扰素提高了抗病毒疗效，部分患者取得了乙型肝炎表面抗原转阴、乙型肝炎表面抗体产生的"金牌"效果。

　　为了更好地帮助广大乙型肝炎患者早日战胜慢性乙型肝炎，普及肝病防治科普知识，从事肝病临床诊治研究 20 余年的陈四清博士、严友德主任医师，组织肝病界的同仁们，结合自己多年的临证实践经验，参考大量国内外文献，以通俗易懂的语言、简洁明了的图表、中西汇通的知识，从诊断、治疗、预防、调养等全方位、全面系统地介绍了慢性乙型肝炎的防治和养生保健知识，重点介绍了干扰素、核苷（酸）类似物这两大类抗病毒药的优劣利弊，精心编撰了这本《乙肝了？不用慌！》科普图书，以冀能普及慢性乙型肝炎的防治知识、规范基层医生对乙型肝炎的诊疗，帮助广大患者早日战胜慢性乙型肝炎！

编者

2019 年春于南京

馨怡，
对付乙型肝炎没有那么难

几年前的早晨，当我完整地听到某大学花季女孩馨怡（化名）因为感染了乙型肝炎，在大学宿舍里点燃炭火早早地了结了生命的报道，作为一名从事肝病治疗的医生，真的无法形容我一直到现在的心情，我有点想哭的感觉，有点扼腕叹息的悲伤，更有点深深的自责……

馨怡，一切的一切都不能说是你的错，一切的一切不能不说与我们医生一直忙于乙型肝炎的治疗而疏忽了对你们乙型肝炎病毒携带者的科普教育和心理疏导有关。对付乙型肝炎其实真的没有你想象的那么难，无论是预防乙型肝炎的传染，还是乙型肝炎发作后的治疗，医学上早已经取得了长足的进步，威胁生命的严重情况已经少之又少了，没有必要给自己背上如此沉重的心理包袱。

早在 2013 年 1 月，我和我的同仁就已经写过一本《对付乙肝没那么困难》的书，可能你被吓坏了而没有想起来去看一看此类的科普书，其实，你和你同学所关心的乙型肝炎会不会传染的问题、乙型肝炎对健康的影响问题、乙型肝炎患者的生育问题，这本书中都有叙述，孩子，你真的没有必要做这样的选择！

作为一名从事肝病治疗 20 余年的专科医生，我希望大家对乙型肝炎患者多一点理解和包容，希望我们年轻的乙型肝炎患者从此生活一样充满希望和光明，从此一样公平自在地生活在我们祖国的大花园里。

为此，我想郑重而又真诚地告诉大家：

预防乙型肝炎其实很简单

乙型肝炎完全可以通过注射乙型肝炎疫苗而达到主动预防目的，作为一个成年人被传染上乙型肝炎，我一直坚持认为不是你周围乙型肝炎患者的责任，而是你自己没有去主动预防。我经常对我的乙型肝炎患者家属说，我国大约有 1/10 的人携带乙型肝炎病毒，因此可以说传染每天都在进行，工作再忙也请你放下，尽早去医院做个乙型肝炎两对半检查。如果没有乙型肝炎表面抗体阳性，则请立即去当地疾病预防控制中心接种总费用不到 100 元的乙型肝炎疫苗吧。分餐、分碗、分筷等措施都是被动预防，只要你还生活在这个社会里，就防不胜防，无论你如何隔离、如何消毒，都不如 3 次乙型肝炎疫苗接种来得更有效、更快捷。通常接种乙型肝炎疫苗后 1 个月即可产生抗体，而有了抗体就犹如我们的大门口有了站岗的哨兵，乙型肝炎病毒一旦进入体内就会被迅速攻击而杀灭。

成年人不易感染乙型肝炎病毒，即使感染也 95% 表现为急性

成年人的免疫系统已经健全，加之我国乙型肝炎患者众多，在生长过程中可能因为接触了乙型肝炎病毒而自动产生了乙型肝炎表面抗体，因此成年人是不容易感染乙型肝炎病毒的。即使真的感染了乙型肝炎病毒，95% 也会表现为急性肝炎，在 6 个月内会通过自身的强大免疫系统将病毒完全清除干净。我国之所以乙型肝炎患者众多，其实多是缘于围生期和婴幼儿期感染，因为围生期和婴幼儿期免疫系统不健全，被乙型肝炎病毒感染后，分别有 90% 和 25%～30% 将发展为慢性感染，而 5 岁后乙型肝炎病毒感染者仅有 5%～10% 发展为慢性感染。

因此，对成年人而言，即使你没有接种乙型肝炎疫苗也大可不必太担心。

联合接种阻断乙型肝炎母婴传播的恶梦

母婴垂直传播是导致我国乙型肝炎高发的主要因素，因此阻断乙型肝炎的母婴垂直传播具有十分重要的意义。乙型肝炎病毒母婴阻断的总体策略分为新生儿免疫和母体治疗两部分。新生儿的防护主要依靠"被动免疫"和"主动免疫"。被动免疫是指新生儿出生24小时内（12小时最佳）尽早注射乙型肝炎高效价免疫球蛋白100～300U。主动免疫则是指在婴儿出生12小时、1个月和6个月内分别注射1针10～20μg的重组乙型肝炎疫苗。双管齐下的联合接种能够将胎儿在围产期感染乙型肝炎病毒的风险降低80%～95%。但是新生儿免疫预防也不能百分百阻断乙型肝炎病毒的传播，还有一部分婴儿可能出现宫内感染。

有研究显示，如果孕妇体内的乙型肝炎病毒脱氧核糖核酸（乙型肝炎病毒DNA）水平 $\geq 2 \times 10^6$ U/ml，垂直传播率仍大于8.5%。妊娠中后期如果乙型肝炎病毒DNA载量 $> 1 \times 10^6$ U/ml，在与患者充分沟通、知情同意的基础上，可于妊娠第24～28周开始给予替比夫定或替诺福韦或拉米夫定抗病毒治疗，以减少母婴传播的概率。

降服乙肝会有时，八大手段各有长

乙型肝炎是感染乙型肝炎病毒引起的传染病，有明确的病原体，从人类历史来看，还没有一种传染病会导致人类灭亡，人类降服乙型肝炎病毒只是迟早的事。

20世纪60年代初，Baruch Blumberg 和 Harvey Alter 首次在澳大利亚土著人血液中发现了乙型肝炎表面抗原（当时称澳大利亚抗原），标志着人类对乙型肝炎病毒的发现。自从明确了乙型肝炎的病原之后，经历了长达30多年基础与临床的研究和实践，取得了令人瞩目的成就。其中以20世纪90年代初干扰素被批准为治疗慢性乙型肝炎的适应证为标志，逐步明确了乙型肝炎抗病毒治疗的疗效影响因素、治疗终点及疗程。干扰素之后，又一重大突破是拉米夫定被批准用于慢性乙型肝炎的治疗，之后阿德福韦酯、恩替卡韦、替比夫定、替诺福韦等一个又一个新的核苷（酸）类似物被用于临床直接抗病毒治疗，挽救了不少晚期、重危乙型肝炎患者。经聚乙二醇修饰的干扰素由于延长了体内代谢时间，有效提高血液浓度，提高了抗病毒疗效，部分患者取得了乙型肝炎表面抗原转阴、乙型肝炎表面抗体产生的"金牌"效果，其结果令广大医学工作者为之振奋与鼓舞。

因此，请所有乙型肝炎病毒感染者都抱着医学必胜的信心，等待着这个时代的到来。

当前对付乙型肝炎病毒主要有以下八大类药物或方法，所有乙型肝炎病毒感染者应综合了解，在专科医生指导下进行个体化的治疗，以达到最好的治疗效果。

1. **乙肝疫苗**　阻断传播，预防乙型肝炎病毒感染最直接有效的方法。

2. **干扰素**　增强免疫功能，抑制乙型肝炎病毒复制，有治愈乙型肝炎希望的药物。

3. **核苷（酸）类似物**　抑制乙型肝炎病毒复制的高效药物。

4. **免疫调节剂**　调节机体免疫功能，主动清除乙型肝炎病毒的药物。

5. **保肝降酶药物**　以守为攻，控制肝脏炎症反应的药物。

6. **中医中药**　扶正祛邪，清热利湿，中国人发明的对付乙型肝炎病毒药物。

7. **饮食疗法**　辨证施食，与药同功，日常生活中克制乙型肝炎病毒的方法。

8. **治疗性乙肝疫苗**　值得期待，一种前景看好的乙型肝炎病毒克星。

陈四清

2019 年 3 月 1 日于萱芝堂

目录

第7章

治疗之前必须三：正确评价病情程度

第四篇/攻坚——全面治疗慢性乙型肝炎

第15章
中医中药——中国人发明的对付乙型肝炎病毒药物

目录

第19章
慎用补品保健品

第20章
饮食疗法——吃出健康

第21章
运动疗法——动出健康

第29章
写给整个社会

第30章
医生要记、
患者要懂的乙型肝炎诊治相关术语

第一篇 01

防患 ——排查「潜藏」的慢性乙型肝炎

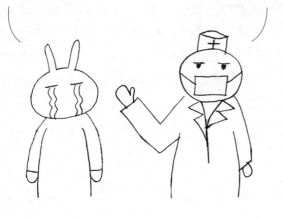

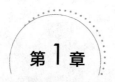

第1章

乙型肝炎的"高危人群"

哪些人身上最可能"潜藏"着慢性乙型肝炎

中国是"乙型肝炎大国",我国目前受乙型肝炎病毒感染者人群达 7.18%,也就是说约有 9300 万人感染了乙型肝炎病毒。目前被发现确诊的乙型肝炎病毒感染者只是冰山一角,不少患者发生了肝硬化,甚至直到肝癌破裂了才到医院抢救而被发现患有乙型肝炎。因此,尽快找出那些"潜藏"着慢性乙型肝炎的患者,对于控制进一步传染、及早控制病情发展有着十分重要的意义。

那么,哪些人身上最有可能"潜藏"着慢性乙型肝炎呢?

1. 有乙型肝炎家族史者 因为长期共同生活在一起,共用生活用具等密切接触的原因,乙型肝炎病毒在家族内部成员传染,导致乙型肝炎感染呈现明显的家族聚集现象。尤其是母亲患有乙型肝炎,在生育和哺乳期传染给孩子导致的"母婴垂直传播"是我国乙型肝炎传染的主要途径。

2. 性工作者 由于没有采取合理防护措施,性生活时通过生殖道、口腔黏膜破溃处的"血液接触"被感染乙型肝炎病毒。

3. 吸毒 吸毒人群往往由于共用注射器和混乱的性生活状态,而致乙型肝炎病毒互相传染。

4. 同性恋者 肛交等非正常性生活方式,乙型肝炎病毒可以通过肛门破溃黏膜而传染。同性恋人群如果性伴侣较多,导致乙型肝炎病毒感染的概率也就大大增加。

5. 经常接受血液透析及输注血制品者 这类感染方式又被称为"医源

性感染",与既往我国医疗条件有限,对献血者所献血液没有严格检查,以及血液透析时未能使用"一人一管"等感控措施不到位有关。

6. 文身、洁牙者 不少人会在街头及不正规的机构进行文身、洁牙等,由于这类操作往往没有严格消毒和执行"一人一针"等有关感控措施,通过针具等导致了乙型肝炎病毒的传染。

7. 免疫功能低下者 患有肿瘤、血液病、化疗、器官移植服用抗排异药、长期大量使用糖皮质激素等因素,导致人体免疫功能低下,很容易被乙型肝炎病毒感染或导致乙型肝炎暴发。

8. 其他 小儿、孕妇、老年人及经常酗酒的人,如果没有接种过乙肝疫苗,体内没有乙型肝炎表面抗体,也容易罹患慢性乙型肝炎。

婴幼儿:5岁之前的婴幼儿,免疫系统不成熟,对入侵的肝炎病毒不能及时清除,且容易产生免疫耐受。因此,婴幼儿感染乙型肝炎病毒后很容易成为乙型肝炎病毒携带者,尤其是有肝炎家族史者。

孕妇:孕妇比一般女性更易患乙型肝炎,其主要原因是由于妊娠后胎儿生长发育所需大量营养全靠母体供应,造成孕妇的肝负担大大加重,抗病能力也随之明显下降。

老年人:老年人身体内脏器官功能退化,肝血流量减少,肝吸收营养、代谢物质和清除毒素的能力也相应减退,肝细胞出现不同程度的老化,肝损伤后恢复能力下降,同时全身免疫功能下降。因此,老年人也是乙型肝炎的易感人群。

长期嗜酒的人:长期嗜酒可导致脂肪浸润、肝细胞炎症、变性,引起肝功能异常,导致抗病能力下降。

乙型肝炎有哪些具体临床表现

1. 全身症状 主要表现为体力不支、疲劳、没精神。主要是肝功能受损、进食减少、食物消化吸收障碍、营养物质摄入减少造成的。

2. 消化道症状 主要表现为食欲不振、厌油、恶心、腹胀、上腹部不适等症状。主要是因为肝炎活动时胆汁的分泌减少,使得食物的消化和吸收受到影响,另外,胃肠道的充血、水肿也会影响食物的吸收和消化。

3. 黄疸 主要是因为肝病病情较重时,血液中的胆红素浓度增加,胆红素从尿液中排出增多,使得尿液颜色加深,这是黄疸最早期的表现。

4. 疼痛 乙型肝炎的疼痛症状主要表现为肝区疼痛,乙型肝炎患者一般没有疼痛症状,但是当肝包膜紧张,肝包膜上的痛觉神经受刺激,就会出现右上腹、右季肋不适或隐痛。

5. 肝脾肿大 肝炎早期,脾没有明显的肿大,后期会因为门静脉高压等原因,大量血液流入脾,使得脾淤血,引起脾大。

6. 肝外表现 主要表现为肝硬化患者面色晦暗,出现肝病面容,还会出现蜘蛛痣或肝掌以及内分泌失调等症状。

如何排查体内"潜藏"的乙型肝炎病毒

排查一个人体内是否潜藏有乙型肝炎病毒,方法很简单,那就是去医院抽血检查一下乙型肝炎病毒标志物,也就是通常所说的"乙型肝炎两对半"。

感染了乙型肝炎病毒后,一般6周至半年后发病。通过输血和透析等途径传染的乙型肝炎发病多在4周左右。乙型肝炎病毒感染的潜伏期60~90天最常见,极限45~160天。

因此,如果怀疑自己感染了乙型肝炎病毒,去医院检测一下乙型肝炎两对半,则基本就可以确定体内有没有被乙型肝炎病毒感染了。

乙型肝炎病毒的感染方式有哪些

1. 母婴传播 是指乙型肝炎表面抗原阳性的母亲,尤其是乙型肝炎表面抗原和乙型肝炎 e 抗原双阳性的母亲可将乙型肝炎病毒传染给婴儿,引起婴儿乙型肝炎病毒感染的过程。

这一过程又可分为3个阶段:怀孕时经胎盘传播、分娩期产程中的传播及分娩后经哺乳等密切接触传播。母婴传播又称垂直传播或围生期传播。乙型肝炎表面抗原阳性的孕妇,尤其乙型肝炎表面抗原、e 抗原双阳性的孕妇,如不加以积极阻断预防,可使95%的新生儿被乙型肝炎病毒感染,新生儿被感染后也极易形成长期性携带。

2. 经血传播 使用被污染的血制品和使用被污染的器具如针灸针、注射器、手术器具、透析器具、采血器具等，可传播乙型肝炎，称为"医源性传播"。研究表明，输注入体内极微量含有乙型肝炎病毒的血（0.00004ml），就可能造成感染。因此，各种锐器，如注射器、针头、针灸针、刮面刀等，只要沾有乙型肝炎患者的血液或组织液而未经彻底消毒，刺入健康人的皮肤黏膜就可能引起感染。

输血与血制品的使用，是经血传播的主要传播途径，如外科手术等。生物制品（免疫球蛋白、白蛋白、胎盘组织液等）的供血、供组织者本身为乙型肝炎病毒感染者或被乙型肝炎病毒污染，没有乙型肝炎表面抗体的患者如使用这些生物制品即可被传染。

3. 生活密切接触传播 含有乙型肝炎病毒的血液、唾液、组织液通过密切生活接触或经被接触者皮肤或黏膜微小的擦伤裂口进入机体而感染，如与乙型肝炎患者共同使用牙刷等。唾液排出的乙型肝炎表面抗原与血液中乙型肝炎表面抗原滴度呈正相关，血液中乙型肝炎表面抗原滴度越高，唾液中的乙型肝炎表面抗原检出率越高，浓度也越高。当然唾液中的乙型肝炎表面抗原浓度是否可达到导致感染的剂量，即使达到感染剂量的乙型肝炎病毒，通过健康的胃肠道是否能形成感染，尚无定论。迄今为止，国内外尚无经胃肠道传播导致乙型肝炎发病或造成食物型暴发流行的报道。

4. 性生活传播 在乙型肝炎病毒感染者精液、阴道分泌物、月经血和皮肤溃疡渗出液中也已检出乙型肝炎表面抗原，国外已将乙型肝炎列入性传播疾病范围。调查证实，同性恋者、性混乱者、性工作者等的乙型肝炎感染率显著高于正常人群，乙型肝炎在夫妻间的感染率也明显高于父母与子女间或婆媳间的感染。

5. 吸血昆虫传播 虽然从吸血昆虫（蚊子、臭虫、虱子等）体内均检出过乙型肝炎表面抗原，但一般认为吸血昆虫只起机械传播作用，在流行病学上意义不大。

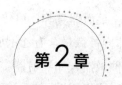

第2章

快速、全面了解"慢性乙型肝炎"

什么是慢性乙型肝炎

既往有乙型肝炎病史或乙型肝炎表面抗原阳性超过 6 个月，现乙型肝炎表面抗原或乙型肝炎病毒 DNA 仍为阳性者，可诊断为慢性乙型肝炎病毒感染。慢性乙型肝炎病毒感染者如出现丙氨酸转氨酶（ALT）持续或反复升高，或肝组织病理学检查证明有肝炎病变时，即可诊断为"慢性乙型肝炎"。

慢性乙型肝炎又可分为两大类。

1. 乙型肝炎 e 抗原（HBeAg）阳性慢性乙型肝炎　血清乙型肝炎表面抗原、乙型肝炎 e 抗原阳性，乙型肝炎病毒 DNA 阳性，ALT 持续或反复升高，或肝组织学检查有肝炎病变。

2. 乙型肝炎 e 抗原（HBeAg）阴性慢性乙型肝炎　血清乙型肝炎表面抗原阳性，乙型肝炎 e 抗原阴性，乙型肝炎病毒 DNA 阳性，ALT 持续或反复升高，或肝组织学检查有肝炎病变。

根据生物化学试验及其他临床和辅助检查结果，慢性乙型肝炎的病情程度还可进一步分为轻度、中度和重度。

临床上还有一种少见的"隐匿性慢性乙型肝炎"，容易被误诊，即患者血清乙型肝炎表面抗原阴性，但血清和（或）肝组织中乙型肝炎病毒 DNA 阳性，并有慢性乙型肝炎的临床表现。除乙型肝炎病毒 DNA 阳性外，患者可有血清乙型肝炎表面抗体、乙型肝炎 e 抗体和（或）乙型肝炎核心抗体阳性。还有约 20% 隐匿性慢性乙型肝炎患者的血清学标志均为阴性。

慢性乙型肝炎的危害有哪些

乙型肝炎在世界各地均有发病和流行。近几十年来，由于社会人口剧增，城市人口密集，社会人际交往频繁，生活节奏加快，使病毒传染机会增多。抗生素的发展和使用，使细菌的感染和传播得到有效的控制，而病毒感染机会则相对增多。这些都导致了病毒性肝炎的发病率不断上升。

据世界卫生组织（WHO）统计，全球被乙型肝炎病毒感染的人大约 20 亿，其中 3 亿为慢性携带者。这些患者中 25% 病情严重，可最终死于肝硬化和肝癌。亚洲是乙型肝炎地方性高流行区。在中国目前乙型肝炎病毒感染人群占人口的 7.18% 以上，即约有 9300 万人携带乙型肝炎病毒，每年还有 50 万 ~ 100 万的新发病例，数量相当惊人。在乙型肝炎病毒携带者中，约 25% 的人最终将转化为慢性肝病，包括肝硬化和肝癌。我国现有慢性乙型肝炎患者 2000 余万例，他们有不同程度的胁痛、乏力、黄疸、厌油等临床症状。我国每年约有近 40 万的肝癌患者，而这些患者 90% 都是乙型肝炎病毒感染者。由此可见肝炎对人类健康危害之大，难怪有人要称："肝炎是威胁全民健康的杀手"呢！

一个人如果感染了乙型肝炎病毒，不仅会影响身心健康，干扰正常生活，还会影响升学、就业、入伍、婚嫁等诸多问题。而且到目前为止，仍然没有满意的消除人体内乙型肝炎病毒的药物，更不用说特效药物了。我国每年用于病毒性肝炎治疗的直接费用超过 1000 亿元，因此，大量乙型肝炎患者的存在，也给家庭和社会都带来沉重的经济负担。

乙型肝炎仍是当前危害我国人民健康的严重传染病。无论是肝病发病者还是病毒携带者，都应该积极、主动、彻底地争取治疗，绝不能对肝病掉以轻心，绝不能认为乙型肝炎病毒携带无关紧要。

肝炎病毒就像体内的定时炸弹，随时都会引爆，给身体造成损害，甚则致命，定期检查、定期看医生是非常必要的。

慢性乙型肝炎的罪魁祸首是谁

1963 年，Baruch Blumberg 和 Harvey Alter 两位学者首次在澳大利亚土

著人血液中发现了一种抗原性物质 Aa，当时称澳大利亚抗原，后改称乙型肝炎表面抗原，即乙型肝炎病毒表面抗原，标志着人类对乙型肝炎病毒的真正发现。

1970 年 Dane 氏发现了乙型肝炎的病毒颗粒，称 Dane（丹氏）颗粒，为 DNA 病毒。

研究表明，乙型肝炎病毒属嗜肝 DNA 病毒科（hepadnaviridae），基因组长约 3.2kb，为部分双链环状 DNA。完整的乙型肝炎病毒颗粒（丹氏颗粒）是由双层外壳和一个核心组成的，核心直径为 27 纳米，内含 DNA 双链和 DNA 多聚酶。核心外面被覆核衣壳，厚约 7 纳米，最外面是由病毒蛋白组成的外壳。肝炎病毒和细菌不同，不能用破裂的方法进行繁殖。乙型肝炎病毒进入沾染的肝细胞后立即开始裂解，它先按照自己的遗传基因复制成许多病毒"零件"：在细胞核内复制病毒的含有 DNA 和多聚酶的核心，在胞浆内复制病毒的外壳，然后再将二者组装成新的病毒。在复制进程中，外壳的数量总比核心多，过剩的病毒外壳就会释放入血液中，以小球形或管形颗粒的形式存在于血液循环中，此即在血清中查到的乙型肝炎表面抗原。

乙型肝炎病毒（HBV）的抵抗力较强，65℃下 10 小时、煮沸 10 分钟或高压蒸气才可有效灭活掉乙型肝炎病毒。环氧乙烷、戊二醛、过氧乙酸和碘伏对乙型肝炎病毒也有较好的灭活效果。

过去半个多世纪的研究进一步证实，乙型肝炎病毒确是乙型肝炎的罪魁祸首，是导致乙型肝炎发生、发展、加重及恶变的根本原因。

乙型肝炎病毒感染人体后，如果身体免疫功能正常，那么乙型肝炎病毒会很快被清除，乙型肝炎在急性期就能治愈。但一旦乙型肝炎病毒没能及时清除，转为慢性，就会长期潜伏在肝内，对机体健康带来极大危害。

现代医学实验证明，乙型肝炎病毒侵入人体后，并不直接引起肝细胞的损害，只是在肝细胞内吸收营养，赖以生存，并在肝细胞内复制、繁殖。其复制病毒的"零部件"（如乙型肝炎表面抗原、乙型肝炎 e 抗原）释放到肝细胞膜上，引起人体免疫系统对这些抗原物质产生免疫反应，这种反应造成肝细胞的损伤、坏死。免疫反应的强弱决定肝受损程度及临床症状轻重。这场由病毒引发的免疫系统对肝细胞的战争，使大约 25% 的患者的肝成为"战火连绵的战场"，肝的损伤由此加重。

据观察，轻度慢性乙型肝炎患者约 65% 发生肝纤维化，而中、重度慢性乙型肝炎则基本会发生纤维化，进一步则演变成肝硬化。如果不进行适当的规范化治疗，每 5 年就会有 12%～25% 的慢性乙型肝炎患者发展为肝硬化，有 6%～15% 的肝硬化患者演变成肝细胞癌（HCC），又有 20%～23% 的患者会发生肝衰竭。而如果能在合适的时机进行抗病毒等治疗，就有可能有效阻止这一进程，减少或推迟肝硬化的发生。

因此，慢性乙型肝炎的罪魁祸首就是乙型肝炎病毒。

乙型肝炎病毒感染人体后的四个阶段

乙型肝炎病毒感染后的自然史取决于病毒、宿主和环境之间的相互作用。乙型肝炎病毒感染时期是影响慢性化的最主要因素。在围生期和婴幼儿期乙型肝炎病毒感染者中，分别有 90% 和 25%～30% 将发展为慢性感染，而 5 岁后乙型肝炎病毒感染者仅有 5%～10% 发展为慢性感染。我国乙型肝炎病毒感染者多为围生期或婴幼儿期感染。

婴幼儿期乙型肝炎病毒感染的自然史一般可人为划分为四个阶段，即免疫耐受期、免疫清除期、非活动或低（非）复制期和再活动期，相对应的临床诊断分别为慢性乙型肝炎病毒携带者、乙型肝炎 e 抗原阳性慢性乙型肝炎、非活动性乙型肝炎表面抗原携带状态以及乙型肝炎 e 抗原阴性慢性乙型肝炎。

1. 免疫耐受期（慢性乙型肝炎病毒携带者） 血清乙型肝炎表面抗原和乙型肝炎 e 抗原阳性，乙型肝炎病毒 DNA 水平高（敏感检测方法检测常 > 2×10^8 U/ml），ALT 水平持续正常，肝组织无明显异常或轻度炎性坏死，无或仅有缓慢肝纤维化进展。

2. 免疫清除期（乙型肝炎 e 抗原阳性慢性乙型肝炎） 血清乙型肝炎病毒 DNA 水平 > 2000 U/ml，ALT 水平持续或反复升高，肝组织中度或严重炎性坏死，肝纤维化可快速进展，部分可发展为肝硬化和肝功能衰竭。

3. 低（非）复制期（非活动性乙型肝炎表面抗原携带状态） 血清乙型肝炎 e 抗原阴性、抗-HBe 阳性，乙型肝炎病毒 DNA 水平低（常 < 200 U/ml）或检测不到，ALT 水平持续正常，肝组织无炎症或仅有轻度炎症。

4. 再活动期（乙型肝炎 e 抗原阴性慢性乙型肝炎） 乙型肝炎 e 抗原阴性，抗-HBe 阳性，乙型肝炎病毒 DNA 水平常 > 2000U/ml，ALT 水平持续或反复异常也可再次出现乙型肝炎 e 抗原阳转。

并非所有乙型肝炎病毒感染者均经历上述四个阶段，青少年和成年时期感染乙型肝炎病毒，多无免疫耐受期而直接进入免疫清除期。

乙型肝炎病毒为什么那么难以清除

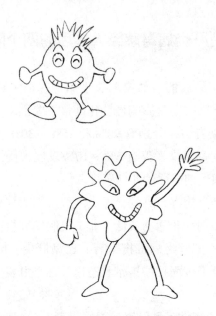

尽管人类在征服乙型肝炎病毒方面已经取得长足进步，然而目前还没有满意的抗乙型肝炎病毒药物。

乙型肝炎病毒之所以难以清除，可能与以下几方面因素相关。

1. 乙型肝炎病毒生命力顽强　在病毒之中，乙型肝炎病毒的生命力是很强大的。实验研究证明，乙型肝炎病毒在外界环境中具有很强的抵抗力，通常在37℃能稳定60分钟；一般的化学消毒剂或加热到60℃ 4小时均不能将其灭活；只有煮沸10分钟或高压蒸汽121℃消毒10分钟，或加热65℃ 10小时，才有可能将其杀灭。20℃储存20年以上，仍具有抗原性及传染性。乙型肝炎表面抗原在酸碱度（pH）2.4的条件下，能保持6小时的稳定性，但病毒的感染性消失。将乙型肝炎表面抗原阳性患者的血清涂抹于塑料贴面、铅片、布片或纸片上，在25℃的条件下可维持1周，6℃条件下可维持40天。

2. 缺乏自发性病毒清除机制　人体对许多病原微生物具有自发性清除机制，可借助于免疫系统的强大功能将其清除出体外。但对于乙型肝炎病毒，却缺乏自发性清除机制，乙型肝炎病毒可以通过免疫耐受来影响宿主的免疫应答，使人体与病毒长期"和平共处"。尤其是婴儿感染后极容易产生免疫耐受性，这也是婴幼儿感染乙型肝炎病毒后，极难治愈，容易慢性化的原因所在。

3. 乙型肝炎病毒只能抑制，难以杀灭　乙型肝炎病毒复制的原始模板为共价闭合环状 DNA（乙型肝炎病毒 -cccDNA），目前用于抗病毒的各种药物如干扰素、核苷酸类似物等只能在 cccDNA 以下的复制环节起作用，并不能直接作用于乙型肝炎病毒 -cccDNA，表面上看乙型肝炎病毒已经被清除，但乙型肝炎病毒 -cccDNA 仍然留在肝细胞内，一旦条件许可，病毒就以此为模板，重新大量复制。所以要彻底控制、消除乙型肝炎病毒的关键在于彻底清除肝细胞内的乙型肝炎病毒 cccDNA，但目前的所有研究还没能取得突破。

为什么说克制乙型肝炎病毒是防止乙型肝炎发展加重的有效手段

慢性乙型肝炎的发作主要与两种因素相关，即病毒复制活跃程度和机体免疫反应能力高低。

长期病毒活跃复制是激发机体免疫反应的重要诱因。没有病毒复制，就没有乙型肝炎相关的免疫反应，也就不会发生肝炎，因此抑制乙型肝炎病毒复制是防止乙型肝炎发展、加重、恶变的有效手段。许多患者注重肝功能异常，关注 ALT 的升高，希望通过短时间的降酶保肝的方法使肝功能恢复正常，但这很困难，而且即使治疗后有短时间的 ALT 复常，也不可能会长久，而且会反复发作，可导致病情进一步加重。因此，只有"釜底抽薪"，有效地清除或抑制病毒复制，肝功能才会自然恢复正常。

机体免疫反应能力是一把"双刃剑"，过高过低可能都不利。机体免疫功能不全者，感染乙型肝炎病毒后容易形成慢性化；免疫功能极度低下者，则病毒复制不受控制，很可能出现肝功能衰竭表现；肝炎发作时，如果机体免疫功能过强，有时对病情也不利，容易出现"反应过度"的结果，也可能导致肝功能衰竭。

中医药虽没有直接的抗乙型肝炎病毒的药物，也没有直接提高或降低免疫功能的药物，但经研究证明，加大清热解毒类和益气养阴扶正类的药物使用，可以调节免疫功能，达到抑制乙型肝炎病毒复制的目的。一些疏肝健脾、化湿活血药物，虽然从药理成分上分析可能没有直接抗病毒作用，但通过调理患者的体质，改变了病毒赖以生存的"土壤"，提高了机体自身的免疫功能，也可达到异曲同工、"无为而治"的效果。

治疗乙型肝炎的方法有哪些

自从发现乙型肝炎病毒以来，人类就一直没有停止过与乙型肝炎病毒的抗争。国外防治乙型肝炎主要运用干扰素和核苷（酸）类似物，而在我国则还有中医中药等多种措施，我们称之为"八大手段"。

1. 乙肝疫苗 是用来预防乙型肝炎病毒感染的一种药物，通过接种乙肝疫苗可以在被接种者体内产生乙型肝炎病毒表面抗体，从而达到预防乙型肝炎病毒感染的目的。事实已经证明，接种乙肝疫苗是预防乙型肝炎病毒感染的最有效方法。我国原卫生部于 1992 年将乙肝疫苗纳入计划免疫管理，对所有新生儿接种乙肝疫苗，但疫苗及其接种费用需由家长支付；自 2002 年起正式纳入计划免疫，对所有新生儿免费接种乙肝疫苗，但需支付接种费；自 2005 年 6 月 1 日起改为全部免费。自我国逐渐对新生儿实行接种乙肝疫苗管理以来，已取得明显成效，我国乙型肝炎病毒感染人群已从以前的 10% 下降到 7.18%，因此，新生儿感染乙型肝炎病毒的数量将越来越少。但令人担忧的是，由于种种原因，目前还有很大一部分成年人尚未接种乙肝疫苗，他们或不知道可以通过接种乙肝疫苗的方式来预防乙型肝炎病毒感染，或不知道目前接种 1 个疗程乙肝疫苗仅需 100 元左右，或者误认为乙型肝炎病毒不会轻易传染给自己等。

2. 干扰素（interferon，IFN） 是人体细胞受某些刺激而产生的一类蛋白质，具有广谱抗病毒作用、抗肿瘤增殖以及免疫调节作用。干扰素并不直接杀伤或抑制病毒，而是通过细胞表面受体作用使细胞产生抗病毒蛋白，从而抑制病毒的复制；同时，干扰素还可增强自然杀伤细胞、巨噬细胞和 T 淋巴细胞的活力，从而可以调节人体的免疫功能。聚乙二醇干扰素（派罗欣）治疗乙型肝炎 48 周，有 3% 的患者可达到乙型肝炎表面抗原的转阴，停药随访至 3 年时乙型肝炎表面抗原转阴增加至 8%。因此，称干扰素为增强免疫功能、抑制乙型肝炎病毒复制，有治愈乙型肝炎希望的药物。

3. 核苷（酸）类似物（NA） 核苷类抗病毒药是近年来发展较快的一类抗病毒药，已进入和即将进入临床的药物有数十种之多。拉米夫定作为第一个获批准的口服抗乙型肝炎病毒药物，其问世推动了慢性乙型肝炎治疗的进程，标志着慢性乙型肝炎治疗进入核苷（酸）类似物治疗时代。拉米夫定是核苷（酸）类似物，而核苷酸则是合成人体遗传物质 DNA 和核糖核酸（RNA）的原料（DNA 和 RNA 实际上就是许多核苷酸手拉手排成一长串构成的）。核苷（酸）类似物在结构上模拟核苷酸的结构，但却不具有核苷酸的功能。因此在 DNA 合成过程中，核苷（酸）类似物可以掺入进去，但却不能合成有正常功能的核酸链，从而使病毒的复制终止。由于乙型肝炎病毒进入肝细胞后形成了 cccDNA，核苷（酸）类似物只能抑制病毒的复制，却不能彻底清除乙型肝炎病毒，因此，核苷（酸）类似物被称为干扰合成、抑制乙型肝炎病毒复制的高效药物，需要长期应用，甚则终身服用。

4. 免疫调节剂 抗乙型肝炎病毒的两大类主要药物——干扰素和核苷（酸）类似物，只能抑制乙型肝炎病毒复制，而不能在人体内彻底清除乙型肝炎病毒，因此，停药后复发率较高。免疫调节剂可以提高人体的免疫功能，尤其是对乙型肝炎病毒的特异性免疫。可以识别和破坏乙型肝炎病毒感染的靶细胞，清除乙型肝炎病毒。大量研究证明，慢性乙型肝炎存在免疫功能低下，尤其是对乙型肝炎病毒的特异性免疫功能降低和免疫耐受，以及免疫调节功能异常，使人体内不能清除乙型肝炎病毒。在慢性乙型肝炎的抗病毒治疗中，应用有效的免疫调节剂，提高人体的免疫功能，打破免疫耐受，是十分重要的。因此，称免疫调节剂为主动清除乙型肝炎病毒的药物。

5. 保肝降酶药物 无论是急性乙型肝炎，还是慢性乙型肝炎，发病时均会出现不同程度肝细胞炎症、损伤，如果不控制病情的发展，则肝功能进一步损伤，症状进一步加重，随时有向重症肝炎发展的趋势，一旦重症肝炎形成，则患者病情危重，随时有生命危险。因此，在乙型肝炎发病初期，势必要遏制肝功能进一步损伤，这一阶段保肝降酶药物的应用可以达到以守为攻、事半功倍的效果。既阻止了肝细胞的进一步损伤，又使肝细胞的损伤得到了一定程度的修复，从而配合抗病毒、免疫调节治疗，使乙型肝炎患者肝功能恢复正常，病情得到好转，甚至完全康复。临床实践还发现，运用保肝降酶药后，如患者肝功能能得到长期稳定，则依靠患者自身免疫功能的逐步建立和完善，也有一定的抑制乙型肝炎病毒作用。因此，可以称保肝降酶药物，是以守为攻，控制肝脏炎症反应的药物。

6. 中医中药　中医学中虽无"乙型病毒性肝炎"病名，但早在2000多年前张仲景的《伤寒杂病论》一书中，就有了"见肝之病，知肝传脾，当先实脾"的记载，说明那时人们已经认识到"肝病"可表现出"消化系统症状"。中医学中的"胁痛""黄疸""癥积""臌胀""血证""疫毒""肝瘟"等病证中，其实已包括了"病毒性肝炎"的辨证论治方法，在慢性乙型肝炎治疗中可以达到改善症状提高生活质量、保肝降酶、退黄抗炎及一定的抗纤维化、肝硬化、肝癌作用，还有一定的抗病毒作用。因此，称中医中药是中国人发明的对付乙型肝炎病毒的药物。

7. 饮食疗法　"药食同源"，食物和药物一样也有寒、热、温、凉"四气"和辛、甘、酸、苦、咸"五味"的不同，如能遵循中医辨证择食原则，则一样可纠正脏腑阴阳之偏颇，达到防治疾病和增进机体健康、抗衰延寿等多种目的，这就是中医的食养疗法。饮食营养在肝病防治中有积极重要的作用，如能巧妙运用中医的食养疗法，根据食物的不同调养作用，指导患者根据自己的具体病症进行"辨证择食"，不但可以达到补充营养的目的，而且对改善患者临床症状和体征、促进肝功能酶学指标的好转均有积极的治疗作用，长期有意识地辨证择食清热解毒食物还有一定的拮抗乙型肝炎病毒的作用。因此，饮食疗法堪称是乙型肝炎患者日常生活中克制乙型肝炎病毒的方法。

8. 治疗性乙肝疫苗　慢性乙型肝炎之所以难治，原因之一是机体对乙型肝炎病毒产生了一定程度的特异性免疫耐受。由于机体对乙型肝炎病毒无免疫应答反应，使得病原微生物持续在人体内存在。治疗性乙肝疫苗研发的设想，就是希望通过调动机体的免疫应答来对抗体内的病毒。所谓治疗性乙肝疫苗是指在已感染病原微生物或已患有某些疾病的机体中，通过诱导特异性的免疫应答，达到治疗或防止疾病恶化的天然、人工合成或用基因重组技术表达的产品或制品。治疗性乙肝疫苗的长处是"教会"人体免疫系统能够正确认识乙型肝炎病毒是潜伏在体内的敌人，动员机体自身免疫功能降低乙型肝炎病毒的复制能力，并把它从体内清除出去。但这种治疗方法目前仍在临床研究过程中，尚未在临床正式使用，业界一致认为这是一种前景看好的乙型肝炎病毒克星。

深入体会与思考：克制乙型肝炎病毒的困难性、长期性与艰巨性

尽管医学家们已经知道了乙型肝炎病毒（HBV）是导致乙型肝炎发生、发展、加重及恶变的根本原因，但目前国内外尚没有一种治疗慢性乙型肝炎的特效药物，克制乙型肝炎病毒不但存在困难性，而且需要长期进行，任务十分艰巨。

第一，谈谈克制乙型肝炎病毒的困难性。之所以如此困难，与乙型肝炎病毒的结构、感染方式、免疫特异性等诸多因素有关。

1. 乙型肝炎病毒是一种很小的病毒，它不仅属于嗜肝脱氧核糖核酸病毒家族中的一个成员，而且还是泛嗜性病毒，其他脏器内也存在，当人感染乙型肝炎病毒后，血液中的乙型肝炎病毒有坚硬的蛋白外壳，因此，治疗乙型肝炎的药物很难直接对乙型肝炎病毒产生作用。

2. 乙型肝炎病毒在体内能不断复制，而这种复制是在肝细胞内进行的，而治疗药物必须是小分子物质才能进入肝细胞内发挥抗病毒作用。

3. 乙型肝炎病毒在某些药物作用下，病毒基因会发生变异，产生耐药或免疫逃避，导致治疗更加困难。

4. 乙型肝炎病毒感染肝细胞后，随着病程的延长，病毒可能与肝细胞的基因发生整合。一旦发生这种现象，治疗难度会明显增大。

5. 乙型肝炎病毒的复制模式不同于一般病毒，它会形成复制的 cccDNA。乙型肝炎病毒 -cccDNA 一旦在肝细胞内形成，它就长期稳定地贮存在肝细胞内，像深深地扎根在泥土里的"野草根"一样，正如俗话说的那样："除草容易除根难"。因此，乙型肝炎病毒在人体内很难被完全清除。

第二，说说克服乙型肝炎病毒的长期性。乙型肝炎病毒 -cccDNA 半衰期 10 ~ 100 天，与肝细胞的寿命相仿。目前所有抗病毒药都对乙型肝炎病毒复制的 cccDNA 无效，一旦停药，乙型肝炎病毒就会很快以 cccDNA 为模板继续复制，结果大量新生乙型肝炎病毒又猖獗起来，造成肝病复发。因此，乙型肝炎患者只有坚持长期用药，最大限度地压制体内病毒的复制，再加上自身免疫功能的参与，等待 cccDNA 的自然耗竭，方可最终将病毒清除，患者才有可能康复。而一般认为这一自然耗竭的时间需要 14.5 年。

第三，再说说克服乙型肝炎病毒的艰巨性。慢性乙型肝炎是个非常复杂

的疾病，即使按现有方案，正规地使用了抗乙型肝炎病毒药物，治疗还是可能失败，还是会出现变异，因此，人类离征服乙型肝炎病毒的路还很长、很艰巨。造成抗乙型肝炎病毒治疗失败的主要原因如下。

1. 没有选择好最佳治疗时机和适应证 不管干扰素还是核苷类抗病毒药物，都有严格的适应证，不是所有感染乙型肝炎病毒的人都适合。这两种药共同的适应证是慢性乙型肝炎患者，ALT 升高达正常值上限的 2 ~ 10 倍，肝炎症反应明显者。这时患者正处于"免疫清除期"，即体内的免疫功能启动，对乙型肝炎病毒发起围剿和清除，此时应用抗病毒药助一臂之力，效果显著。在"免疫耐受期"，转氨酶正常或少许超过正常值，肝炎症状极轻或基本没有，体内免疫功能对乙型肝炎病毒的存在"熟视无睹"，这时应用任何抗病毒药可能也是枉然。

2. 抗乙型肝炎病毒药物治疗的局限性 抗乙型肝炎病毒药的疗效有限，"应答率"不是 100%（应答指患者用药后乙型肝炎 e 抗原转阴，抗-HBe 转阳，乙型肝炎病毒 DNA 转阴，ALT 正常），干扰素治疗慢性乙型肝炎的"应答率"在 40% 左右，而远期应答率仅为 30% 左右。拉米夫定治疗慢性乙型肝炎，用药 1 年，乙型肝炎 e 抗原转阴率不到 20%，发生抗-HBe 转阳者仅 15% 左右，尽管乙型肝炎病毒 DNA 转阴率高达 96% ~ 100%，但乙型肝炎 e 抗原不转阴或抗-HBe 不转阳，停药就易于复发。因此，既要看到抗病毒药的有效性，也要了解其局限性，正确认识这些药物，不能因其"局限性"而弃之不用，也不能因其"有效"而盲目乐观。

3. 药物的不良反应 "是药三分毒"，抗乙型肝炎病毒药也有不良反应，这又往往因人而异。应用干扰素除可引起流感样症候群之外，还可引起白细胞、血小板减少，也有脱发、抑郁等情况发生，有时因为不良反应使治疗受挫。拉米夫定有时可引起胃肠道反应。替比夫定会导致一部分患者肌酸激酶增高，阿德福韦酯则有一定肾损害等，有时治疗不得不因这些不良反应而停止。

4. 乙型肝炎病毒变异 慢性乙型肝炎是个复杂多变的疾病，在抗病毒药物作用下和人体免疫功能低下、病毒常常发生变异等情况下，均可导致治疗失败。

5. 发生混合感染 慢性乙型肝炎患者的免疫功能失调，在治疗中可发生"混合感染"，如乙型肝炎＋丙型肝炎，乙型肝炎＋丁型肝炎，乙型肝炎＋甲型肝炎等，或乙型肝炎合并脂肪肝，有时又因滥用药、饮酒等，使病情复杂，治疗更困难。

小链接：人类与乙型肝炎病毒的斗争史

1963 年，Baruch Blumberg 和 Harvey Alter 首次在澳大利亚土著人血液中发现了一种抗原性物质 Aa，当时称澳大利亚抗原，后改称乙型肝炎表面抗原，即大家现今所熟知的乙型肝炎病毒表面抗原，标志着人类对乙型肝炎病毒的发现。

自从发现乙型肝炎病毒以来，人类就一直没有停止过与乙型肝炎病毒的抗争。下面让我们回顾一下近几十年来我国有关乙型肝炎防治方案中内容的变迁，就可以深刻体会到慢性乙型肝炎治疗方面的巨大进步了。

20 世纪 70 年代以来，中华医学会多次召开全国传染病、肝病年会，召集全国传染病、肝病领域的资深专家们讨论乙型肝炎的诊断和治疗，先后在 1979 年、1984 年、1990 年、1995 年、2000 年、2005 年、2010 年发布了 7 版指南性质的《病毒性肝炎防治方案》。

1979 年发布的第一版《病毒性肝炎防治方案》中，已经有了乙型肝炎病毒抗原的检测方法。治疗部分按病毒性肝炎的临床分型提出：慢性迁延性肝炎主要是西医或中西医结合保肝治疗，慢性活动性肝炎和重症肝炎除保肝治疗外，还提到了使用肾上腺皮质激素治疗。方案以较多的篇幅论述了病毒性肝炎的中医辨证治疗，可能与当时尚缺乏治疗慢性肝炎有效的西药有关。

仅仅过了 5 年，专家们就发现并认识到使用肾上腺皮质激素治疗慢性肝炎弊多利少，于 1984 年版《病毒性肝炎防治方案》中提出：慢性迁延性肝炎"可选用西药、中药或中西医结合"的保肝治疗，不提倡对慢性活动性肝炎和重症肝炎患者使用肾上腺皮质激素，只有乙型肝炎病毒表面抗原（—）的慢性活动性肝炎合并有自身免疫表现者才可使用。《病毒性肝炎防治方案》中，专家们认识到过去忽视了对病毒性肝炎治疗的随机对照观察，指出"许多药物的长期疗效不能肯定"。

20世纪80年代,是病毒性肝炎病原学研究"大丰收"的年代,先后发现了丙型肝炎病毒、丁型肝炎病毒和戊型肝炎病毒,但是治疗方面并无进展。因此,1990年版《病毒性肝炎防治方案》的治疗部分讲得很少,只提了一些治疗原则,肾上腺皮质激素疗法已经从《病毒性肝炎防治方案》中删除。尽管国内外的科学家曾先后试图使用免疫调节剂或阿糖腺苷等第一代核苷类药物治疗乙型肝炎,但均因疗效不肯定或不良反应太大等原因而放弃使用。由于缺乏有效的治疗药物,这一版仍寄希望于我国的传统医学,强调中医中药的治疗。

1986年,基因工程方法实现了干扰素的大批量生产。1991年起,干扰素开始用于乙型肝炎的治疗,这使得慢性乙型肝炎的治疗露出了一线曙光。1995年第4版《病毒性肝炎防治方案》在慢性乙型肝炎的治疗中首次提出抗病毒治疗。由于当时许多治疗没有很好的"随机对照观察"研究,干扰素治疗在临床上应用时间较短,经验还不充足,因此,在长达7页的《病毒性肝炎防治方案》中有关使用干扰素治疗的论述仅占半页。尽管提到抗病毒治疗,但没有提到具体的药物和治疗方法。中医治疗的内容也被删除了,可见当时医学界对慢性乙型肝炎治疗的无奈与失望。

1995年以后,人们在干扰素治疗慢性乙型肝炎方面积累了更多的经验,同时又发现了一种新的核苷类药物——拉米夫定。此种药物开始是用于艾滋病患者的,结果发现对乙型肝炎病毒有良好的抑制作用,后在全世界范围内对它进行了长达5年的临床研究。因此,2000年第5版《病毒性肝炎防治方案》中首先提出:乙型肝炎慢性化的主要原因是"由于病毒持续感染","对慢性肝炎应重视抗病毒治疗","抗病毒治疗的目的是:①抑制病毒复制,减少传染性;②改善肝功能;③减轻肝组织病变;④提高生活质量;⑤减少或阻止肝硬化和原发性肝细胞癌的发生。"在《病毒性肝炎防治方案》的附件中详细阐明了干扰素α在慢性乙型肝炎治疗中的应用,肯定了拉米夫定对乙型肝炎病毒的抑制作用。

拉米夫定是核苷类药物治疗慢性乙型肝炎的一个里程碑,它具有抗病毒作用强而迅速、不良反应少、可以口服、使用方便等优点。但是,随着临床更多患者的服用,新的问题又很快出现了。使用拉米夫定治疗1年以后，一些患者体内的乙型肝炎病毒发生了变异和耐药，乙型肝炎病毒又重新活动起来，使患者的肝病再次加重。当时由于使用经验的不足和没有对付耐药的有效办法，不少人因此而发生肝功能衰竭死亡。于是，人们加紧研究新的治疗药物，希望能像抗菌药物一样，一种药物耐药了，又有更多的药物替换，从而达到长期抑制乙型肝炎病毒复制的目的。在科学家的努力下，阿德福韦酯等更多的核苷类新药被研究出来，经聚乙二醇修饰的长效干扰素也被研究出来了。在这个基础上，2004年亚太地区肝病专家对乙型肝炎的治疗达成共识。在《亚太地区慢性乙型肝炎处理共识》中，专家们肯定了乙型肝炎抗病毒的疗效，提出了长期抑制乙型肝炎病毒的治疗目标，制定了干扰素、长效干扰素、拉米夫定的治疗方案。专家们还提到"传统中药，可能有治疗作用，但需要验证。"

2004年以后，更多的核苷类抗乙型肝炎病毒药物上市或进入临床试验。在我国，阿德福韦酯、恩替卡韦、替比夫定和替诺福韦酯分别于2004年、2005年、2007年、2014年上市，还有十余种正在研究的药物。这些进步更加坚定了医生们抗乙型肝炎病毒的决心。因此，2005年12月，中华医学会肝病学分会和中华医学会感染病学分会联合制订了我国第一部《慢性乙型肝炎防治指南》，提出了慢性乙型肝炎治疗的总体目标是："最大限度地长期抑制或消除乙型肝炎病毒，减轻肝细胞炎症坏死及肝纤维化，延缓和阻止疾病进展。""抗病毒治疗是关键，只要有适应证，且条件允许，就应进行规范的抗病毒治疗。"这一提法比以往都有了明显的进步，成为临床医生诊治慢性乙型肝炎的重要依据。

鉴于临床抗乙型肝炎病毒经验的日益丰富和新的核苷类似物的不断研究问世，2010年，专家们又对2005年的《病毒性肝炎防治方案》进行了更新，成为我国《慢性乙肝防治指南》2010版。指南旨在帮助医生在慢性乙型肝炎诊疗和预防工作中做出合理决策，指出临床医生在面对某一患者时，应在充分了解有关本病的最佳临床证据、认真考虑患者具体病情及其意愿的基础上，根据自己的专业知识、临床经验和可利用的医疗资源，制订全面合理的诊疗方案。

总而言之，乙型肝炎是我国发病率较高的传染病之一，医务工作者正在努力研究更新的药物。但所有药物都有其适应证，尤其是一些新药应该在医生的指导下治疗使用，避免滥用，定期监测，减少不良反应，才能达到其最佳疗效。而且，中医中药在乙型肝炎治疗中仍占有重要的地位，中医中药的治疗作用不容低估。

第二篇 02

核实 ——正确诊断慢性乙型肝炎

医生，这个报告怎么看啊？乙型肝炎病毒长啥样啊？有啥特征啊？宝宝好慌啊……

这个不要怕，莫紧张……毕竟要专业的人看，你们看不懂很正常……嗯，我来给你科普一下……

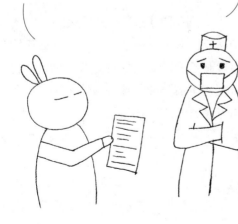

第3章

正确诊断慢性乙型肝炎的前提

乙型肝炎病毒标志物的定性检测与定量检测

乙肝两对半是医院最常用的乙型肝炎病毒感染检测的血清学标志物，一共有3对，即乙型肝炎表面抗原和乙型肝炎表面抗体、乙型肝炎e抗原和乙型肝炎e抗体、乙型肝炎核心抗原和乙型肝炎核心抗体。由于目前普通抽血检查还不能查出乙型肝炎核心抗原，只有两个一对和一个半对，俗称为两对半，又称为乙肝五项。这五项的具体意义如下。

1. 乙型肝炎表面抗原（HBsAg）　是乙型肝炎病毒的外壳蛋白（可以将它想象成一个手表的外壳），本身不具有传染性，但它的出现常伴随乙型肝炎病毒的存在。

临床意义：为已经感染乙型肝炎病毒的标志，并不反映病毒复制和传染性的强弱。

2. 乙型肝炎表面抗体（HBsAb或抗HBs）　当乙型肝炎病毒侵入人体后，刺激人体的免疫系统产生免疫反应，人体免疫系统中的B淋巴细胞分泌出一种特异的免疫球蛋白G。它可以和乙型肝炎表面抗原特异性地结合，在体内其他免疫功能共同作用下，可把病毒清除掉，保护人体不再受乙型肝炎病毒感染，故称乙型肝炎表面抗体为保护性抗体。

临床意义：为中和性抗体标志，为是否康复或是否有抵抗力的主要标志。

3. 乙型肝炎e抗原（HBeAg）　源于乙型肝炎病毒的核心，是乙型肝炎核心抗原（HBcAg）的亚成分，或是乙型肝炎核心抗原裂解后的产物。乙型肝炎 e 抗原是可溶性蛋白。当乙型肝炎核心抗原裂解时，可溶性蛋白部分（即乙型肝炎 e 抗原）就溶于血清中，存在于血液循环中。

临床意义：为乙型肝炎病毒复制标志，持续阳性 3 个月以上则有慢性化倾向。

4. 乙型肝炎 e 抗体（HBeAb 或抗 HBe） 是由乙型肝炎 e 抗原刺激人体免疫系统产生的特异性抗体，这种特异性抗体能够和乙型肝炎 e 抗原结合。

临床意义：为病毒复制停止标志，病毒复制减少，传染性较弱。但抗-HBe 和抗-HBs 不同，乙型肝炎 e 抗体不是保护性抗体，不代表患者有了免疫力。但对于乙型肝炎 e 抗原阴性的小三阳而言，因病毒发生了前 C 区基因变异，在复制时不产生乙型肝炎 e 抗原，因此常表现为乙型肝炎 e 抗原阴性，而乙型肝炎 e 抗体阳性，此种情况下的意义等同于乙型肝炎 e 抗原阳性。

5. 乙型肝炎核心抗体（HBcAb 或抗 HBc） 乙型肝炎核心抗原虽然在血清中查不出来（它在血中很快被裂解），但是它具有抗原性，能刺激身体的免疫系统产生特异性抗体，即核心抗体，故检测抗-HBc 可以了解人体是否有过乙型肝炎核心抗原的刺激，也就是说是否有过乙型肝炎病毒的感染。

临床意义：曾感染或感染期出现的标志。核心抗体 IgM 是新近感染或病毒复制标志，核心抗体 IgG 是感染后就会产生的，对于辅助两对半检查有一定意义。

以前医院只能对乙肝两对半做定性检测，当某种标志物浓度较低时会出现检测不出来的误差。现在已经可以进行定量检测，因此如果怀疑有乙型肝炎的可能时，建议还是做定量检测更为可靠。

乙型肝炎病毒 DNA 检测建议到专业大医院

乙型肝炎病毒 DNA 检测是利用 DNA 检测乙型肝炎病毒的技术方法，是判断乙型肝炎病毒复制的常用手段。目前，乙型肝炎病毒 DNA 检测在乙型肝炎检查化验中使用得越来越普遍，这是因为乙型肝炎病毒 DNA 检测对确诊乙型肝炎和评估乙型肝炎治疗效果具有十分重要的作用。主要表现在以下七个方面。

1. 了解乙型肝炎病毒在体内存在的数量。

2. 乙型肝炎病毒是否复制？

3. 传染性有多强？

4. 是否有必要服药？

5. 肝功能异常改变是否由乙型肝炎病毒引起？

6. 判断患者适合用哪类抗病毒药物？

7. 判断药物治疗的疗效。

乙型肝炎病毒 DNA 检测的方法主要有：荧光定量聚合酶链反应（PCR）技术、竞争 PCR 技术、PCR 酶联免疫吸附法、荧光标记引物法和 PCR 酶联化学发光法。临床上最常用的乙型肝炎病毒 DNA 检测方法是实时荧光定量 PCR 方法，但由于此技术要求较高，容易发生误差，目前只有为数不多的大型医院有条件使用实时荧光定量 PCR 方法。而且各家医院采用的仪器或者试剂可能有所不同，会造成检查结果的不同。因此在检查时，为了保证检查的准确性，一定要到大型的正规医院进行检查，且要结合其他指标综合判断，必要时反复检查。

小链接：乙型肝炎病毒复制过程

在医学上，病毒的繁殖被称为"复制"，在复制的过程中，有两个很重要的因素：一个是催化剂，另一个是模板。没有这两个因素，乙型肝炎病毒就不能复制。乙型肝炎病毒复制的"催化剂"就是乙型肝炎病毒 DNA 聚合酶。没有这种聚合酶的作用，乙型肝炎病毒的复制就会停止。

乙型肝炎病毒的基因组是由两条螺旋的 DNA 链围成的一个环形结构。其中一条较长负链已经形成完整的环状；另一条长度较短的正链，呈半环状。在感染肝细胞之后，这条半环状的 DNA 链就会以负链为模板，在催化剂——乙型肝炎病毒 DNA 聚合酶的作用下延长，最终形成完整的环状。这时的乙型肝炎病毒基因组就形成了一个完全环状的双股 DNA。把这种 DNA 称作共价闭合环状 DNA（即cccDNA），可以把它看作是病毒复制的原始模板。模板形成后，病毒基因会以其中的一条 cccDNA 为模板，利用肝细胞基因中的酶和 DNA

聚合酶的"催化"，一段基因又一段基因地复制，形成负链和正链。最后再装配到一起形成新的乙型肝炎病毒DNA颗粒。

| 第一步：黏附 |

乙型肝炎病毒侵入人体后，依靠其外膜（乙型肝炎表面抗原）能黏附在肝细胞膜上，当然，黏附的首要条件是乙型肝炎表面抗原先要识别肝细胞膜。一旦黏附成功，乙型肝炎病毒的外膜也就完成了它的使命，甩掉了外膜，乙型肝炎病毒钻进肝细胞内。

| 第二步：脱壳 |

乙型肝炎病毒核心部分来到肝细胞内，在肝细胞浆中还要脱掉它的"核壳"（乙型肝炎核心抗原及乙型肝炎e抗原），这样，就暴露出了它最核心部分，即乙型肝炎病毒DNA，乙型肝炎病毒大有"赤膊上阵"之意。乙型肝炎病毒DNA包含着乙型肝炎病毒的全部基因，主宰着乙型肝炎病毒的复制。

| 第三步：入核 |

乙型肝炎病毒DNA从肝细胞浆内进入肝细胞核，在这里它要进一步发育完善，形成了乙型肝炎病毒的"共价闭合环状脱氧核糖核酸"（乙型肝炎病毒-cccDNA）。这个cccDNA十分了得，它深深藏匿在肝细胞核内，而肝细胞核外面有一层坚韧的核膜，目前所有药物都难以通过这坚韧的核膜，因而对cccDNA也无可奈何，但cccDNA却掌控着乙型肝炎病毒所有的遗传信息，指令着乙型肝炎病毒的复制。因此，现有的药物想彻底消灭人体内的乙型肝炎病毒真比登天还难，这些药物只能抑制乙型肝炎病毒的繁殖或复制，"全部转阴"仍然是一种梦想。

| 第四步：转录 |

乙型肝炎病毒在这一阶段会以cccDNA为"模子"，像录音带似的把乙型肝炎病毒-cccDNA上的所有信息全都转录到"信息核糖核酸"（mRNA）上。这个转录过程需要人体内的酶类帮忙，因为所有的病毒都不能自己独立生活，必须有生物的机体帮忙，才能完成这个转录过程。乙型肝炎病毒也是这样，在人体酶类的帮助下完成它的复制环节。

| 第五步：翻译 |

在mRNA上已录取了乙型肝炎病毒的所有信息，然后就是"翻

译"了，其实就是开始制造病毒蛋白。mRNA 通过"翻译"过程，可将乙型肝炎病毒的各种蛋白制造出来，如乙型肝炎病毒的外膜蛋白（乙型肝炎表面抗原）、核壳蛋白（乙型肝炎 e 抗原、乙型肝炎核心抗原）、乙型肝炎病毒 DNA 多聚酶等。至此，乙型肝炎病毒的外膜有了，乙型肝炎病毒的核壳也有了，这些东西只是零件，飘浮游离着的，还有重要的乙型肝炎病毒最核心部分没有"制造"出来。

| 第六步：逆转录 |

把乙型肝炎病毒的遗传信息从 DNA 转录到 RNA 上叫作"转录"，是正常的"顺转录"；而将乙型肝炎病毒的遗传信息从 RNA 上再转录到 DNA 上，叫作"逆转录"。那么，乙型肝炎病毒 mRNA 上的遗传信息最后就转录成了乙型肝炎病毒的 DNA，这时，乙型肝炎病毒的最核心部分（即乙型肝炎病毒 DNA）也算制造完成。

| 第七步：组装 |

从第五步和第六步的复制看来，乙型肝炎病毒的所有零件均已制作完毕，到了第七步也就简单了，把这些零件进行组装，装配妥了，乙型肝炎病毒的复制也算大功告成了。

乙型肝炎病毒就是这样繁殖或复制的。看起来好像挺复杂，其实乙型肝炎病毒复制过程是很快的，一个复制周期不到 48 小时。复制出的下一代乙型肝炎病毒或侵入另外的健康的肝细胞，或被释放到血液中去，在人们抽血化验时也就被检测到了。

正确判断肝功能检测结果

肝功能是判断肝是否有炎症及炎症轻重的最常用方法，但肝有强大的代偿功能，即当很大一部分肝细胞受到损伤时，其余残存的肝细胞则仍可担负起肝的代谢功能，而表现出肝功能检查完全正常的情况。临床上不少已经查出肝硬化的患者，肝功能检查仍然正常，就是这个道理。因此，不能完全凭肝功能正常就简单地说肝没有炎症，必要时需进行肝细胞活性组织病理检查确定真实的病情。

还有一种情况是有人对自己的肝功能指标轻度升高的状况过于轻视，认为肝功能指标稍微高一点没有大碍，自己不吃药多年也不变化。其实，没有炎症就没有肝硬化，肝功能失常无论高低，只要超出正常值了就要高度重视。长期的肝脏炎症存在，就好像我们的皮肤，如果经常处于破溃状态，则必然会形成疤痕的。肝长期处于炎症状态，先从局部形成结节，慢慢地就形成了越来越明显的肝硬化了。

防范乙型肝炎 e 抗原阴性慢性乙型肝炎的特殊性

王先生一年前体检出乙型肝炎，去问体检医生，医生一看是小三阳，肝功能和 B 超检查正常，就告诉他是乙型肝炎病毒携带者，不用治疗。哪知道，今年再体检时肝功能虽然是正常的，但 B 超已经显示肝硬化。他实在想不通，自己肝功能一直正常的，怎么就肝硬化了呢？

原来，乙型肝炎 e 抗原阴性的慢性乙型肝炎，又称为恶性小三阳、假小三阳，占小三阳患者的 30% 左右。这类患者，是因病毒发生了前 C 区基因变异，出现了假的小三阳结果。这种变异病毒在复制时不产生乙型肝炎 e 抗原，因此常表现为乙型肝炎 e 抗原阴性，而乙型肝炎 e 抗体阳性。这种情况常被人误认为是病毒静止状态而忽略了它的监测和治疗。但这种变异的病毒并不"老实"，它在体内一直处于复制状态，患者常伴有持续性或间歇性血清 ALT 升高，导致病情不断进展。这种状态的病毒使用干扰素治疗的疗效往往不佳，而且容易产生耐药。从预后上看，此种小三阳较大三阳患者更容易发生肝纤维化、肝硬化和肝癌。因此，人们称它为恶性小三阳、假小三阳，以提醒人们重视此类情况。

临床上见到不少肝癌已经破裂的年轻患者，一检查大部分就是乙型肝炎 e 抗原阴性的慢性乙型肝炎小三阳，因此强烈建议此类小三阳患者在肝功能正常时就要进行治疗和更加密切的观察，首次检查发现为小三阳的患者一定要去医院检查一下乙型肝炎病毒 DNA，以鉴别真假"小三阳"。如果乙型肝炎病毒 DNA 阳性，就很可能是这种前 C 区变异的乙型肝炎病毒感染。

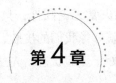

第 4 章

慢性乙型肝炎的诊断标准

医生如何诊断慢性乙型肝炎

既往有乙型肝炎病史或乙型肝炎表面抗原阳性超过 6 个月，现乙型肝炎表面抗原和（或）乙型肝炎病毒 DNA 仍为阳性者，即可诊断为慢性乙型肝炎病毒感染。临床可分为两类。

1. HBeAg 阳性慢性乙型肝炎 血清乙型肝炎表面抗原、乙型肝炎病毒 DNA 和乙型肝炎 e 抗原阳性，抗-HBe 阴性，血清 ALT 持续或反复升高，或肝组织学检查有肝炎病变。

2. HBeAg 阴性慢性乙型肝炎 血清乙型肝炎表面抗原和乙型肝炎病毒 DNA 阳性，乙型肝炎 e 抗原阴性、抗-HBe 阳性或阴性，血清 ALT 持续或反复异常，或肝组织学检查有肝炎病变。

什么情况时才能称是乙型肝炎病毒携带者

乙型肝炎病毒携带者是指乙型肝炎表面抗原阳性持续 6 个月以上，很少有肝病相关症状与体征，肝功能基本正常的慢性乙型肝炎病毒感染者。

前面已经说过，肝脏具有很强的功能，不少患者已经发生肝脏炎症，甚至肝癌肿块已经到了快破裂时，肝功能仍然正常，没有任何不适症状，因此仅凭患者的主观症状及肝功能检查，并不一定能确定肝就没有炎症，因此诊断乙型肝炎病毒携带者一定要慎之又慎，需要综合判断，肝炎的黄金诊断方法是肝组织的活检。

　　据统计，中国约有 7.18% 的人群携带乙型肝炎病毒。无症状乙型肝炎病毒携带者并不代表就是绝对安全的，这类人群体内依然存在一定量的乙型肝炎病毒，不但具有传染性，而且因为乙型肝炎病毒处于不断复制阶段，会导致患者肝组织逐渐受损，病情有可能发展成为肝炎乃至肝硬化，甚至恶变为肝癌，因此，乙型肝炎病毒感染者必须定期接受系统检查。

第三篇 03

——治疗之前5件事

必须之事

下面我给大家说一
下乙型肝炎治疗之
前的五件大事·····
让大家更好地了解
和预防······

认真学习~
鼓掌~
学习~
学习~

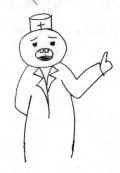

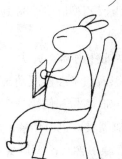

第5章

治疗之前必须一：
探寻慢性乙型肝炎的可能原因

查找可能的传染源

临床上新发现一位乙型肝炎患者后，医务人员不但有义务要将该病例上报给相关的疾病预防控制部门，还要进一步向患者询问其传染的可能来源。

寻找可能的传染源，主要是围绕乙型肝炎病毒的感染方式进行的，作为患者要仔细回想以下几种传染来源。

1. 母婴传播来源 母婴传播是指乙型肝炎表面抗原阳性的母亲成为传播来源，又称垂直传播或围生期传播。这一过程可分为 3 个阶段：怀孕时经胎盘传播、分娩期产程中的传播及分娩后经哺乳等密切接触传播。孕妇若是乙型肝炎病毒感染者，几乎不可避免地要感染新生儿。乙型肝炎表面抗原阳性的孕妇，尤其乙型肝炎表面抗原、乙型肝炎 e 抗原双阳性的孕妇，可使95% 的新生儿被乙型肝炎病毒感染。新生儿被感染后易形成长期性携带。因此，首先要问一下患者的母亲有没有乙型肝炎，最好让患者母亲去医院检查一下。

2. 经血传播来源 各种锐器如注射器、针头、针灸针、刮面刀等，只要沾有乙型肝炎患者的血液或组织液而未经彻底消毒，刺入健康人的皮肤黏膜都可能引起感染。使用被污染的血制品和使用被污染的器具如针灸针、注射器、手术器具、透析器具、采血器具，也可传播乙型肝炎。

3. 日常生活密切接触传播来源 含有乙型肝炎病毒的血液、唾液、组织液通过密切生活接触或经被接触者皮肤或黏膜微小的擦伤裂口进入机体而感染。我们曾发现某大学一个宿舍里的大学生共用牙刷而互相感染乙型肝炎的病例。

4. 性生活传播来源　在精液、阴道分泌物、月经血和皮肤溃疡渗出液中已检出乙型肝炎表面抗原，通过密切生活接触可被感染。国外已将乙型肝炎列入性传播疾病范围。调查证实，同性恋者、性混乱者、性工作者等人群的乙型肝炎感染率显著高于正常人群。国内、外的资料均表明，夫妻间的感染率高于父母与子女间或婆媳间。因此，询问性伴侣既是为查找传染源，也是为了保护对方，预防传染。

5. 消化道传播来源　乙型肝炎患者和携带者的唾液中乙型肝炎表面抗原阳性率很高。据调查证明，唾液中乙型肝炎表面抗原出现的时间比血液中晚 1 ~ 2 个月，平均持续存在 18 天。发病 1 ~ 3 周内的唾液中，乙型肝炎表面抗原检出率高达 90% 以上，5 周后不易检出。慢性乙型肝炎患者及乙型肝炎病毒携带者，难以确定乙型肝炎表面抗原排出及持续存在的时间。唾液中所含的乙型肝炎表面抗原与血液中乙型肝炎表面抗原滴度呈正相关，血液中乙型肝炎表面抗原滴度越高，唾液中的乙型肝炎表面抗原检出率越高，浓度也越高。

但唾液中的乙型肝炎表面抗原浓度是否可达到导致感染的剂量，即使达到感染剂量的乙型肝炎病毒，通过健康的胃肠道是否能形成感染，尚无确切证据。至今国内、外尚无文献报道经胃肠道传播导致乙型肝炎发病或造成食物型暴发流行的例证。

查找传染源的意义

尽管医生经常提醒年轻的乙型肝炎患者，要回家陪父母或相关直系亲属去医院查一查乙肝两对半，以确定他们是否感染了乙型肝炎。但很多人对此并不重视，因为他们从心底里认为这不重要。

其实，对每一位患者而言，想办法查清传染源具有十分重要的意义。

第一，有助于确定是慢性乙型肝炎还是急性乙型肝炎，从而决定是否要抗病毒治疗。感染乙型肝炎病毒达 6 个月以上而未消除者，才能真正诊断为慢性乙型肝炎。而临床上的一些乙型肝炎多因体检而发现，或因黄疸严重、乏力明显、食欲缺乏、厌油而发现，不少患者以往从未检查过乙肝两对半，医生就很难判断其究竟是急性还是慢性。由于成年人免疫系统相对已经健全，如果是急性乙型肝炎，有95%的概率可自愈而不需要运用抗病毒药物。因此，急性或慢性乙型肝炎的诊断就显得十分重要。而如果患者有乙型肝炎家族史，尤其是直系亲属有乙型肝炎病毒感染，则基本就可诊断为慢性乙型肝炎，为尽早应用抗病毒药物提供依据。

第二，防止家族成员之间的互相传染，尤其是防止传染给年幼的孩子。由于乙型肝炎具有较强的传染性，不少家庭中又都是老年人在帮着子女带孩子，因此查清楚他们有没有乙型肝炎病毒感染，对防止乙型肝炎病毒在家庭中的进一步传染十分有效。如果共同生活的人感染了乙型肝炎病毒，则要对家庭中其他人进行乙肝两对半检查，如果乙型肝炎表面抗体不是阳性者，则要尽早去接种乙型肝炎疫苗。在未查清之前，对婴幼儿要注意特别保护，应减少各种密切的生活接触，如给幼儿喂食、洗澡及共用餐具、生活用品等，直到他们有了乙型肝炎表面抗体为止。

第三，对于新查出的乙型肝炎感染者应得到尽早诊治和密切的监测。由于乙型肝炎具有家族聚集现象，因此乙型肝炎感染者家族基本上都会查出新的乙型肝炎病毒感染者，他们有的是乙型肝炎病毒携带者，有的是已经处于慢性肝炎阶段，甚则也有查出肝硬化、肝癌者。对这些新查出来的乙型肝炎感染者，就应该做到更有效地预防疾病的加重和发展。未发病的患者每半年就要到医院全面体检一次，并注意休息、不能劳累、戒酒，避免使用损肝药物等。已经发病的患者则要按照医生的医嘱，运用药物及时干预等。

加重肝脏炎症的种种因素

肝是人体最主要的代谢器官，对来自体内和体外的许多非营养性物质，如各种药物、毒物以及体内某些代谢产物，具有生物转化作用，通过新陈代谢将它们彻底分解或以原形排出体外，这种作用也被称作"解毒功能"。但承担如此重任的肝，本身并不强大，极易受到各种因素的损害。

1. 酒 主要成分为乙醇（酒精），酒精进入人体后主要在肝内进行新陈代谢，会加重肝的负担，这对于肝本身已经受损的患者来讲，更是雪上加霜，不仅会引起肝细胞出现炎症、坏死，还会导致病情加重，甚至走向肝硬化、肝癌。临床上，饮酒过量引起的肝病确实不少。饮酒后，绝大部分酒精要经过肝代谢，在短时间内喝下大量的酒，肝细胞会被大量破坏而发生坏死，会引起急性酒精性肝炎。另外，长期大量饮酒即使没有发生急性肝炎，也会不断地引起肝细胞的反复破坏进而出现慢性肝炎，或脂肪代谢障碍使脂肪堆积而形成脂肪肝。长年累月，在酒精的刺激下，肝中的纤维会逐渐增生，肝纤维化，并逐渐形成酒精性肝硬化。

一项研究结果表明，饮酒超过 5 年，男性每天乙醇摄入量 ≥ 40g、女性 ≥ 20g，或近两周内大量饮酒，每天乙醇摄入量 ≥ 80g，即可发生酒精性脂肪肝。而 80g 乙醇，相当于 50 度白酒 200ml。对患有慢性肝病的患者来说，饮酒将加速疾病的发展。所以，对肝病患者来说，"禁酒"是铁的纪律，不能心存侥幸。饮酒后肝细胞的抗病毒能力会明显减弱，在肝细胞内复制的病毒也更方便地从细胞内逸出并感染新的肝细胞。所以，有饮酒嗜好的乙型肝炎患者病毒复制指标往往较高，病毒大量复制进一步加重肝细胞的炎症和坏死，使肝细胞对酒精的代谢能力明显减弱，增加了酒精对肝的毒性。这样形成了恶性循环，使病毒性肝炎的进程明显加快，肝硬化的危险性增加。

2. 香烟 俗话说烟酒不分家，这两大杀手，夺取了多少宝贵的生命。可能很多人会有疑问，吸烟经由肺，不是应该伤肺吗？其实这个问题很好回答，肺和肝实际上是一家子，吸烟的有毒成分通过肺泡毛细血管网进入血液，再通过流动的血液系统，到达肝。肝又是一个专门解毒的高手，看到那么多垃圾物质，肯定要跃跃欲试了，结果可想而知。法国科学家海泽德等对 244 例慢性丙型肝炎进行了回顾性临床流行病学研究，并经肝组织活检证实，每日吸烟支数越多，肝脏炎症活动越严重，中度或重度炎症患者在不吸烟组的比例为 62%，而在每日吸烟超过 15 支的患者组中则占 81.9%，差异非常显著。并且，患者一生的总吸烟量与肝脏炎症活动度也密切相关，中度或重度炎症患者在从不吸烟组的比例为 59%，而在每年吸烟超过 20 包的患者组中占到 84.6%。烟草中含有大量可能具有肝毒性的物质，如尼古丁、焦油，它们会激活很多细胞因子，导致全身炎症、血栓形成和过氧化等，而这些因素都会加快肝硬化的进程。

另外，吸烟的时候还会产生一氧化碳，正常情况下，人体的红细胞是和血液中的氧分子结合，然后把氧分子送达身体的各个器官。而一氧化碳通过肺进入血液，迅速地与红细胞结合（一氧化碳和红细胞结合的能力是氧分子的 200 倍），并且一旦结合就不容易分离开，占用了运输氧分子的红细胞。

这样的话，就造成了实际能运送氧的红细胞减少，造成肝缺氧，不利于肝细胞的修复和再生。

3. 药物损伤 许多药物都在肝中代谢和解毒，有些药物直接损害肝，以往认为比较安全的中药现在也发现可损害肝。由药物引起的肝病，称为药物性肝炎。现在互联网的飞速发展，我们进入了信息时代。很多人一有点不舒服，比如感冒、头痛、腹泻等常见的疾病，就会自行通过网络搜索，找到"对症"的药，自行服用。结果，好多人出现了皮肤瘙痒，面目身体出现鲜明的橘黄色，一查肝功能发现胆红素、转氨酶升高明显等，这就是药物性肝炎的典型症状。如果造成严重情况如肝衰竭，就会有生命危险了。

4. 中毒 许多化学毒物，包括化工原料、农药等均可引起肝损害，加重肝脏炎症，称为中毒性肝炎，这个机制和药物性肝炎相类似。曾经有一位南京江心洲的农民，在田头发现不少蒲公英，采摘回去食用后导致了肝炎，很可能是当地农民误将农药喷洒到蒲公英上的缘故，所以，野菜不能随便采摘。

5. 其他 过度劳累、长途跋涉、熬夜、精神高度紧张、工作压力过大、情绪波动、暴怒、打斗以及房事过频等，均可能导致肝受损，进而导致肝炎发作，这一点常常容易被忽视。

特别提醒：补药运用不当也伤肝

民以食为天，说到健康长寿、养生等话题，很多人就会想到"补"，"吃什么""买什么"。很多人相信"进补受益"。我在肝病门诊遇到很多畏寒怕冷、内分泌失调的患者都会说："医生，我的方子里怎么没有补药啊？"尽管医生好说歹说，不少患者还是长年不断地进食各种名贵补品。其实，养生是一个系统的工程，需要各个方面的平衡，一味地过于滋补，养生反被养生误。

有一位周姓太太，快 50 岁了，可谓岁月不饶人，白发三千丈，她老公看在眼里，痛在心里，打听到何首乌可以生发、乌发。于是就买了很多何首乌粉，每天一大勺，标配早餐，叮嘱周太太服用。两个月过去了，周太太感觉浑身乏力，食欲不振，以为是消化不良的胃肠道疾病。接下来的半个月，又开始腹胀、呕吐及小便发黄。拿起镜子看看，乌发的效果没看到，倒是看到一个病快快的可怜人，于是挂了个急诊科的号，立急查血常规、肝功能，发现转氨酶以及胆红素超过正常值的很多倍，这就是我们之前所说的药物性肝炎。

我们查一下何首乌的功效，书上说何首乌有养血滋阴、润肠通便、截疟、祛风、解毒作用，主治血虚头昏目眩、心悸、失眠、肝肾阴虚之腰膝酸软、须发早白、耳鸣、遗精、肠燥便秘、久疟体虚、风疹瘙痒、疮痈、瘰疬、痔疮等。但此药一般需要炮制后服用，生何首乌有毒，只用于习惯性便秘。

这位周太太可能就是食用了生的何首乌了。何首乌传统的炮制要求是"九蒸九晒"，即将何首乌切片后，与黑豆拌匀，放入蒸笼里蒸九次晒九次。现代研究表明，何首乌炮制品的毒价随着炮制时间的增加而显著降低，其中黑豆汁蒸的毒价要明显低于清蒸。也就是说，按照规范的炮制方法炮制的何首乌应该是安全的。但现在的中药炮制很令人担忧，不少不法商贩为了减少成本，提高利润，对何首乌的炮制想方设法偷工减料。

现将我们反对肝病患者随意服用补品的多个理由列举如下。

理由一：肝无补法。中医认为，肝病患者多湿热为患，故肝无补法，服用补品、保健品等可能会火上浇油，加重肝病的火热病理，而导致肝病发作、加重。曾经诊治过一个患者，运用清热解毒中药治疗，肝功能一直保持正常，适逢春节，其母认为服中药会导致身体虚弱，而让其 1 个月服用了 5 千克龙眼肉，结果肝功能指标就急剧升高了。

理由二：部分保健品含有激素。蜂胶等保健品一般都含有天然的类激素成分，而慢性肝病患者由于对雌激素灭活功能障碍，本来体内就存在激素失衡状态，因此，长期服用这类保健品，无疑是雪上加霜，得不偿失。

理由三：真假难辨。本来蛋白粉、鱼油、氨基酸等补品，肝病患者是可以适当服食的，但市场上的产品有真有假，不容易分辨，如果你服的是"伪蛋白粉、伪鱼油、伪氨基酸"，结果是可想而知的。如果这些伪产品中被加入了激素之类的药品，久服则会抑制患者的免疫功能，导致病毒在体内大量复制，结果就是十分令人恐惧的了。因此，建议大家还是多吃点绿色食品更为安全、保险。另外，是否需要服用补品也请营养科专业医生或中医师做出指导，倘若需要则要购买正规品牌和渠道的产品。

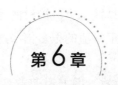

第 6 章

治疗之前必须二：
了解肝功能受损全貌

肝功能是反映肝损伤的首要指标

肝有很多重要的生理功能，如解毒功能、代谢功能、分泌胆汁功能、凝血功能、免疫防御功能等，医院里化验室通过不同的试剂可以间接反映出肝的各项生理功能情况，**肝功能是反映肝损伤的首要指标，肝功能检查已经作为日常体检的必查项目。**

目前反映肝功能的化验项目已达 700 多种，而平时的肝功能检查项目当然没有这么多，一般包括以下四大类。

1. 肝细胞损伤的化验 主要有丙氨酸转氨酶（ALT），血清天冬氨酸转氨酶（AST），碱性磷酸酶（ALP，AKP），γ - 谷酰转肽酶（γ - GT，GGT），乳酸脱氢酶（LDH）等。其中，ALT 和 AST 能敏感地反映肝细胞的损伤及其损伤的程度。反映急性肝细胞损伤以 ALT 最敏感，反映急性肝细胞损伤程度则以 AST 较敏感。在急性肝炎恢复期，ALT 虽然正常，但 γ - GT 持续升高，提示患者已处于肝炎的慢性期。慢性肝炎患者的 γ - GT 若持续不降，则提示有病变活动。

2. 肝排泄功能的化验 主要有总胆红素、直接胆红素和间接胆红素等。胆红素升高到一定程度，会出现目黄、面黄、肤黄表现，中医称为"黄疸"。肝病医生流传一句话，"转氨酶升高要钱，黄疸升高要命"，因此，胆红素的升高是肝功能严重受损的表现，还可能出现生命危险，一定要引起足够重视。

3. 肝储备功能的化验 主要有血浆总蛋白、白蛋白、球蛋白和凝血酶原活动度（PTA）。它们是两种通过检测肝合成功能来反映肝储备能力的常规化验。血浆白蛋白下降提示肝合成蛋白的能力减弱，凝血酶原活动度延长提示各种凝血因子的合成能力降低。

4. 肝间质变化的化验

（1）血清蛋白电泳化验：现已取代了絮浊反应，即过去常说的 TTT。

（2）γ-球蛋白化验：γ-球蛋白升高的程度可以反映慢性肝病的演变及预后的情况，但不能说明是否清除了血循环中内源性或肠源性的抗原物质。

（3）透明质酸酶（HA）、层黏蛋白（LN）、Ⅲ型前胶原肽和Ⅳ型胶原化验：它们在血清中的含量可以反映肝内皮细胞、贮脂细胞和成纤维细胞的变化，是检测肝纤维化和肝硬化的重要指标。

反应肝细胞坏死程度的丙氨酸转氨酶（ALT）

ALT 主要分布于肝，其次是骨骼肌、肾脏、心肌等组织中。当肝细胞严重受损时，细胞坏死，细胞膜破损或细胞破裂、分解，则 ALT 会释放出来进入血液，使其血液中 ALT 升高。若其值明显升高，说明肝细胞损害严重。如果持续升高，说明肝细胞受到持续性的损害，容易转化为慢性肝炎。因而，ALT 的升高与肝细胞坏死程度相一致，是乙型肝炎临床诊断和病情判断的重要依据。

ALT 的正常值为 5~40U/L。

天冬氨酸转氨酶（AST）升高还可能是心肌炎

AST 增高的临床意义与 ALT 相同，二者的区别就在于 AST 存在于肝细胞线粒体中，它的升高较 ALT 晚，升高幅度也较 ALT 低。若 AST 值上升明显高于 ALT，则表示肝细胞坏死严重，有转为重型肝炎的可能。

AST 亦存在于心肌细胞中，可作为心肌梗死和心肌炎的辅助诊断指标。

AST 的正常值为 8 ~ 40U/L。

胆红素升高可能会要命

血清中的胆红素大部分来源于衰老红细胞被破坏后产生出来的血红蛋白衍化而成，在肝内经过葡萄糖醛酸化的叫作直接胆红素（DBIL），未在肝内经过葡萄糖醛酸化的叫作间接胆红素（IBIL），二者的总和就是总胆红素（TBIL）。

临床上主要用此指标诊断肝脏疾病和胆道梗阻，当血清总胆红素大于 31μmol/L 时，皮肤、眼睛巩膜、尿液和血清呈现黄色，人的肉眼已经可以识别，称为"显性黄疸"。而当胆红素大于正常值但小于 31μmol/L 时，则称为"隐性黄疸"。

胆红素升高的意义往往大于 ALT 等，是肝细胞受到严重损伤的标志，甚至有生命之虞，流传一句话，"转氨酶升高要钱，黄疸升高要命。"

除了肝发生炎症、坏死、中毒等损害时可以引起黄疸，胆道疾病及溶血性疾病也可以引起黄疸。临床上常通过直接胆红素与总胆红素的百分比（直接胆红素 / 总胆红素）来确定究竟是溶血性黄疸，还是肝细胞性黄疸，抑或是阻塞性黄疸。

1. 直接胆红素 / 总胆红素 < 20%，为溶血性黄疸，常见于溶血性疾病、新生儿黄疸或者输血错误等。

2. 20% ≤ 直接胆红素 / 总胆红素 ≤ 60%，为肝细胞性黄疸，常见于各种肝炎与肝硬化。

3. 直接胆红素 / 总胆红素 >60%，为阻塞性黄疸，常见于胆道阻塞性疾病（如胆结石、胆道肿瘤）、胰腺水肿及肿瘤等。

成人总胆红素的正常值为 3.4 ~ 17.1μmol/L，直接胆红素的正常值为 0 ~ 6.8μmol/L，间接胆红素的正常值为 1.7 ~ 10.2μmol/L。

碱性磷酸酶升高也可能是在长个子

碱性磷酸酶（ALP，AKP）主要来源于肝与骨骼，即通常所说的胆系酶，是反映胆汁排泄的一项指标。临床上主要用于原发性胆汁性肝硬化、原发性肝癌、继发性肝癌、胆汁淤积性肝病、肝脓肿、肝结核、肝硬化等疾病的诊断。由于骨组织中此酶亦很活跃，因此，孕妇、骨折愈合期、骨软化症、佝偻病、骨细胞癌、骨质疏松、白血病、甲状腺功能亢进时，血清碱性磷酸酶亦可升高。

对于中老年女性，ALP 升高明显时，应警惕自身免疫性肝病可能。

处于生长发育期的儿童，ALP 增高是其骨骼生长的标志，不一定是肝病引起的，要注意识别。识别的方法就是看其他几项肝功能指标，如果仅表现为 ALP 增高，则一般都是在长个子，不必担心。

成人 ALP 的正常参考值为：40～150U/L。

谷氨酰转移酶升高的价值及意义

谷氨酰转移酶（GGT，γ-GT）主要存在于肝细胞膜和微粒体上，参与谷胱甘肽的代谢。肾、肝和胰腺含量丰富，但血清中 GGT 主要来自肝胆系统。GGT 在肝中广泛分布于肝细胞的毛细胆管一侧和整个胆管系统，因此当肝内合成亢进或胆汁排出受阻时，血清中 GGT 增高。

1. 胆道阻塞性疾病 原发性胆汁性肝硬化、硬化性胆管炎等所致的慢性胆汁淤积，肝癌时由于肝内阻塞，诱使肝细胞产生多量 GGT，同时癌细胞也合成 GGT，均可使 GGT 明显升高，可达参考值上限的 10 倍以上。此时，GGT、ALP、5-核苷酸酶（5-NT）、亮氨酸氨基肽酶（LAP）及血清胆红素呈平行增加。

2. 急、慢性病毒性肝炎，肝硬化 急性肝炎时，GGT 呈中等程度升高；慢性肝炎、肝硬化的非活动期，酶活性正常，若 GGT 持续升高，提示病变活动或病情恶化。

3. 急、慢性酒精性肝炎，药物性肝炎 GGT 可呈明显或中度以上升高（300～1000U/L），ALT 和 AST 仅轻度增高，甚至正常。酗酒者当其戒酒后 GGT 可随之下降。

4. 其他 脂肪肝、胰腺炎、胰腺肿瘤、前列腺肿瘤等 GGT 亦可轻度增高。

GGT 正常参考值为：男性 11～50U/L；女性 7～32U/L。

胆碱酯酶不能低

血清胆碱酯酶是由肝合成的，故此酶活性的降低常常反映肝的受损，因此它与其他转氨酶升高不一样，越低越说明肝功能不好。有机磷农药中毒的患者，往往就表现出胆碱酯酶的明显降低。

1. 急性病毒性肝炎 患者血清胆碱酯酶降低与病情严重程度无关，与黄疸程度不一定平行，若活力持续降低，常提示预后不良。

2. 慢性肝炎 慢性迁延性肝炎时，此酶活力变化不大，慢性活动性肝炎时，此酶活力与急性肝炎患者相似。

3. 肝硬化 若处于代偿期，血清胆碱酯酶多为正常；若处于肝硬化失代偿期，则此酶活力明显下降。

4. 亚急性重型肝炎 特别是肝昏迷患者，血清胆碱酯酶明显降低，且多呈持久性降低。

5. 肝外胆道梗阻性黄疸患者 血清胆碱酯酶正常，若伴有胆汁性肝硬化，则此酶活力下降。

胆碱酯酶的正常范围如下。

比色法：130 ~ 310U/L。

酶法：儿童和成年男性、女性（40 岁以上）5410 ~ 32000U/L；女性（16 ~ 39 岁）4300 ~ 11500U/L。

胆固醇反映肝的合成功能

胆固醇增高多见于高脂血症、动脉粥样硬化、糖尿病、肾病综合征、甲状腺功能减退、胆总管阻塞、高血压（部分人），以及摄入维生素 A、维生素 D、口服避孕药等药物。

胆固醇降低多见于低脂蛋白血症、贫血、败血症、甲状腺功能亢进、肝病、严重感染、营养不良、肺结核和晚期癌症，以及摄入对氨基水杨酸、卡那霉素、肝素、维生素 C 等药物。

由于肝是合成和贮存胆固醇的主要器官，对于肝病患者，当肝细胞严重受损，合成功能减退时，可见到其值下降，常将白蛋白、胆碱酯酶作为评估肝合成功能的一项重要指标。在反映肝病的严重程度时，若见胆红素进行性上升，而胆固醇进行性下降，称为"胆胆分离"，提示病情较重，预后不良。

胆固醇的正常参考值是：成人胆固醇 2.86 ~ 5.98mmol/L，儿童胆固醇 3.12 ~ 5.20 mmol/L。

蛋白系统检查在慢性乙型肝炎检查中的意义

蛋白系统检查包括总蛋白（TP）、白蛋白（A）、球蛋白（G）。其临床意义如下。

1. 急性或局灶型肝损害 血清蛋白检查可无明显异常，如多数急性重型肝炎的患者，血清白蛋白不下降而只有球蛋白升高；亚急性重型肝炎的患者，血清白蛋白可随病情的加重而减少。

2. 慢性肝病 慢性肝炎、肝硬化时常出现白蛋白减少而球蛋白增加，使 A/G 比例降低，并随病情的加重而愈加明显。当 A/G 比例小于 1.0 时，多提示肝功能严重损害；病情好转时白蛋白可回升。

3. 免疫功能 白蛋白主要在肝中制造，肝病患者若白蛋白下降，提示肝合成功能差，容易出现水肿、腹水等症状。球蛋白大部分在肝细胞外生成，球蛋白与人体的免疫功能有关系，偏高说明体内存在免疫系统功能亢进，偏低说明免疫功能低下。肝病患者球蛋白常轻度升高，若明显升高，需排除免疫系统或血液系统疾病。

血清总蛋白（TP）的正常参考值：60 ~ 80g/L。

血清白蛋白（ALB）的正常参考值（溴甲酚绿法）：40 ~ 55g/L。

血清球蛋白（G）的正常参考值：20 ~ 30g/L。

血清前白蛋白比白蛋白更敏感

血清前白蛋白（PA）是由肝细胞合成的，在电泳分离时，常显示在白蛋白的前方，其半衰期很短，仅约 12 小时。因此，测定其在血浆中的浓度，对于了解蛋白质引起的营养不良、肝功能不全状况，相比白蛋白和转铁蛋白具有更高的敏感性。病情越重，数值越低。

血清前白蛋白除了作为一种灵敏的营养蛋白质指标，在急性炎症、恶性肿瘤、肝硬化或肾炎时其血浓度也会下降。

血清前白蛋白（PA）正常参考值：250～380mg/L。

单独乙型肝炎核心抗体阳性也可能是乙型肝炎

有些人查两对半，结果发现只有乙型肝炎核心抗体阳性，但乙型肝炎表面抗原或乙型肝炎表面抗体均呈阴性。单独的乙型肝炎核心抗体阳性有什么临床意义呢？

1. 慢性乙型肝炎病毒感染的标志　在这些人中，乙型肝炎表面抗原已降到检测不到的水平，但乙型肝炎病毒 DNA 仍可检测到，肝比血清中更多。这种情况在来自乙型肝炎病毒感染高流行区的人中及艾滋病病毒或丙型肝炎病毒感染者并不少见。

2. 可能是以前感染恢复后的免疫标志　在这些人中，乙型肝炎表面抗体已降低到检测不到的水平，但在予以一个剂量的乙型肝炎疫苗接种后，可以观察到回忆应答反应。

3. 假阳性检测结果　尤其是在乙型肝炎病毒低流行区，没有乙型肝炎病毒感染风险的人群中，这些人对乙型肝炎疫苗接种的反应与没有任何乙型肝炎病毒血清学标志者相似。

4. 急性乙型肝炎　患者近期感染乙型肝炎，仍处于急性乙型肝炎窗口期，可以进一步检测乙型肝炎核心抗体-IgM，如为阳性则可诊断急性乙型肝炎。

孕妇总胆汁酸偏高易发生肝内胆汁淤积症

正常人肝合成的胆汁酸有胆酸（CA）、鹅脱氧胆酸（CDCA）和代谢中产生的脱氧胆酸（DCA），还有少量石胆酸（LCA）和微量熊脱氧胆酸（UDCA），合称总胆汁酸（TBA）。

总胆汁酸（TBA）是在肝内合成的，与甘氨酸或牛磺酸结合成为结合型胆汁酸，然后被肝细胞分泌入胆汁，随胆汁进入肠道后，在肠道内细菌作用下被水解成游离型胆汁酸，有 97% 被肠道重新吸收后回到肝。如此循环不息。这样能使总胆汁酸发挥最大生理效应，更可防止总胆汁酸大量进入血液循环中毒害其他组织细胞（总胆汁酸的 pH 值非常低）。

健康人的周围血液中血清胆汁酸含量极微，当肝细胞损害或肝内、外阻塞时，胆汁酸代谢就会出现异常，总胆汁酸就会升高。急性肝炎、慢性活动性肝炎、肝硬化、肝癌时，胆汁酸明显升高。特别是肝硬化、肝癌时总胆汁酸的升高率 >95%。

另外，孕妇总胆汁酸偏高是由于胆汁酸代谢异常、孕期激素水平改变造成的，总胆汁酸高的孕妇易发生肝内胆汁淤积症。

正常人的血清总胆汁酸（TBA）是 0 ~ 10μmol/L 的含量。

乙型肝炎病毒 DNA 升高是乙型肝炎病毒复制活跃程度的直接指标

乙型肝炎病毒是嗜肝 DNA 病毒。乙型肝炎病毒 DNA 位于病毒的核心，与乙型肝炎 e 抗原几乎同时出现在血液中，为游离型乙型肝炎病毒 DNA，是乙型肝炎病毒感染最直接、最特异和最敏感的指标。在慢性感染的患者中，乙型肝炎病毒 DNA 可以和肝细胞的基因整合，称为整合型乙型肝炎病毒 DNA。

乙型肝炎病毒 DNA 检测的是乙型肝炎的"病毒载量"，病毒载量直接代表了患者血液中可致病的病毒数量，一般以每毫升血中的拷贝数（拷贝 /ml）来表示。乙型肝炎病毒 DNA 的检测值也可以用 U/ml 来表示。

乙型肝炎病毒 DNA 检查包括乙型肝炎病毒 DNA 定性和乙型肝炎病毒 DNA 定量检测两种方法，目前已经基本淘汰了定性检测方法。乙型肝炎病毒 DNA 的含量直接反映患者体内乙型肝炎病毒的多少，是病毒复制活跃程度的直接指标。乙型肝炎病毒 DNA 含量越高，说明体内病毒越多，病毒复制越活跃，其传染性也越强：若 < 1×10^3 拷贝 /ml，提示病毒复制不活跃，疾病处于静止期或治疗后好转期；若 ≥ 1×10^3 拷贝 /ml，提示病毒正在复制，疾病处于活动期，有传染性。

乙型肝炎 DNA 检测值还可作为评价乙型肝炎抗病毒治疗效果的依据，如抗病毒治疗 3 个月或半年，乙型肝炎病毒 DNA 仍不转阴或下降 < 1×10^2

拷贝 /ml，则提示该药物抗病毒疗效欠佳，可考虑加用或换用其他抗病毒药。

应特别注意的是，乙型肝炎病毒 DNA 只是代表患者血液中乙型肝炎病毒的数量，并不能反映肝损伤程度，与被感染者的肝损伤程度并不直接相对应。乙型肝炎病毒 DNA 反映着病毒复制的活跃程度，也在间接地表明机体的免疫应答水平。体内病毒含量越高，说明机体针对乙型肝炎病毒的免疫反应就越弱。

临床乙型肝炎病毒 DNA 的动态定量测定，是评价抗病毒或免疫增强药物疗效的客观指标。

肝纤维化指标可以帮助发现早期肝硬化

肝纤维化是肝硬化形成过程中的一个极其重要的环节，是肝硬化早期的一个阶段。大多数肝硬化是由肝纤维化发展而来的，抑制了肝纤维化，可以防止大部分肝硬化的发生。定期检查肝纤维化指标，可以帮助发现早期肝硬化。

肝纤维化的程度常分为轻度、中度、重度和肝硬化 4 个等级。一般认为轻度纤维化最容易控制，只要祛除病因，如酒精性肝炎的患者通过戒酒，脂肪肝患者通过减轻体重，药物性肝炎患者停用引起肝损害的药物，病毒性肝炎患者服用抗病毒药物，轻度纤维化就可以消失。

中度、重度和早期肝硬化的患者只要坚持治疗，肝纤维化也是可以逆转的。而对于严重的肝硬化患者，由于病情复杂、进展速度快、病死率高，硬化的肝难以逆转"变软"，除了肝移植之外，其他治疗的效果都不太理想。

由于肝脏疾病不像心脏病、肺炎等疾病有明显的症状和不适，因此，必须要到医院做相应的检查，才能够明确或排除肝病。肝纤维化的检查是一件相对困难的事情。到目前为止，在临床上除了肝穿刺活组织检查之外，还没有一种简便、可靠的方法，可多采用几种方法联合来判断患者是否存在肝纤维化。

以下方法是通过血清检测来判断肝纤维的方法，对临床有较高参考价值。

1. Ⅲ型前胶原（PC Ⅲ） 反映肝内Ⅲ型胶原合成，其血清含量与肝纤维化程度一致，并与血清 γ - 球蛋白水平明显相关。PC Ⅲ与肝纤维化形成的活动程度密切相关，但无特异性，其他器官纤维化时，PC Ⅲ也升高。持续 PC Ⅲ升高的慢性活动性肝炎，提示病情可能会恶化并向肝硬化发展，而 PC Ⅲ降至正常则预示病情缓解，说明 PC Ⅲ不仅在肝纤维化早期诊断上有价值，在慢性肝病的预后判断上也有意义。

PC Ⅲ正常值< 18μg/L。

2. Ⅳ型胶原（Ⅳ-C） Ⅳ型胶原为构成基底膜的主要成分，反映基底膜胶原更新率，含量增高可较灵敏地反映出肝纤维化过程，是肝纤维化的早期标志之一。

Ⅳ-C 正常值为 30 ～ 140μg/L。

3. 透明质酸（HA） 主要由肝内的星形细胞合成，慢性肝病时由于肝合成透明质酸显著增多，且清除减少，所以血清透明质酸水平增高。透明质酸水平的高低与慢性肝病引起的肝纤维化程度有关，当其> 250μg/L 时，诊断肝硬化的敏感性为 86.89%，准确性为 89.77%。它可以反映活动性肝纤维化的程度和肝功能，可作为判断肝病严重程度的临床指标。

HA 正常值< 120μg/L。

4. 层粘连蛋白（LN） 为基底膜中特有的非胶原性结构蛋白，与肝纤维化活动程度及门静脉压力呈正相关，慢性活动性肝炎和肝硬化及原发性肝癌时明显增高，LN 也可以反映肝纤维化的进展与严重程度。另外，LN 水平越高，肝硬化患者的食管静脉曲张越明显。

LN 正常值为 50 ～ 180μg/L。

乙型肝炎患者多长时间检查一次 B 超更合适

人耳的听觉范围有限度，只能对 16 ～ 20000 赫兹的声音有感觉，20000 赫兹以上的声音就无法听到，这种声音称为超声。和普通的声音一样，超声能向一定方向传播，而且可以穿透物体，如果碰到障碍，就会产生回声，不同的障碍物会产生不一样的回声，人们通过仪器将这种回声收集并显示在屏幕上，可以用来了解物体的内部结构。利用这种原理，人们将超声波用于诊断和治疗人体疾病。在医学临床上应用的超声诊断仪有多种类型，如 A 型、B 型、M 型、扇形和多普勒超声型等。B 型超声波，是其中一种，简称 B 超，是临床上应用最广泛和简便的一种。

乙型肝炎病毒感染人体后，会引起肝脏炎症、肝纤维化、肝硬化，甚则引发肝癌，我国肝癌患者 90% 是由感染乙型肝炎病毒引起的，定期进行 B 超检查，简单无创，对早期诊断肝硬化和肝癌十分有效。

乙型肝炎急性期，B 超常显示肝内呈弥散不均匀的密集强回声光点。

乙型肝炎慢性期，B 超显示除弥散不均的点状回声外，肝被膜增厚，回波增强，血管走形不清，尤其肝内血管变细，分布减少，超声图像呈弥散性病变。

到了肝硬化阶段，B 超可表现为肝光点增多、增粗、增密，出现网状结构，肝表面出现锯齿状的高低不平改变，肝内血管或胆管走向迂曲，肝右叶缩小，左叶增大，肝裂增宽，门静脉宽度大于 1.4cm，脾脏肿大，脾静脉内径大于 0.8cm。

此外 B 超亦可用于肝脏囊肿、肝血管瘤以及肝癌的诊断，当发现肝有明显占位病变时，应行 CT 或 MRI 等检查以进一步明确占位的性质和位置、大小。

乙型肝炎病毒携带者和轻度慢性乙型肝炎患者每年至少需要进行一次 B 超检查，40 岁以上和炎症程度在中度以上的慢性乙型肝炎患者每半年需要进行一次 B 超检查，肝硬化或肝内回声不均匀的患者，则建议 3 个月进行一次 B 超检查。

慢性乙型肝炎的 B 超检查与病理诊断的吻合率为 77%，中、重度慢性乙型肝炎的吻合率可达 82%。临床上经常发现，很多乙型肝炎患者都不知道自己的病情发展到了肝纤维化或者是早期肝硬化阶段，当发现的时候病情往往已经发展到了中、晚期。

因此，经常进行肝的 B 超检查，对乙型肝炎患者来说十分重要。

怀疑肝有癌变时请做 CT 鉴别

CT 即电子计算机断层扫描，它是利用精确准直的 X 线束、γ 射线、超声波等，与灵敏度极高的探测器一同围绕人体的某一部位做一个接一个的断面扫描，具有扫描时间快、图像清晰等特点，可用于多种疾病的检查；根据所采用的射线不同可分为：X 射线 CT（X-CT）、超声 CT（UCT）以及 γ 射线 CT（γ-CT）等。

肝 CT 检查对慢性乙型肝炎、肝硬化患者排除早期癌变以及鉴别黄疸的性质有着重要的意义。肝 CT 检查对肝内占位性病变的性质，以及原发和转移性肿瘤可以做出明确的判断。

肝 CT 检查对于肝硬化的确诊准确率高达 80%。

CT 是横断面图像，可避免体内各器官的组织相互重叠，并可显示彼此的关系。所以对肝内占位性病变、原发和转移肿瘤的生长方式、形态、轮廓、钙化、出血、坏死、囊变和血运情况都可以显示出来。在注射造影剂的条件下，甚至可发现 1cm 左右的早期肝癌。

CT 还可用于鉴别黄疸性质，究竟是外科性（阻塞性）黄疸，还是内科范围的黄疸。同时可了解胆囊、胆道、胰腺、肾脏以及腹膜、淋巴结肿大等情况，并为 CT 监视下的肝病治疗提供方便。

当然，CT 并不是肝炎患者的常规检查。只有慢性肝炎、肝硬化患者需排除早期癌变，或怀疑肝癌和鉴别黄疸性质时才有做 CT 的必要。

有时做完 CT 后，医生还要求做增强 CT，这又是为什么呢？

增强 CT 检查是从静脉内注入造影剂，来增强正常肝组织与病变组织之间的密度差，可以发现普通 CT（平扫）未发现的病变，区分肝内、外血管结构与非血管结构，区别实质性病变与囊性病变，根据病变强化的特点做定性诊断及鉴别诊断。

磁共振成像（MRI）在慢性肝病检查中的价值及意义

磁共振成像也称核磁共振成像（**MRI**），是利用核磁共振原理，通过外加梯度磁场检测所发射出的电磁波，据此而绘制出物体内部的结构图像。

肝病患者检查磁共振成像的适应证有肝囊肿、肝海绵状血管瘤、肝癌、肝转移癌等。

磁共振成像检查对鉴别海绵状血管瘤与肝癌（包括转移癌）有特殊的价值，并可直接显示食管与胃的静脉曲张。

磁共振成像检查显示阻塞性黄疸的作用与 CT 相同，可以区分阻塞的部位，对于肝内胆管扩张的检查优于 CT。

磁共振胰胆管成像（MRCP）是近年发展起来的一种非介入性胰胆管成像技术，无须造影剂，不受操作技术的影响，仅采用重 T2 加权技术使胆汁和胰液呈明亮高信号而周围器官组织呈低信号，从而获得类似内窥镜逆行胰胆管造影（ERCP）和经皮肝穿胆道造影（PTC）的胰胆管图像，对梗阻性黄疸者有助于决定梗阻的部位、范围及病理性质，其敏感性为 91%～100%。

当然，磁共振检查并非肝病的常规检查项目，一般多是在 B 超或 CT 检查不能明确时，才会选择应用。

甲胎蛋白（AFP）筛选肝癌意义大

AFP 是一种糖蛋白，正常时由卵黄囊及胚胎肝产生，出生后 AFP 的血清浓度逐渐下降，在 12～18 个月龄大时，AFP 下降至正常水平，因此正常人血清中甲胎蛋白的含量一般不超过 $30\mu g/L$。

妊娠期间的女性 AFP 也会增高，因为甲胎蛋白是胎儿的正常血浆成分，是胚胎早期的蛋白质。一般在妊娠后 3 个月，甲胎蛋白就会明显升高，到 7～8 个月孕妇母血中 AFP 量达到最高峰，并且相对稳定，约产后 3 个月逐渐恢复正常水平。

AFP 检测的最重要意义在于早期发现肝癌，这是由于肝癌细胞能分泌合成较多的甲胎蛋白释放入血的缘故，当 B 超、CT 等影像学检查尚不能有效发现肝癌时，约有 30% 的患者已经出现明显的 AFP 增高。因此，临床上把 AFP 作为肝癌标志物，其检查的价值和意义仅次于病理学检查，故一般的体格检查项目中都有 AFP 这一项。

但并非只要出现甲胎蛋白阳性，就一定是患了肝癌。甲胎蛋白升高还可能与急性肝炎、慢性肝炎、重症肝炎恢复期、肝硬化、先天胆管闭塞、胎儿畸形等有关，但是升高幅度比较小，且持续时间短，随着病情的好转而出现好转。一定要动态观察甲胎蛋白含量的变化，如果患者连续 1 个月以上时间，甲胎蛋白含量检测结果一直大于 $400\mu g/L$，则应高度怀疑肝癌可能，再结合影像学检查（B 超、CT 及磁共振成像等）便可确诊。一般来说，肝炎患者甲胎蛋白升高持续的时间不长，但如果在转氨酶恢复正常后，AFP 不但不下降反而明显升高，又要注意癌变的可能。

另外，甲胎蛋白如果在正常范围，是不是意味着这个人就没有肝癌的可能呢？答案是否定的。有 30% 左右的肝癌患者，AFP 自始至终都在正常范围内，因此要综合检查，不能仅看 AFP 这一项。

总之，AFP 与肝炎和肝癌的关系错综复杂。AFP 是肝癌的标志，但却也不是肝癌独有的。

AFP 异质体是确定早期肝癌更可靠的标志物

原发性肝癌（HCC）的早期诊断是治疗成功的关键，然而在肝硬化患者中，HCC 的早期诊断非常困难。一项研究显示，血清 AFP 对 HCC 的阳性预测值是 32%，腹部超声的阳性预测值是 54%。

因此，要更早地发现肝癌从而采取更有效的治疗措施，就不能单纯依靠 AFP，科学家们发现了一种确定早期肝癌的更可靠的标志物，那就是 AFP 异质体。

AFP 是一种糖蛋白，AFP 的糖蛋白形式有三类。研究发现，来源于慢性肝炎和肝硬化的 AFP 与来源于 HCC 的 AFP 与凝集素（LCA）的亲和力是不同的。依据与 LCA 的亲和力，AFP 被分为三种类型：AFP-L1、AFP-L2 和 AFP-L3。其中 AFP-L1 主要出现在良性的肝脏疾病中，如慢性肝炎和肝硬化。AFP-L3 与 LCA 有结合活性，AFP-L3 只能由肿瘤细胞产生。AFP-L2 多数由卵黄囊肿瘤产生，在孕妇的血清中也能被检测到。AFP-L2 与 LCA 的亲和力介于 AFP-L1 和 AFP-L3 之间。

因此，AFP-L3 是 HCC 生物学恶性程度的一个标志。表达 AFP-L3 的肝癌细胞有早期血管浸润和肝内转移的倾向。AFP-L3 阳性的 HCC 通常有丰富的肝动脉血液供给，肿瘤的倍增时间较短，提示 AFP-L3 阳性的 HCC 生长得非常快，并且容易发生早期转移。基于以上的研究结果发现，如果直径 < 2cm 的 HCC，患者血清中 AFP-L3 占总 AFP 的 10% 以上，那么提示此肿瘤具有攻击性癌变。

在肝的良性疾病中，肝细胞不表达 AFP-L3，因此，AFP-L3 占总 AFP 的比例越高，提示肿瘤的恶性程度越高。

用 AFP-L3 占总 AFP 的比例来检测 HCC，是不依赖总 AFP 量的增多的。AFP-L3 对 HCC 的检测的特异性高达 95% 以上。高特异性的 AFP-L3 对 HCC 的早期鉴别诊断是非常有效的，这对 HCC 的诊治是很有帮助的。简单地说，当临床上需要鉴别甲胎蛋白升高的来源时，可进一步检测甲胎蛋白异质体，如果甲胎蛋白异质体超过甲胎蛋白总量的 25%，提示系肝癌引起的甲胎蛋白升高，如果小于 25%，提示其他情况引起的甲胎蛋白升高。

AFP-L3 的检测能够在慢性乙型肝炎患者、慢性丙型肝炎患者和肝硬化等高危人群中发现直径 < 2cm 的 HCC。一项研究发现，AFP-L3 比影像学可以提前 9 ~ 12 个月发现 HCC 的存在。

AFP-L3 的敏感性与 HCC 的临床分期相关：AFP-L3 用于检测 HCC 的总的敏感性为 50% ~ 60%。在直径 < 2cm 肝癌中，其敏感性只有 35% ~ 45%。随着 HCC 的增大，AFP-L3 的敏感性也随之升高。当 HCC 的直径为 5cm 或者 5cm 以上时，AFP-L3 的敏感性可高达 80% ~ 90%。

值得注意的是，直径小的 HCC 并不一定是早期的 HCC，如果 AFP-L3 在总 AFP 中的比例升高，即使直径 < 2cm 的小 HCC，在临床中也可能表现出高度的恶性，其生长速度很快且可发生早期转移。相反，AFP-L3 阴性的小直径 HCC 与 AFP-L3 阳性的 HCC 相比，通常其生物学恶性程度低得多。这些患者经过治疗后其预后较好。

由于 AFP-L3 具有较高的特异性，因此其可用于肝癌患者治疗后的随访。AFP-L3 由阳性转为阴性提示临床治疗成功。而 AFP-L3 持续阳性或者由阴性转为阳性，提示肝癌可能已经复发或发生了转移。

凝血酶原时间（PT）反映肝功能更可靠

PT 是指在缺乏血小板的血浆中加入过量的组织因子（兔脑渗出液）后，凝血酶原转化为凝血酶，导致血浆凝固所需的时间。

PT 是外源凝血系统较为敏感和最为常用的筛选试验，主要反映外源性凝血是否正常。PT 主要由肝合成的凝血因子 I、Ⅱ、Ⅴ、Ⅶ、Ⅹ 的水平决定，它在肝病中的作用尤为重要。

凝血因子大部分均在肝细胞内合成。当肝功能正常时，凝血因子的含量和活动度在正常范围。当肝实质受到损伤，凝血因子的含量和活动度可有不同程度的降低，机体可表现为有出血倾向。

PT 正常值为 12 ~ 14 秒。

PT 反映肝功能更可靠，急性肝炎 PT 的异常率为 10% ~ 15%，慢性肝炎为 15% ~ 51%，肝硬化为 71%，肝功能衰竭为 90%。

临床上常用凝血酶原活动度（PTA）反映肝损伤程度。凝血酶原活动度的计算公式如下：

PTA=［对照 PT-（对照 PT×0.6）］÷［患者 PT-（对照 PT×0.6）］×100%。

PTA 的正常值为 75%～100%。急性肝炎患者的 PTA 降低并不明显。PTA 下降最为明显的是病情急剧、肝实质细胞严重广泛坏死的重症肝炎患者，其次为肝硬化及慢性肝炎患者。常以 PTA 小于 40% 为肝细胞坏死的肯定界限。PTA 降低显著是重症肝炎发展至晚期的标志和预后不良的征兆。

因此，临床应重视肝炎患者凝血酶原活动度的动态变化，用以作为判断肝炎患者病情轻重及预后的指标，敏感性较高且可靠。

血常规在慢性肝病检查中的价值及意义

血常规是最一般、最基本的血液检验。血液由液体和有形细胞两大部分组成，血常规检验的是血液的细胞部分。血液有三种不同功能的细胞——红细胞、白细胞、血小板。通过观察数量变化及形态分布，判断疾病。血常规检查的项目还包括血红蛋白、白细胞分类计数、红细胞比容。其中白细胞分类计数又包括中性杆状核粒细胞、中性分叶核粒细胞、嗜酸性粒细胞、嗜碱性粒细胞、淋巴细胞、单核细胞等。

1. 红细胞计数（RBC） 男：（4.0～5.50）×10^{12}/L；女：（3.5～5.0）×10^{12}/L；新生儿：（6.0～7.0）×10^{12}/L。

2. 白细胞计数（WBC） 男：（4～10）×10^9/L；女：（4～10）×10^9/L；新生儿：（15～20）×10^9/L。

3. 血红蛋白浓度（HGB） 男：120～160g/L；女：110～150g/L；新生儿：170～200g/L。

4. 血小板计数（PLT） 男：（100～300）×10^9/L；女：（100～300）×10^9/L；新生儿：（100～300）×10^9/L。

由于各种血细胞主要在脾中被灭活，而终末期肝硬化患者多伴有脾大，可表现为全血象的下降。若血小板计数 <30×10^9/L 时，提示有自发性出血倾向，可能需要输注血小板支持；若白细胞计数 <1.5×10^9/L，则提示抵抗力低下，有发生自发感染可能，可行皮下注射粒细胞集落刺激因子升高白细胞，但以上仅仅为姑息治疗，最终可能仍需切脾治疗。

同时应注意全血象明显减少，需行骨髓穿刺术排除血液系统疾病，如再生障碍性贫血的可能。

血红蛋白俗称血色素，肝病患者出现血红蛋白减低，往往与肝硬化营养不良有关，也可能是上消化道出血后，一直没能很好康复有关。

血清蛋白电泳变化的意义

血清蛋白电泳检查是运用电泳方法测定血清中各类蛋白占总蛋白的百分比的方法。

研究表明，在碱性环境里，血清蛋白皆带阴电荷，在电场中向阳极泳动，因各蛋白质等电点和分子量有差异，分子量小、阴电荷多，则泳动最快；分子量大、阴电荷较少，则泳动较慢。电泳后，从阳极开始，依次为白蛋白、α_1 球蛋白、α_2 球蛋白、β 球蛋白和 γ 球蛋白五个区带。

把滴上血清的滤纸放入缓冲液，通上电流，形成电场，血清蛋白的分子即发生泳动现象。血清白蛋白减少与 γ 球蛋白增加是肝病患者血清蛋白电泳的共同特征，其减少或增加的程度与肝损害的程度相关。

1. 肝炎 急性肝炎早期或病变较轻时，电泳结果可无异常或前白蛋白减少。但随病情加重和时间延长，电泳图形可改变，白蛋白、α 球蛋白及 β 球蛋白减少，γ 球蛋白增高。因为受损肝细胞作为自身抗原刺激淋巴系统，使 γ 球蛋白增生。A/G 比值倒置，提示肝功能损伤到一定程度。

2. 肝硬化 血清蛋白电泳可有明显的变化，白蛋白中度或高度减少，α_1 球蛋白、α_2 球蛋白和 β 球蛋白百分比也有降低倾向，γ 球蛋白明显增加。并可出现 β-γ 桥，即从 β 区到 γ 区连成一片难以分开，或两区间仅见一浅凹，如同时有 α_1 球蛋白、α_2 球蛋白减少，首先要考虑肝硬化。β-γ 桥出现的原因系由 IgA、IgM、IgG 同时增加，而 IgA 和 IgM 在电泳上位于 β 区和 γ 区之间所致，肝硬化时常有多克隆免疫球蛋白升高，特别当 IgA 明显升高时，便使 β 区与 γ 区融合成一片，出现了 β-γ 桥。

3. 肝癌 此类患者血清蛋白电泳均有改变，α_1 球蛋白、α_2 球蛋白明显增高，有时可见在白蛋白和 α_1 球蛋白的区带之间出现一条甲胎蛋白区带（AFP），具有诊断意义。

4. 肝外疾患 肾病综合征时，由于尿中排出大量白蛋白而使血清中白蛋白明显下降，α_2 球蛋白及 β 球蛋白升高；多发性骨髓瘤、华氏巨球蛋白血症、良性单克隆免疫球蛋白增生症时血清 β、γ 区带处出现一特殊单克隆区带，称为 M 蛋白质；系统性红斑狼疮、风湿性关节炎等自身免疫性疾病患者可有不同程度的白蛋白下降及 γ 球蛋白升高。

像 B 超一样能判断肝硬度的肝弹性成像技术

"肝炎—肝硬化—肝癌"被称为慢性肝病的恶性传变三步曲，肝纤维化是发展到肝硬化的先期过程，肝纤维化不仅对肝功能有直接损害，也是门静脉阻力增加的直接原因。肝纤维化是导致多种慢性肝病的共同病理过程，主要原因是肝组织内细胞外基质异常沉积和过度增生，导致肝结构及功能异常，主要表现为肝窦出现毛细血管化，肝小叶和汇管区纤维化，从而导致肝微循环和质地软硬程度发生改变。唯有在早期干预，可能逆转。

肝穿刺活检虽然在检测肝纤维化方面准确性高，被奉为"金标准"，但由于其是有创诊断，存在一定的并发症，如出血、气胸、感染、胆漏等，因此很多患者不愿接受。而且还可能存在取样误差，活检的部位不在病变区域，误导结果判断。因此，肝纤维化的无创检测手段越来越受到大家关注，而弹性成像技术就是其中的一类。

弹性成像技术主要有瞬时弹性成像（TE）、声脉冲辐射力成像（ARFI）、实时剪切波弹性成像（SWE）。目前运用较多的主要有 TE、SWE，ARFI 在临床上也可见到。

TE 技术目前临床主要应用于 FibroScan 检测仪，主要原理为超声换能器产生小振幅的低频振动，通过组织时引起剪切波，被脉冲回波超声捕获装置跟踪，组织硬度越高，测得的波速越快。肝硬度指标（LSM）以千帕（kPa）表示。

ARFI 技术的原理是利用聚焦超声波作为激励机制，组织受力后产生纵向压缩和横向振动，最终产生剪切波，测得感兴趣区域的低频剪切波的传播速度；然后对剪切波速度进行量化，量化后的剪切波速度即代表受检组织硬度。

SWE 技术的原理是声辐射力脉冲对组织施加激励，由于"马赫锥"原理，产生横向剪切波，用彩色编码技术实时显示组织的弹性图，并通过定量分析系统测量的组织的杨氏模量值。

弹性成像技术诊断急性肝衰竭、肝纤维化、肝硬化的敏感度、特异度均较高，且可作为急性肝炎患者纤维化分级分期的参考指标、判断急性肝衰竭患者的预后，可反映肝损害的严重程度，可用于评价慢性肝病患者是否发生晚期肝纤维化。弹性成像技术诊断可无创检测肝硬度值而间接评估急性肝炎、慢性肝炎及肝硬化的病情严重程度，是临床上值得推荐的检测手段。

TE 测量 LSM 反映肝纤维化程度，正常肝组织 LSM<5.5kPa。正常成年人剪切波速度参考范围为 1.0 ~ 1.1m/s。

SWE 测得成年人正常肝实时剪切波弹性模量值为（5.023 ± 0.966）kPa，性别及年龄对弹性模量值无明显影响。

三种不同技术在诊断肝疾病时显现出不同的优势。TE，外源性剪切波发射，好处是不需要内部肌力的作用，使用方便，其技术较为成熟，获得临床认可，但患者存在腹水时其准确度明显下降，可以成为非侵入性评估肝癌风险的动态检测方法。ARFI 是测量一个点，优点是相对固定，可反映肝损害的严重程度，在急性肝炎、重症肝炎及急性重型肝炎中有辅助诊断作用，但能量相对较大。SWE 较好，对人体的伤害比较小。

第 7 章

治疗之前必须三：
正确评价病情程度

慢性肝炎的轻、中、重病情程度判断

根据乙型肝炎患者的临床表现，慢性乙型肝炎可分为轻度、中度和重度三个类型，随着病情程度的加重，患者会出现不同程度的临床表现。具体可参考下表。

慢性乙型肝炎病情程度判断简表

项目	轻度	中度	重度
ALT 和 / 或 AST（U/L）	≤正常 3 倍	>正常 3 倍	>正常 3 倍
胆红素（μmol/L）	≤正常 2 倍	>正常 2 ~ 5 倍	>正常 5 倍
白蛋白（A）（g/L）	≥ 35	32 < · < 35	≤ 32
A/G	≥ 1.4	1.0 < · < 1.4	≤ 1.0
电泳 γ 球蛋白（%）	≤ 21	21 < · < 26	≥ 26
凝血酶原活动度（PTA,%）	> 70	60 < · < 70	40 < · < 60
胆碱酯酶（CHE, U/L）	> 5400	4500 < · < 5400	≤ 4500

慢性重型肝炎的识别

重型肝炎是以大量肝细胞坏死为主要病理特点的一种严重肝脏疾病，可引起肝衰竭甚至危及生命，是肝病患者病故的主要原因之一。引起重型肝炎的原因很多，包括乙型肝炎病毒感染、甲型肝炎病毒感染、戊型肝炎病毒感染、药物中毒、慢性酒精性肝损害等。

重型肝炎病情重、并发症多、预后差、病死率高，目前发病机制仍不明确，从细胞损伤、功能障碍，直到细胞凋亡、坏死。对于病毒感染引起的重型肝炎，其发病机制既与病原有关，也与机体的免疫有关。

病毒可直接引起肝细胞损害，最后形成大面积肝细胞坏死，这些病毒在肝细胞内大量复制，被感染破坏的肝细胞数量越多，病情越严重。就乙型肝炎而言，感染的病毒数量多是一个因素，但病毒的基因突变也是另一个因素，基因突变后导致病毒数量上升，也与乙型重型肝炎的发生相关。

乙型肝炎患者发生重型肝炎占重型肝炎总数的 2/3，但并非是这些重型肝炎患者体内乙型肝炎病毒很多，更重要的机制是乙型肝炎病毒所引起的免疫反应异常所致，由乙型肝炎病毒激发机体的过强免疫时，大量抗原 - 抗体复合物产生并激活补体系统。

当某一肝病患者出现以下"三高"表现时，应警惕重型肝炎的可能。

1. 高度乏力　肝细胞有一项重要的代谢功能就是参与能量供应。能量供应过程中很重要的一个环节是三羧酸循环，而其中的参与者是线粒体。每个肝细胞平均约含有 400 个线粒体，以进行三羧酸循环。所以，肝细胞健康才能够给人体供能，人体才可以进行各种各样的工作。如果肝受到了伤害，那么整个能量供应链断开了，人就会有出现乏力的表现。当肝功能出现了极度损伤，此时人就会有极度乏力表现，生活难以处理。

2. 高度腹胀　普通肝炎患者会出现食欲下降、纳谷不香、厌油，有时也会出现轻度的恶心、呕吐。而重型肝炎则会腹胀越来越重，高度恶心，食欲极度下降，什么也不想吃，吃什么也没有味道。

3. 高度黄疸　患者身黄、目黄、尿黄在短期内急剧明显，黄色鲜明如金，检查胆红素明显升高。

除上述"三高"症状外，此类患者还会出现神经、精神方面的症状，临床称之为肝性脑病。急性肝性脑病起病急骤，前驱期极为短暂，可迅速进入昏迷，多在黄疸出现后发生昏迷，也有在黄疸出现前出现意识障碍而被误诊为精神病者。慢性肝性脑病起病隐匿或渐起，起初常不易发现，易误诊和漏诊。

1. 性格改变 常是本病最早出现的症状，主要是原属外向型的这一类人，本来平日里话特别多，你会发现，某一天他突然话就很少了，此时要高度警惕，回忆一下他之前是否有肝的基础疾病，如果有，那么就要高度警惕了。

2. 行为改变 最初可能仅限于一些"不拘小节"的行为，如乱写乱画、乱洒水、乱吐痰、乱扔纸屑烟头、乱摸乱寻、随地便溺、房间内的桌椅随意乱拖乱放等毫无意义的动作。

3. 睡眠习惯改变 常表现为睡眠倒错，也有人称为近迫性昏迷，此现象指白天昏昏欲睡，而夜间兴奋不眠。提示肝性脑病即将来临。

4. 肝臭 是由于肝功能衰竭，机体内中间产物（如甲硫醇、乙硫醇及二甲硫化物等）经肺呼出或经皮肤散发出的一种特征性气味。此气味有类似烂苹果味、大蒜味、鱼腥味等。

5. 扑翼样震颤 是肝性脑病最具特征性的神经系统体征，具有早期诊断意义，但是并非所有患者均可出现扑翼样震颤。嘱患者伸出前臂，展开五指，或腕部过度伸展并固定不动时，患者掌 - 指及腕关节可出现快速的屈曲及伸展运动，每秒钟常可出现 1 次或 2 次，也有每秒钟 5 ~ 9 次者，且常伴有手指的侧位动作。这种震颤有时候也可见于心力衰竭、肾衰竭、肺衰竭等患者。震颤常于患者睡眠及昏迷后消失，苏醒后仍可出现。

6. 智力障碍以及意识障碍 最简单的数学题目不会做，或者忘记一些很简单的近期小事件，有时候出现嗜睡，表情淡漠，不知道是早上还是下午，与之交流十分吃力，因为他们的思维转得太慢。

早期肝硬化的识别

肝硬化起病缓慢，常隐伏 3 ~ 5 年，甚至数十年才出现症状，并有缓慢加重趋势。肝炎病史、饮酒史、毒物接触史、以往疾病和药物治疗史、家族史等皆可为病因诊断提供重要线索。当慢性肝病患者出现下列表现时，要提防出现肝硬化的可能。

1. 蜘蛛痣 皮肤小动脉末端分支性扩张所形成的血管痣，形似蜘蛛，称为蜘蛛痣。小者如大头针帽，大者直径可达 1cm 以上，其中心稍隆起，如用大头针帽按压中心红斑，则其周围毛细血管褪色，移去压力后即复原。蜘蛛痣通常出现于上腔静脉分布的区域，如手、面颈部、前胸部及肩部等处。

肝是人体性激素的代谢调节和灭活器官，特别是由人体性器官分泌的雌激素，必须经过肝代谢灭活后才能使功能减弱或使活性消失。当肝发生病变时，对雌激素的灭活能力下降，结果造成雌激素在体内大量堆积，引起体内小动脉扩张，就形成了蜘蛛痣。因此，蜘蛛痣常见于急、慢性肝炎或肝硬化患者。急性肝炎患者蜘蛛痣的发生率为 1% 左右，而慢性肝炎可达 54% 左右。蜘蛛痣的出现常与肝功能状态相平行，当肝功能恶化时，蜘蛛痣可急剧增多；肝功能好转后，此痣可由原来鲜红色变为棕黑色，继而消失。因此，有人说，蜘蛛痣是肝功能衰竭的警示灯。

蜘蛛痣本身对人体并没有什么危害，但若发现蜘蛛痣，应立即到医院就诊，检查肝功能及肝 B 超，排除慢性肝病、恶性肿瘤及各种导致肝功能衰竭疾病的可能。

当然，蜘蛛痣产生的原因并非肝病一种。正常人，特别是青春期的女孩，因为正处于生长发育的高峰阶段，体内有大量的雌激素，所以也可出现蜘蛛痣。但这是正常生理现象，不需要特殊治疗，随着年龄的增长，雌激素分泌逐渐减少，蜘蛛痣也会逐渐消失。还有妊娠期女性，因妊娠期体内雌激素会相对增多，所以致使一部分孕妇皮肤上也可出现蜘蛛痣，发生在怀孕后的 2 ~ 5 个月内，产后数月内可以自行消失。除此之外，风湿性关节炎、类风湿关节炎以及 B 族维生素缺乏的患者也可出现蜘蛛痣。

2. 肝掌 正常人的手掌掌面和背面的皮肤颜色呈均匀一致的淡红色。当发生肝硬化后，这种正常颜色就会消失。在拇指和小指根部的大、小鱼际处皮肤会出现片状充血，或呈红色斑点、斑块，加压后变成苍白色。这种与正常人不同的手掌称为肝掌。大部分肝硬化患者易合并有肝掌。

正常人的肾脏上方各有 1 个略呈三角形的分泌人体激素的腺体，称为肾上腺。这个腺体不断地产生雌激素，与机体产生的雄激素保持相对平衡的正常水平，从而保证机体在这方面的正常生理生化代谢功能。另外，女性卵巢也产生雌激素。这些激素随着血流周游全身，最后要在肝分解灭活。然而，当肝硬化时，由于肝功能减退，雌激素的代谢灭活功能发生不同程度的障碍，久而久之，雌激素在体内积累多了，便刺激毛细动脉充血、扩张，形成肝掌。

肝硬化和慢性肝病患者可能出现肝掌。虽然临床上往往见到不少健康人也有肝掌，但经过数年、十几年，甚至几十年后的观察，肝功能一直正常，从未出现过肝病变。因此，对于出现肝掌者，应结合病史、体格检查、肝功、乙肝两对半、B 超、扫描等多项检查，并经过综合分析判断，然后才能得出正确的结论。

3. 全身表现　早期肝硬化患者常感身体乏力，容易疲劳，精力不济，有的可伴有轻度发热等。由于肝脏炎症，消耗增加，已摄入的物质因肝功能受损，不能充分代谢以满足机体的需要。加上慢性乙型肝炎引起的精神和心理上的压力，影响休息和睡眠，导致全身症状的发生。失眠、多梦等都可能与此有关。

4. 消化道表现　肝是人体最大的消化腺，肝分泌的胆汁是食物消化所必需的。肝炎时，肝功能异常，胆汁分泌减少，影响食物的消化和吸收。肝的炎症还可能引起肝窦的血流障碍，导致胃肠道充血、水肿，影响食物的消化和吸收。因此，此类患者常出现食欲不振、恶心、厌油、上腹部不适、腹胀，要考虑早期肝硬化的可能。

5. 黄疸　肝是胆红素代谢的主要场所，肝炎病情较重时，由于肝功能受损，胆红素的摄取、结合、分泌、排泄等障碍，血液中胆红素浓度增高。当血中胆红素浓度增高以后，胆红素从尿液排出，使尿液颜色变黄，它是黄疸最早的表现。天热出汗，饮水不足，一些药物等也可引起尿液颜色的改变，应注意区别。当血液中胆红素浓度继续增高，可引起巩膜和皮肤的黄染。由于胆汁酸排出障碍，血液中胆汁酸浓度增高，过多的胆汁酸沉积于皮肤，刺激末梢神经，可引起皮肤瘙痒。

6. 肝区疼痛　肝内部缺乏痛觉神经，慢性乙型肝炎一般没有剧烈的疼痛。但肝的表面有一层很薄的膜，称肝包膜，肝包膜上有痛觉神经分布。当肝发炎肿大时，肝包膜紧张，痛觉神经受刺激，因而部分患者可有右上腹、右季肋部不适、隐痛、压痛或叩击痛。

7. 肝脾肿大　由于炎症、充血、水肿、胆汁淤积，常有肝大。晚期由于大量肝细胞破坏，纤维组织收缩，肝可缩小。急性肝炎或慢性肝炎早期，脾多无明显肿大，以后可因脾网状内皮系统增生，以及门静脉高压，脾淤血，引起脾大。

8. 肝病面容　肝硬化患者面色常常表现黧黑晦暗，称肝病面容，这可能是由于内分泌失调，皮肤色素沉着，或者是由于持续或反复黄疸，胆绿素在皮肤沉着所致。

9. 其他　男性可出现勃起功能障碍，对称或不对称性的乳腺增生、肿痛和乳房发育，偶尔可误诊为乳腺癌，施行乳腺切除术；女性可出现月经失调、闭经、性欲减退等。这些可能与肝功能减退、雌激素灭活减少、体内雌激素增多有关。

哪些人有肝癌倾向

肝癌是我国高发的恶性肿瘤，每年有近 50 万的肝癌患者，且肝癌还呈现明显的家庭聚集倾向。研究表明，下列人群需要格外警惕肝癌的发生。

1. 乙型肝炎与丙型肝炎患者及相应病毒携带者　一项针对肝癌患者的病历调查发现，约 90% 肝癌患者罹患有乙型肝炎病毒感染，大概有 20% 的乙型肝炎患者可能转变为肝硬化从而引发肝癌，原因可能是乙型肝炎患者体内的乙型肝炎病毒能够激活某些原癌基因，同时促使这些抑癌基因灭活或突变，促进癌变发生，由此形成肝癌。另外，由丙型肝炎引起肝癌的概率亦很高，慢性丙型肝炎年肝癌发病率为 2% ~ 8%。在日本，76% 的肝细胞肝癌患者被检出丙型肝炎病毒。

2. 长期嗜酒者　饮酒并不是致癌的主要因素，但是长期、过量饮用高度烈酒可能会导致酒精性肝硬化，进而导致肝癌。尤其是慢性乙型肝炎患者如果经常饮酒，无疑是雪上加霜，罹患肝癌的概率更高。

3. 长期食用霉变食物与饮用重金属含量超标的水　日常生活中常见的花生、黄豆等谷物发霉后会产生黄曲霉素，这种物质已被证明是强致癌物，如果经常进食被黄曲霉素污染的食物可能会引起肝癌。如果水中重金属含量超标，或者微生物含量过高，长期饮用这些被污染的水也可能导致肝癌。

4. 有肝癌家族史者　肝癌发病有明显的家庭聚集倾向，可能与家族成员之间共患慢性乙型肝炎有关。有一种观点认为，任何癌症都是细胞的基因发生两次突变的结果。散发的非家庭性癌患者，这两次变化都发生在出生之后。而有家庭倾向的癌症患者，在母亲怀孕时，就已经受到致癌因素的攻击。他们出生时，体内的细胞已有一种容易发生癌的改变，出生后只要再遭受一次致癌因素的打击，就有可能发生癌症，因此患癌的概率比一般人大一些。

5. 男性 有数据显示，我国男性肝癌发病率明显高于女性，男女比例为 7：1 至 10：1。至于男性肝癌患者高于女性肝癌患者的原因，目前尚无确切解释，可能女性体内的雌激素对此类恶性肿瘤有一定的拮抗作用。

6. 容易生气的人 肝主疏泄，有上述慢性肝病的人，如果长期情绪不良则更容易癌变。中医认为，肝主疏泄，肝气郁结则容易形成瘀血而成肿块。

与其他肿瘤普查一样，肝癌防治主要在于"三早"，即早期发现、早期诊断和早期治疗。临床上肝癌发现时多已晚期，治疗难度大，手术并发症多，疗效通常不好，生存期短，一般发病后生存时间仅为 6 个月，难怪有"癌中之王"之称。

临床实践表明，早期肝癌与中、晚期肝癌的预后有着"天壤之别"。中、晚期肝癌通常伴有肝内外的转移，手术无法切除，"换肝"已成禁忌，介入栓塞治疗"力所不及"，药物治疗也难有显效。但早期肝癌，除非位置特殊，治疗上多无太大困难，切除、栓塞、消融甚至肝移植样样皆能奏效，如得到科学治疗，5 年生存率在 90% 以上，不少患者可以长期存活。因此，对于肝癌，在亚临床阶段即可得出诊断非常重要。

小链接：如何早期发现肝癌

一是行肝癌血清标志物检测。

1. AFP 测定 对诊断本病有相对的特异性。放射免疫法测定持续血清 AFP ≥ 400μg/L，并能排除妊娠、活动性肝病等，即可考虑肝癌的诊断。临床上约 30% 的肝癌患者 AFP 为阴性。如同时检测 AFP 异质体，可使阳性率明显提高。

2. 血液酶学及其他肿瘤标志物检查 肝癌患者血清中 γ-谷氨酰转肽酶及其同工酶、异常凝血酶原、碱性磷酸酶、乳酸脱氢酶同工酶可高于正常，但缺乏特异性。

二是行影像学检查。

1. B 超检查 可显示肿瘤的大小、形态、所在部位以及肝静脉或门静脉内有无癌栓，其诊断符合率可达 90%。

2. CT 检查 具有较高的分辨率，对肝癌的诊断符合率可达 90% 以上，可检出直径 1.0cm 左右的微小癌灶。

3. MRI 检查 诊断价值与 CT 相仿，对良、恶性肝内占位病变，特别是血管瘤的鉴别，优于 CT。

4. 选择性腹腔动脉或肝动脉造影检查 对血管丰富的癌肿，其分辨率低限约 1cm，对 <2.0cm 的小肝癌，其阳性率可达 90%。

5. 肝穿刺行针吸细胞学检查 在 B 型超声导引下行细针穿刺病理学检查，有助于提高阳性率。

医生为什么要建议你进行肝穿刺检查

临床上有时医生会要求慢性乙型肝炎患者做肝穿刺检查，不少患者害怕不良反应而拒绝检查，其实是没有必要的。那么，肝穿刺检查有什么作用呢？

首先，确定有没有肝炎活动。由于肝代偿能力很强大，不少患者生化检查肝功能一直正常，病毒量也不高，但不舒服症状很多，B 超等检查提示有肝损害表现，这时要不要使用抗病毒药物往往需要依靠肝穿刺进行病理检查。肝穿刺活组织检查是一种能直接了解肝组织的病理变化，并可以做出较客观、精确诊断的检查方法。这样的患者通过肝穿刺能发现慢性肝病是否处于活动期，并能推断其病变的轻重程度。

其次，有助于发现早期、静止或尚在代偿期的肝硬化。特别是肝纤维化，在发病早期，通过血液化验、B 超检查一般难以发现。但是通过肝穿刺检查，可以对肝纤维化和早期、静止或尚在代偿期的肝硬化进行精确诊断，并能够鉴别肝硬化临床类型，区分是酒精性肝硬化，还是肝炎后肝硬化，以及是否伴有活动性肝炎。

最后，可作为慢性肝炎病情、预后的评判指标。肝穿刺帮助医生从细胞分子水平发现肝组织的病变，弥补了慢性肝炎与早期肝硬化之间漫长病程而缺乏有效检查评价手段的不足，无论超声、CT、MRI 对早期肝硬化的诊断都显得力不从心，肝活检病理诊断却能很明白地从细胞分子水平判断肝的炎症、纤维化、早期肝硬化的状况，为病情变化、预后的判断提供客观依据。重型肝炎如以肝细胞水肿为主，则病情较轻，预后较好，病死率较低；如以肝细胞坏死为主，且正常肝细胞残存率较低，则病情严重，预后较差，病死率高。

当然，肝穿刺活组织检查应在医院内由经过专门训练的医生进行。目前最常用的是"一秒钟"肝穿刺法，穿刺取得的标本长 1～2cm，直径约 1mm，先放在吸水纸片上，然后放入 10% 的甲醛中固定，送病理科检查。本法的优点是穿刺针在肝内停留的时间较短，操作方法比较容易、安全，患者所感到的不适程度也较其他方法轻。其主要缺点是肝纤维化时失败率高。

由于穿刺有可能引起出血，故在检查前应查血小板、凝血时间和凝血酶原时间。有出血倾向或重度黄疸者，不宜做肝穿刺。肝穿刺后的患者应卧床休息 6 小时，并监测脉搏、血压及是否有出血征象。

肝穿刺病理诊断标准将肝脏炎症活动度分为 G0-4 级，肝纤维化程度分为 S0-4 期，严重程度以数字递增。

1. 轻度慢性肝炎（包括原慢性迁延性肝炎及轻型慢性活动性肝炎） G1-2，S0-2。病理学表现：肝细胞变性，点、灶状坏死或凋亡小体；汇管区有（无）炎症细胞浸润，扩大，有或无局限性碎屑坏死；小叶结构完整。

2. 中度慢性肝炎（相当于原中型慢性活动性肝炎） G3，S1-3。病理学表现：汇管区炎症明显，伴中度碎屑坏死；小叶内炎症严重，融合坏死或伴少数桥接坏死；纤维间隔形成，小叶结构大部分保存。

3. 重度慢性肝炎（相当于原重型慢性活动性肝炎） G4，S2-4。病理学表现：汇管区炎症严重或伴重度碎屑坏死；桥接坏死累及多数小叶；大量纤维间隔，小叶结构紊乱，或形成早期肝硬化。

第8章

治疗之前必须四：

侦查并发症、伴随疾病

合并高脂血症

　　成年人空腹血清总胆固醇超过5.72mmol/L、甘油三酯超过1.70mmol/L，可以诊断为高脂血症。

　　高脂血症可分为原发性和继发性两类。原发性与先天性和遗传有关，是由于单基因缺陷或多基因缺陷，使参与脂蛋白转运和代谢的受体、酶或载脂蛋白异常所致，或由于环境因素（饮食、营养、药物）和通过未知的机制而致；继发性多发生于代谢紊乱性疾病（糖尿病、高血压、黏液性水肿、甲状腺功能低下、肥胖、肝肾疾病、肾上腺皮质功能亢进），或与其他因素如年龄、性别、季节、饮酒、吸烟、饮食、体力活动、精神紧张、情绪活动等有关。

　　高脂血症的临床表现主要是脂质在真皮内沉积所引起的黄色瘤和脂质在血管内皮沉积所引起的动脉硬化。

　　脂质和脂蛋白等需在肝进行加工、生产和分解、排泄，一旦肝患病，则脂质和脂蛋白代谢也将发生紊乱。以中老年人最常见的脂肪肝为例，在临床观察中可以看到，不论何种原因引起的脂肪肝，均有可能引起血脂和低密度脂蛋白含量增高，表现为Ⅳ型高脂蛋白血症。及至后期，肝细胞损害进一步发展，血浆甘油三酯和极低密度脂蛋白含量反可降低，甚至出现低脂蛋白血症。

高脂血症的出现加速了肝功能的受损，肝功能的受损又进一步对血糖、蛋白质、血脂之间的关系转化产生障碍，形成恶性循环。

因此，治疗之前，必须了解患者的血脂代谢情况。

合并脂肪肝

不少乙型肝炎患者在经过抗乙型肝炎病毒治疗后，检查乙型肝炎病毒DNA已经很低了，但肝功能却不能恢复正常，不少就是因为合并了脂肪肝的原因。

慢性乙型肝炎患者在患病后，许多家人过于担心其健康，不断给予加强营养，导致营养过度，很容易并发脂肪肝。也有部分乙型肝炎患者不听劝告，经常饮酒，进而患上酒精性脂肪肝。

因此，慢性乙型肝炎患者出现肝功能的损害，未必就一定是乙型肝炎病毒引起的，要注意排除脂肪性肝炎的可能。

脂肪肝是指由于各种原因引起的肝细胞内脂肪堆积过多的病变。脂肪性肝病正严重威胁国人的健康，成为仅次于病毒性肝炎的第二大肝病，已被公认为隐蔽性肝硬化的常见原因。

脂肪肝的临床表现多样，轻度脂肪肝一般没有明显症状，患者一般会出现乏力，而多数脂肪肝患者体型较胖。中、重度脂肪肝有类似慢性肝炎的表现，可有食欲不振、疲倦乏力、恶心、呕吐、肝区或右上腹隐痛等。肝轻度肿大可有触痛，质地稍韧、边缘钝、表面光滑，少数患者可有脾大和肝掌。当肝内脂肪沉积过多时，可使肝被膜膨胀、肝韧带牵拉，而引起右上腹剧烈疼痛或压痛、发热、白细胞计数增多，误诊为急腹症而做剖腹手术。此外，脂肪肝还可以出现四肢麻木、四肢感觉异常等末梢神经炎的改变。少数患者也可有消化道出血、牙龈出血、鼻衄等。重度脂肪肝患者可以有腹腔积液和下肢水肿、电解质紊乱，如低钠、低钾血症等。

总之，脂肪肝表现多样，乙型肝炎治疗效果不理想时，要注意是否合并了脂肪肝。

合并糖尿病

糖尿病是一组以高血糖为特征的代谢性疾病，空腹血糖 ≥ 7.8mmol/L，和（或）餐后 2 小时血糖 ≥ 11.1mmol/L 即可确诊。

门诊中有一例病例：小鲁患了慢性乙型肝炎，由于治疗总是三天打鱼两天晒网，所以病情一直没有什么好转，时间一长，小鲁也就不当回事了。但是让她没想到的是，在一次复查时，小鲁竟然血糖升高，被确诊为肝源性糖尿病。这让小鲁很是郁闷，得了乙型肝炎也就罢了，怎么又得了糖尿病了，还是什么肝源性糖尿病？这到底是怎么回事，难道乙型肝炎跟糖尿病也有关？这其中到底有什么样的联系呢？

原来，肝是调节人体血糖浓度的重要器官，当肝发生病变时，肝功能的异常干扰了糖原的分解和异生以及葡萄糖的生成和利用，引起糖耐量异常，血糖升高。所以肝炎患者并发糖尿病者也很常见，临床上常分为两个类型。

1. 胰岛素依赖型糖尿病　也叫胰源性真性糖尿病，这种糖尿病实际上与肝炎无关，而是肝炎病毒侵犯胰腺，引起胰腺细胞受损，胰岛功能障碍，造成胰岛素分泌绝对不足，糖代谢异常。空腹胰岛素测定和 C 肽测定，其值均低于正常人，这种类型糖尿病在各型肝炎中均较少见。但如果患者在病程中进食大量的高糖饮食，必然加重胰腺负担，则有可能发生肝源性糖尿病。

2. 非胰岛素依赖型糖尿病　肝源性糖尿病属于此类疾病，常常继发于慢性肝实质损害。研究显示，多达 96% 的慢性肝病患者存在糖耐量异常，其中约 30% 最终发展为糖尿病。其特点是空腹胰岛素含量低，有时反而增高一些，C 肽也正常，胰岛功能并无明显障碍。肝源性糖尿病的发病机制与胰岛素抵抗、肝细胞功能缺陷、胰岛素分泌代谢异常、继发性 B 细胞功能缺陷有关。此外，肝炎病毒及其免疫复合物的毒性作用、胰岛素样生长因子 -1、肿瘤坏死因子及生长激素代谢紊乱、瘦素抵抗、肝酶活性下降等因素也参与其中。也与机体对胰高血糖素的灭活减少，使血中高血糖素浓度增高有关。

另外，肝病时生长激素、泌乳素、甲状腺素等的分泌代谢均发生不同程度的变化，也会影响血糖代谢。

肝炎的分型、严重程度、肝损害的程度对肝功能的影响非常巨大，也极大地影响了糖尿病的进程。一方面，肝细胞的破坏和纤维化造成肝细胞的数量减少和屏障增多，使肠道吸收营养物质的贮存速度减缓，贮存量减少，从而造成了餐后高血糖和餐前低血糖。另一方面，许多口服降糖药和大部分胰岛素的降解在肝进行，肝功能受损使其降解减少，口服降糖药和胰岛素降解速度慢，易造成低血糖。再者，严重的肝损害会造成食物利用不良，餐后血糖升高却从肾脏丢失过多，蛋白的合成减少及低蛋白血症，如果并发糖尿病肾病，大量蛋白尿，更会出现严重的低蛋白血症水肿。

乙型肝炎合并糖尿病同时进行抗病毒治疗可减轻肝细胞炎症，而肝细胞损伤减轻，又可更好地控制血糖，让肝病合并糖尿病的治疗由矛盾相互制约的困境步入良性循环航道，因此，乙型肝炎患者如果合并糖尿病，更要重视抗乙型肝炎病毒的治疗。

控制饮食是治疗肝源性糖尿病的一个最基本的治疗措施。具体实施方案：一是控制含碳水化合物（糖类）高的主食，禁忌纯糖食物和含糖量高的副食品，如土豆、藕以及糕点等，一般饮食餐次以正常餐次为宜，即每日 3 次或 4 次，不必过严要求；二是饮食成分必须能维持正常代谢及营养，其中蛋白质应占总热量的 15%，脂肪占 20.9% ~ 25%，碳水化合物占 60% ~ 65%，并应含有充足的 B 族维生素、维生素 C 及无机盐；三是每日胆固醇摄入量不宜超过 300 毫克，脂肪控制在 40 ~ 60 克，避免食用动物油脂，采用植物油，以预防糖尿病并发动脉粥样硬化。

合并丁型病毒性肝炎

1977 年意大利学者 Rizzetto 用免疫荧光法在慢性乙型肝炎患者的肝细胞核内发现了一种新的病毒抗原。它是一种缺陷病毒，必须在乙型肝炎病毒或其他嗜肝 DNA 病毒的辅助下才能复制增殖，后被正式命名为丁型肝炎（简称丁肝）病毒（HDV）。

HDV 是一种缺陷病毒，需要在乙型肝炎病毒的辅助下才能复制，所以 HDV 必须要在感染乙型肝炎的基础上才能感染、致病。临床上可表现为乙型肝炎病毒和 HDV 联合感染或重叠感染，可呈急性或慢性病程，在乙型肝炎基础上感染 HDV，往往导致病情加重，易发展为肝硬化。

HDV 潜伏期一般为 4 ~ 20 周，人体感染 HDV 后，临床症状会表现为两种类型，即乙型肝炎病毒和 HDV 联合感染或重叠感染。联合感染是指同时感染乙型肝炎病毒和 HDV 两种肝炎病毒，临床表现类似乙型肝炎病毒感染所致的急性肝炎，血清 ALT 有两次升高，分别代表乙型肝炎病毒感染和 HDV 感染，该型丁型肝炎患者很少变成慢性，但约 10% 的联合感染者表现为重症或急性重型肝炎。重叠感染指乙型肝炎病毒携带者或慢性乙型肝炎患者在原有乙型肝炎病毒感染的基础上，再感染了 HDV，致使慢性肝炎病情加重。

急性丁型肝炎中重叠感染较多见，一般可占 80%，无症状乙型肝炎病毒携带者若再感染 HDV，临床上可表现为典型的急性肝炎，约有 20% 发展为重症和急性重型肝炎，80%～90% 的重叠感染者发展为慢性肝炎。

乙型肝炎病毒和丁型肝炎病毒重叠感染者临床上可有"**两波动**""**五增加**"现象，其中两波动即是指 ALT 反复波动、病情反复波动。五增加是指慢性肝炎增加、慢性重型肝炎增加、肝硬化增加、病死率增加、发展为肝癌者增加。

有 HDV 必有乙型肝炎病毒的感染，有乙型肝炎病毒不一定有 HDV，但因乙型肝炎在临床上较为多见，常掩盖或漏诊了丁型肝炎的诊断，故在临床上的漏诊率较高。同时感染乙型和丁型两种肝炎病毒时，病情常较重或突然加重，病死率亦较高，故乙型肝炎患者若病情突然恶化，应警惕有无合并丁型肝炎病毒感染可能。

这里也提醒广大乙型肝炎病毒携带者要注意预防 HDV 感染，如有肝病发作，病情又比较严重，就要查一查是否感染了 HDV。

第9章

治疗之前必须五：
排除其他原因导致的肝炎

甲型病毒性肝炎

　　甲型病毒性肝炎（简称甲肝），是由甲型肝炎病毒（HAV）主要经粪-口途径传播感染引起的急性且能自行痊愈的肝脏炎症。冬、春季节常是甲型肝炎发病的高峰期，随着灭活和减毒疫苗在全世界的使用，甲型肝炎的流行已得到有效控制。

　　由于乙型肝炎患者的肝已经深受乙型肝炎病毒之害，如果再受甲型肝炎病毒之害，无异于火上浇油、雪上加霜，肝细胞往往不能耐受这样的双重打击，而出现病情急剧加重，甚则肝功能衰竭的危险。因此，对一个乙型肝炎患者，突然出现肝功能损害加重的情况，应该予以排除甲型肝炎病毒感染的可能。

　　1. 临床表现　甲型肝炎的特点是突然起病，早期症状为恶心、呕吐、乏力、右上腹疼痛或胀痛、腹泻，约50%以上患者在早期伴有发热、咽痛、咳嗽。容易被误诊为"感冒""胃肠炎"等。因此，对于起病较急，伴有发热、无其他原因可以解释的乏力及胃肠道症状的患者，应立即检查肝功能，可做出早期临床诊断。如果发现尿色深、尿色如浓茶、巩膜发黄等症状，要考虑急性黄疸型肝炎的可能。

　　2. 诊断依据　肝功能异常，血清检查抗HAV-IgM阳性者，即可明确诊断。

丙型病毒性肝炎

丙型病毒性肝炎（简称丙肝），是由丙型肝炎病毒（HCV）感染引起的肝脏炎症性疾病，主要经输血、针刺、吸毒、血透等传播，少数通过性接触和母婴传播。丙型肝炎呈全球性流行，据世界卫生组织统计，全球 HCV 的感染率约为 3%，估计约 1.85 亿人感染了 HCV。

不少乙型肝炎同时还伴有 HCV 感染，这是因为这两种肝炎的传染途径主要都是通过血液传播，因此，对久治难效的乙型肝炎，应该予以排除重叠感染丙型肝炎的可能。

1. 临床表现　全身乏力，食欲减退、恶心和右季肋部疼痛等，少数伴有低热，轻度肝大，部分出现脾大。少数患者出现黄疸，部分患者无明显症状，表现为隐匿性感染。

2. 诊断依据

（1）抗-HCV：即丙肝抗体，是目前诊断丙型病毒性肝炎的主要指标。但因感染 HCV 后抗 HCV 出现较慢，如暴露于 HCV 后 1～3 周，急性 HCV 感染者出现临床症状时，仅 50%～70% 患者抗-HCV 阳性，3 个月后约 90%，所以一般在发病后 2～6 个月，有的甚至 1 年才出现，故抗-HCV 不能作为早期诊断的方法。而且 1 次阴性，也不能直接否定诊断。当各型病毒性肝炎特异性标志检测阴性，临床症状及单项 ALT 升高，提示急性病毒性肝炎时，仍应考虑是否为丙型肝炎。

（2）丙型肝炎病毒核糖核酸（HCV-RNA）：是 HCV 的遗传物质，是表示体内感染 HCV 的直接指标。目前用 PCR 方法可以直接检测血中的 HCV-RNA，可用于 HCV 感染的早期诊断。暴露于 HCV 后 1～3 周，在外周血可检测到 HCV-RNA，因其较丙肝抗体出现早，故是丙型肝炎病原学诊断和判断传染性的一项有用的指标。

小链接1：丙型肝炎患者是如何被"中招"的

1. 血液传播

（1）经输血和应用血制品传播：由于抗-HCV存在窗口期、抗-HCV检测试剂的质量不稳定及少数感染者不产生抗-HCV，因此，无法完全筛出HCV阳性者，这种情况下，如果反复输血和血制品，就有可能感染HCV。

（2）注射、针刺、器官移植、骨髓移植、血液透析：如静脉注射毒品、使用非一次性注射器和针头等。器官移植、骨髓移植及血液透析患者为高危人群。

2. 性传播 与HCV感染者及有性乱行为者性交，感染HCV的危险性较高。同时伴有其他性传播疾病者，特别是感染艾滋病病毒者，感染HCV的危险性更高。

3. 母婴传播 抗-HCV阳性母亲将HCV传播给新生儿的危险性为2%，若母亲在分娩时HCV-RNA阳性，则传播的危险性可高达4%~7%；合并HIV感染时，传播的危险性增至20%。HCV病毒高载量可能增加传播的危险性。

小链接2：乙型肝炎和丙型肝炎重叠感染怎么治疗

乙型肝炎和丙型肝炎重叠感染会加速向肝硬化或HCC的进展。对于HCV-RNA阳性/HBV-DNA阴性者，先给予抗HCV方案治疗；对于HCV-RNA/HBV-DNA均阳性者，应选用PEG-IFNα和利巴韦林方案治疗3个月，如乙型肝炎病毒DNA下降 < 2log10U/ml或升高，建议加用恩替卡韦（ETV）或富马酸替诺福韦酯（TDF）治疗；或换用抗HCV直接作用的小分子抗病毒药物（DDA），并加用ETV或TDF治疗。

戊型病毒性肝炎

戊型病毒性肝炎（简称戊肝），是由戊型肝炎病毒（HEV）感染所导致的急性肝炎，发病人群以青壮年为主。

HEV 主要经水传播，由水源被粪便污染所致；HEV 也可经食物传播；此外，HEV 也可经日常生活接触传播。静脉药瘾者、献血员、血液透析患者及多次接触血液者的抗-HEV 阳性率高于一般人群，提示 HEV 也可经血液传播。有报道 HEV 可经垂直传播，即 HEV 感染母亲的新生儿得了急性戊型肝炎，发病率和病死率高。个别病例通过性传播也有报道。

由于乙型肝炎患者的肝已经深受乙型肝炎病毒之害，如果再受 HEV 之害，无异于雪上加霜，肝细胞往往不能耐受这样的双重打击，而出现病情急剧加重，甚则肝功能衰竭的危险。因此，对一个乙型肝炎患者突然出现肝功能损害加重的情况，应该予以排除 HEV 感染。

戊型肝炎为自限性疾病，预后良好，多数患者于发病 6 周内康复，暴发性病例多见于妊娠女性，需严密观察病情变化，及时处理并发症。

1. 临床表现 HEV 人群普遍易感，青壮年发病率高，儿童和老年人发病率低，潜伏期 10～60 日，平均 40 日。临床表现与其他肝炎类似，可表现为急性黄疸型、重型肝炎（肝功能衰竭）和急性无黄疸型。

急性黄疸型：一般起病急，黄疸多见，有发热、畏寒、咳嗽、鼻塞、头痛等上呼吸道症状，并伴有乏力、食欲不振、厌油、恶心、呕吐、上腹部不适、肝区痛、腹胀、腹泻等。常见胆汁淤积症状，如皮肤瘙痒、尿黄、大便颜色变浅、巩膜黄染。多数肝大，有压痛及叩击痛，部分患者有脾大。大多数患者黄疸于 2 周左右消退，病程 6～8 周，一般不发展为慢性，但目前也有少量慢性感染的报道。

重型肝炎（肝功能衰竭）：孕妇感染 HEV 病情重，易发生肝功能衰竭，尤其妊娠晚期病死率高，可见流产与死胎，其原因可能与血清免疫球蛋白水平低下有关。老年人和乙型肝炎表面抗原阳性者重叠感染 HEV，病情加重，也易发展为急性重型肝炎。老年人患戊型肝炎常有明显黄疸，在其他肝功能指标恢复正常后黄疸仍持续不退，有时类似于梗阻性黄疸。

急性无黄疸型：临床表现较黄疸型轻，部分患者无临床症状，呈亚临床型感染。

2. 诊断依据 根据患者的流行病学史、临床表现及实验室检查结果综合得出诊断。病原学检查抗 HEV-IgM 阳性，抗 HEV-IgG 由阴转阳或抗体滴度由低转高 4 倍以上，排除急性甲型、乙型、丙型等病毒性肝炎，即可明确诊断。

己型病毒性肝炎

1994 年，国外的一些研究人员用一个不明原因的肝病患者的粪便提取物感染恒河猴，使其发生了肝炎。在该患者的粪便、肝中以及感染动物的粪便里提取出了同一种病毒，并称其为己型肝炎病毒（HFV）。由己型肝炎病毒引起的病毒性肝炎，则称为己型病毒性肝炎。

目前对己型病毒性肝炎尚缺乏特异性诊断方法，主要采取排除法，即在排除甲型、乙型、丙型、丁型、戊型、庚型 6 种肝炎病毒及巨细胞病毒（CMV）、EB 病毒感染的情况下，方可考虑己型病毒性肝炎的诊断。

己型病毒性肝炎的具体传播途径还没有一致公认的看法，一般认为粪 - 口途径和血液传播的可能性都存在。按照以切断传播途径为主的综合防治措施考虑，既要加强切断粪 - 口途径，又要加强切断经血液和注射传播途径，以达到预防的目的。

庚型病毒性肝炎

庚型肝炎病毒（HGV）是非嗜肝性 RNA 病毒，多见于献血员，也可通过输血传播，多数 HGV 感染与肝炎不相关，还可经性接触和母婴传播，感染者中约 10% 传播途径不明。临床致病性问题，目前尚有争议，一般认为无致病性，对艾滋病病毒感染者有良性作用，对艾滋病生存率无任何影响，且晚期感染可延缓艾滋病进展，是目前研究的重点和热点。单纯感染庚型肝炎病毒是否需要用干扰素治疗，目前仍有争议。预防感染方法与乙型肝炎、丙型肝炎感染基本相同。

输血传播病毒性肝炎

1997 年末，日本学者从日本一名输血后原因不明肝炎患者血清中克隆到病毒样 DNA，并确定为一种新的 DNA 病毒，最初按患者姓氏缩写命名，现在认为这是一种与输血传播相关的肝炎病毒，称为 TT 病毒。TT 病毒感染在人群中普遍存在，呈世界性分布。献血者的该病毒检测阳性者达 5.0% ~ 14.7%，多数输血或使用血液制品、血液透析患者、器官移植患者等，均是输血传播病毒感染的高危人群。但目前尚缺乏输血传播病毒相关性肝炎的证据。

输血传播病毒性肝炎（TTV）主要经血液传播，还可经粪 - 口、空气飞沫和母婴传播（包括垂直和喂奶传播）。临床表现资料甚少，在输血后状态可见到 ALT 升高，但无明显肝炎表现，因此，TTV 与 HGV 的情况相似，其临床意义有待继续研究。致病性问题尚未解决，故对单独感染 TTV 者是否需要治疗尚有争议，如与其他型肝炎病毒合并感染，则按其他型肝炎治疗。预防重点以切断传播途径为主。

自身免疫性肝炎

自身免疫性肝炎（AIH）是与自身免疫反应密切相关的一种原因不明的肝实质损害性疾病，其临床特征为女性发病占优势，常伴有其他自身免疫性疾病（尤其是甲状腺疾病），严重病例可快速进展为肝硬化和肝衰竭。

回顾性分析表明，无症状者预后相对较好，严重的 AIH 患者如果不治疗，3 年生存率为 50%、5 年为 10%。治疗后患者 20 年的生存率达 80%，其寿命与性别、年龄相匹配的正常健康人群无明显差别。早期诊断并给予恰当的治疗是改善预后的重要手段。

1. 临床表现 本病多发于女性，男女之比约为 1∶4，约有 30% 的患者突然起病，其临床表现和实验室检查的结果类似于急性病毒性肝炎，少数患者甚至可出现重型肝炎或急性肝衰竭表现。急性期后，患者的临床症状与体征可持续数月，逐渐出现典型的 AIH。70% 的患者发病较为隐匿，逐渐发展为典型的 AIH，这些患者往往因为一些慢性肝病的表现，如食欲不振、疲乏无力、体重减轻及闭经等，去医院诊治而发现本病。亦有一些患者除一般肝炎症状外，尚可出现黄疸和肝大等体征，有部分出现肝硬化、脾大等症状。少数患者有发热、关节痛、关节炎、皮疹、男性乳房发育等，病情严重者可出现周围性水肿、肝性脑病和腹水。另外，部分患者患有自身免疫性疾病，常见的有类风湿关节炎、甲状腺炎（桥本病）、溃疡性结肠炎、溶血性贫血、糖尿病等，甚至是部分患者首次就医的原因。

2. 诊断依据　不同程度的血清 ALT 升高、高 γ- 球蛋白血症、自身抗体（ANA，SMA）阳性，组织学特征为汇管区存在以淋巴细胞、浆细胞浸润为主的中、重度界面性肝炎，无明显胆管损伤。

原发性胆汁性肝硬化

原发性胆汁性肝硬化（PBC），又名原发性胆汁性胆管炎，是一种有遗传易感性，由免疫介导的不明原因的肝病，主要见于中年女性，特点为肝内小胆管渐进性的破坏和炎症反应，导致胆流障碍，出现肝内慢性淤胆的临床和生化表现，最终可发展为肝纤维化和肝硬化。早期常无症状，后期出现倦怠乏力和皮肤瘙痒。

1. 临床表现　原发性胆汁性肝硬化多见于中年女性，起病隐匿，进展缓慢，早期症状轻微，患者一般情况良好，食欲与体重多无明显下降，约10% 的患者可无任何症状。常与其他免疫性疾病并存，如类风湿关节炎、干燥综合征、硬皮病、慢性淋巴细胞性甲状腺炎等。对原因不明的慢性进行性梗阻性黄疸患者，尤其伴有脂肪泻者，应详细了解起病的诱因及病情进展情况，有否其他免疫性疾病存在，注意与继发性胆汁性肝硬化及其他原因肝硬化出现黄疸进行鉴别。患者皮肤、巩膜黄染，可见多处抓痕和脱屑。肝脾肿大，表面尚光滑，无压痛。通常在常规检查中被发现，一般表现为血清碱性磷酸酶水平持续升高。

临床上可分为四期：①早期，常有轻度乏力和间歇性瘙痒，瘙痒有日轻夜重的特点，半数有轻度肝大，少部分有脾大，血清碱性磷酸酶及 γ-GT 增高为唯一的阳性发现；②无黄疸期，已有胆管破坏及减少，胆固醇增高，掌、跖、胸背皮肤、眼内眦有黄疣；③黄疸期，黄疸持续加深，病理相当于肝纤维化期，胆管已消失，有骨质疏松、脂溶性维生素缺乏、维生素 D 代谢障碍；④晚期，肝脾明显肿大，乏力加重，腹水，门静脉高压，表现为典型的肝硬化。

2. 诊断依据 原发性胆汁性肝硬化的病因迄今尚未明确，常与一些自身免疫性疾病并存，有遗传易感性，但抑制自身免疫药物均无效，表明它不是自身免疫性疾病，而是免疫介导的疾病。实验室特征是血清中常出现高滴度的抗线粒体抗体（AMA）和免疫球蛋白 M（IgM）浓度增高。具体诊断要点如下。

（1）血清碱性磷酸酶（ALP）、r-谷氨酰转移酶（GGT）升高。

（2）B 超或 CT 或 MRI 等影像学检查显示无肝外胆管及肝内大胆管梗阻征象。

（3）免疫荧光线粒体抗体（AMA）≥ 1∶40 或酶联免疫吸附试验（ELISA）法 AMA-M$_2$ 定量测定高于正常值。

（4）肝活检组织病理学显示典型的肉芽肿性胆管炎，汇管区淋巴细胞聚集，小叶间胆管破坏、数目减少，细小胆管增生，可伴有肝纤维化和肝硬化。

具备上述（1）、（2）、（3）条或（1）、（2）、（4）条者即可诊断。

原发性硬化性胆管炎

原发性硬化性胆管炎（PSC）是一种病因不明的慢性胆汁淤积性肝胆综合征，多发于中青年男性，75% 左右的病例合并炎性肠病（主要是溃疡性结肠炎），其特征性病理改变为肝内、外胆管弥漫性炎症和纤维化破坏，胆管变形、节段性狭窄、串珠状扩张，病情呈进行性发展，最终导致胆汁性肝硬化和肝功能衰竭，少数患者可发展为胆管细胞癌。

1. 临床表现 原发性硬化性胆管炎多见于年轻男性，而且往往与炎性肠病（尤其是溃疡性结肠炎）有关。其起病一般呈隐匿性，可有渐进性加重的乏力、瘙痒及黄疸。以右上腹疼痛和发热为表现的进行性胆管炎发作不常见。一些患者可有肝脾肿大或有肝硬化的表现。该病后期呈门脉高压、腹水、肝功能衰竭等肝硬化失代偿期表现。主要是梗阻性黄疸，呈进行性的缓慢过程。一般无上腹绞痛病史，仅有上腹不适和疼痛，伴有明显的皮肤瘙痒，有食欲减退、恶心和乏力等，少数患者可有畏寒、发热。与 PBC 情况相似，PSC 同样伴有多种肝外表现的综合征，例如干燥综合征、关节炎及甲状腺疾病。

2. 诊断依据

（1）血清生化：碱性磷酸酶（ALP）和 r- 谷氨酰转移酶（GGT）升高 2～3 倍以上。

（2）胆管造影：有硬化性胆管炎的典型改变，肝内、外胆管狭窄与扩张相间而成串珠状改变。

（3）除外其他引起硬化性胆管炎的病因，如胆系肿瘤、结石、手术史、创伤、先天性胆管发育异常。

（4）自身抗体检查：抗中性粒细胞胞浆抗体（ANCA）阳性支持本病诊断，但是不具特异性。

（5）肝组织活检病理学检查：有助于除外其他病因和进行分期，但阳性率仅 30% 左右。

对于已诊断为 PSC 者，应密切注意胆管癌的发生；对于 PSC 同时伴有炎性肠病者，应定期每年做结肠镜检查，以早期发现直肠结肠癌。

PSC 需要与继发性硬化性胆管炎相鉴别，其中与具有相似硬化性胆管炎表现的 IgG4 相关硬化性胆管炎（IgG4-SC）的鉴别诊断难度较大。对于疑似 PSC 患者，应至少检测一次血清 IgG4，以除外 IgG4-SC。

肝豆状核变性

肝豆状核变性又名威尔森氏病，是一种在儿童和青少年期发病的常染色体隐性遗传铜代谢疾病，系由于第 13 号染色体的铜转运 P 型 ATP 酶基因突变，导致 ATP 酶功能减弱或丧失，引起血清铜蛋白合成减少以及胆道排铜障碍，体内的铜离子在肝、脑、肾、角膜等处沉积。一般是开始铜在肝内沉积，以后在神经系统沉积。临床特点为进行性加重的肝硬化、大脑基底节软化和变性，以及角膜色素环（K-F 环）伴有血浆铜蓝蛋白缺少和氨基酸尿症。

早自 Frerichs（1861 年）、Westphal（1883 年）和 Strumpel（1898 年）先后发现一组病例，临床酷似多发性硬化的表现，而尸检却缺乏中枢神经系统特征性的硬化斑，命名为假性硬化症。1912 年 Wilson 证实青少年发病的假性硬化症，其病理特征是肝硬化和大脑基底节区的豆状核变性，命名为进行性肝豆状核变性。1921 年 Hall 汇集文献 68 例进行详细探讨，明确上述两种疾病实为同一疾病，定名肝豆状核变性。

在全球范围内肝豆状核变性基因的出现频率为 1：90（杂合子），患病的纯合子新生儿发病率为 1：30000。父亲和母亲均可以是肝豆状核变性基因的携带者，由于存在第二个健康基因，并不发病。尽管发生率很低，但熟悉这一疾病也是十分重要的，因为肝豆状核变性患者不经治疗均死亡。因此，所有 30 岁以下的"病因不明的肝病"患者均应考虑有无肝豆状核变性的可能。

1. 临床表现 一般患者 5～35 岁发病，举止失常和神经症状是具有重要意义的首发症状。有类似帕金森或舞蹈病样行走姿势、情绪不稳、说写困难、行为障碍等表现，所以在很多情况下，肝豆状核变性患者被安排到神经科就诊。另外一个重要的诊断体征是角膜色素环（K-F 环），见于所有具有神经症状的患者，只有在裂隙灯下才能看到。肝豆状核变性患者肝病表现也多种多样，十分罕见暴发性肝病。肝豆状核变性的首发临床表现为骨关节肌肉损害、肾损害、溶血性贫血等，极少数情况下也可表现为心脏病变。

2. 诊断依据 肝豆状核变性临床识别甚为重要，对于儿童和青少年的慢性肝病、急性重型肝炎和肝硬化患者，须考虑或除外本病，裂隙灯检查角膜环和检测血浆铜蓝蛋白是必要的诊断步骤。肝活检、检测铜含量以及 24 小时尿铜测定，这些均十分有价值。少部分患者血浆铜蓝蛋白正常和（或）角膜K-F 环阴性，尿铜、血铜和肝组织学免疫组化及铜含量测定有帮助。

酒精性肝病

酒精性肝病（ALD）是由过度饮酒，特别是长期大量饮酒引起的肝损害。长期饮酒能引起各种肝病理学改变，包括肝内中性脂肪聚积、酒精性肝炎、肝纤维化和肝硬化。

ALD 的变化规律是"酒精性脂肪肝—酒精性肝炎—酒精性肝纤维化和酒精性肝硬化"，部分患者可在酒精性肝硬化的基础上演变为肝细胞肝癌。

1. 临床表现 酒精性肝病临床表现多样，从轻度无黄疸型肝炎伴有肝大，至暴发性经过伴有肝昏迷和死于肝功能衰竭。症状繁多，食欲缺乏、恶心、呕吐、体重下降、黄疸，可有肝大和压痛、腹水，还可并发上消化道出血、肝性脑病、肾功能衰竭、肝功能衰竭等。

2. 诊断依据 符合长期大量饮酒史标准，可无临床症状，亦可有上述临床表现，实验室检查：血清天冬氨酸转氨酶（AST）、丙氨酸转氨酶（ALT）、谷氨酰转移酶（GGT）、总胆红素（TBIL）、血浆凝血酶原时间（PT）、平均红细胞容积（MCV）等指标升高。其中 AST/ALT >2、GGT 升高、MCV 升高为酒精性肝病的特点。禁酒后这些指标可明显下降，通常 4 周内基本恢复正常（GGT 恢复较慢）。另外，肝 B 超或 CT 检查可有典型表现。排除嗜肝病毒感染以及药物、中毒性肝损伤和自身免疫性肝病等，可诊断为酒精性肝病。

肝活检是酒精性肝病更为可靠的诊断手段。

小链接：饮酒量与危险因素之间的关系

乙醇对肝细胞有直接和间接毒性。饮酒量越大，饮酒时间越长，酒精性肝病发生率、严重程度和病死率也越高。

乙醇量（g）换算公式如下：乙醇量（g）= 饮酒量（ml）× 乙醇含量（%）×0.8。

一般超过 5 年，折合乙醇量男性每天 ≥ 40g，女性每天 ≥ 20g，或 2 周内有大量饮酒史，折合每天乙醇摄入量 >80g，即可发生酒精性肝病（ALO）。

当然，长期大量饮酒者未必均发生 ALD，某些酒量不大的患者也可发生 ALD，提示 ALD 的发生存在明显个体差异或其他影响因素，故应注意遗传易感性、性别、营养状态和饮食习惯、病毒因素的影响。

女性对乙醇的易感性较男性高 2 ~ 4 倍，可能因为女性体内乙醇脱氢酶（ADH）水平和某些抗氧化酶水平较低致使乙醇及其毒性代谢物易于蓄积，另外，雌激素可增加肝对内毒素损伤的敏感性。

营养不良者的肝细胞耐受乙醇毒性的阈值下降，易出现肝损伤。

高脂肪饮食也是 ALD 的危险因素之一。当 ALD 患者合并乙型肝炎或丙型肝炎感染时，肝损伤常较严重，进展较快，预后较差。

药物性肝损伤

药物性肝损伤又称药物性肝病，是指在药物使用过程中，因药物本身（及）其代谢产物，或由于特殊体质对药物的超敏感性或耐受性降低所导致的肝损伤。

1. 临床表现　药物性肝损伤的临床表现一般可分为急性和慢性两大类，少数患者可发生暴发性或重症肝功能衰竭。

急性药物性肝损伤包括急性肝炎型、肝内胆汁淤积型、急性脂肪肝型和混合型等，临床上以肝病表现为主，或伴有较多的肝外表现。

（1）急性肝炎型：在黄疸出现前 1～2 天有乏力、食欲减退、上腹不适、恶心、呕吐、尿色深等前驱症状。严重病例可呈肝衰竭表现，可并发肝昏迷而死亡。生化检查 ALT、AST 明显增高，可伴有血清胆红素升高，凝血酶原时间延长。

（2）肝内胆汁淤积型：包括单纯淤胆型和淤胆伴炎症型，单纯淤胆型临床表现为起病隐袭，常无前驱症状，发病时无发热、皮疹或嗜酸性粒细胞增多。黄疸较轻，于停药后很快消失。生化检查 AST 增高，碱性磷酸酶和胆固醇大多正常或轻度增高；淤胆伴炎症型肝炎可有发热、畏寒、恶心、腹胀、乏力、皮疹，随后出现黄疸，皮肤瘙痒，大便色浅，肝大并压痛，嗜酸性粒细胞增加。生化检查碱性磷酸酶明显增高，胆红素、ALT、AST、胆固醇均中、高度升高，停药后预后良好，很少引起死亡。

（3）急性脂肪肝型：临床特点为脂肪肝、氮质血症，一般在连续用药 3～5 天以上，出现恶心、呕吐、厌食、上腹痛、尿色深、肝大、黄疸、肾功能减退，甚至少尿、血尿素氮增高及代谢性酸中毒。生化检查 ALT 及 AST 明显增高，血清胆红素一般低于 17.1μmol/L，亦可高达 51.3μmol/L。凝血酶原时间延长，偶有血糖过低，本病预后差，如不及时停药，病死率很高。

（4）混合型：既有肝炎型的表现，亦伴有胆汁淤积型的表现。

用药后转氨酶等肝功能检查持续或反复异常，伴肝组织学病变超过 6 个月以上者，称为慢性药物性肝损伤，可伴有肝纤维化或肝硬化。临床和病理可分为慢性肝炎、肝硬化、慢性肝内胆汁淤积、硬化性胆管炎、脂肪肝、肝磷脂蓄积症、肝血管病变（肝紫斑病、肝静脉血栓、肝小静脉闭塞症）、肝肿瘤（良性、恶性）、肝肉芽肿、特发性门脉高压症。如出现腹水、肝大、腹部膨隆及黄疸等，或出现肝功能衰竭，表现为血清胆红素迅速升高、体重明显增加，预示病情严重，病死率近 100%。

2. 诊断依据 有明确的使用肝损药物史，排除其他导致肝损的原因，加上相关的临床表现、实验室检查、肝组织学检查以及停药病情缓解或恢复等进行综合分析可判断。单一用药诊断不难，对于多种药物同时使用的患者，诊断有些困难，常见于老年、术后、器官移植患者。注意有基础肝病患者在用药过程中合并药物性肝损伤情况，容易被原发病肝损伤所掩盖，需一一进行排除。

小链接 1：什么情况下会发生药物性肝损伤

药物性肝损伤可以发生在以往没有肝病史的健康者或原来就有严重疾病的患者身上；可发生在用药超量时，也可发生在正常用量的情况下。临床上可表现为各种急、慢性肝病，轻者停药后可自行恢复，重者可能危及生命，需积极治疗、抢救。目前我们日常生活中接触的药物及保健品已超过 30000 种，明确可以引起药物性肝损伤的药物超过 1000 种，因此，药物性肝损伤已成为一个不容忽视的严重公共卫生问题。

肝是药物清除、生物转化和分泌胆汁的主要场所。肝常能通过多种机制适应低水平的肝毒性，然而当药物代谢过程中，中毒反应性产物的产生超过他们能安全排泄的速率时，就会引起肝损伤。

引起中毒性肝损伤的药物很多，有些作用于肝实质细胞，引起其坏死、凋亡、脂肪变性；有些干扰胆汁形成或作用于胆管上皮细胞，引起肝内淤胆，另外有一些作用于肝内、外的免疫细胞，引起免疫性肝损伤。故药物主要通过两种机制来造成肝损伤：即药物及其中间代谢产物对肝的直接毒性作用和机体对药物的特异质反应（包括免疫特异质和代谢特异质）。

多种药物可以引起药物性肝损伤，如抗肿瘤的化疗药、抗结核药、解热镇痛药、精神病药、抗癫痫药、免疫抑制药、降糖药、降脂药、抗细菌药、抗真菌药及抗病毒药等均较多见。

中药所致药物性肝损伤占临床药物性肝损伤的 4.8%～32.6%，一些"保健品"及减肥药也经常引起药物性肝损伤，需引起大家高度注意。

某一种药在正常剂量时不会引起肝损伤，但两种或两种以上药物合用时，常可出现肝病变，甚至出现严重后果，这在老年人中尤为多见，要引起足够的临床重视。

小链接 2：一分为二看待中药肝损伤

自 2004 年龙胆泻肝丸事件后，中药的不良反应，特别是肝损伤，为中医药的安全性带来质疑与争议。针对一些临床导致肝损频率高的药物，国家有关部门也迅速出台相关规定对其使用范围明确限制，如保健食品中生何首乌每日用量不得超过 1.5g，制何首乌每日用量不得超过 3.0g 等，这在一定程度上降低了中药肝损伤的发生，却也使得一些中药蒙受不白之冤。我们认为应该一分为二地看待问题，以期对中药肝损伤进行正确评估，为临床中医师的临床诊疗应用提供参考。

中药肝损伤的根本原因除了与药物本身的毒性有关外，许多外在条件也加大了中药发生肝损伤的风险，应引起我们重视。

1. 药物的误用 中医用药讲究辨证论治，药物本有四气五味之药性，用于疾病便是以药物之偏性纠正患者疾病之偏性，而临床不乏许多医师在缺乏中医辨证施治理论的指导下，见是病用是药，而不辨药物与人体寒热温凉之相互关系，便很容易导致各种药物的不良反应发生，其中也包括肝损伤。如程经纬调研壮骨关节丸不良反应，其临床诊断以胆汁淤积型肝炎较多见，表现为皮肤瘙痒、大便灰白和黄疸。壮骨关节丸方剂中的多数药物药性温热，药味辛燥，不宜用于伴有"肝阳上亢"之证的患者。而肝病及黄疸的中医辨证多为"肝胆湿热""肝郁气滞"等，热证患者服用该药后，可加重其对肝的毒性，更易出现药物性肝损伤。

2. 药物的配伍不当　中药的配伍有单行、相须、相使、相畏、相杀、相恶、相反等。相畏、相杀的中药配伍均能减轻药物毒性，如半夏畏生姜，绿豆杀巴豆毒等。相反的中药合用，则增加药物毒性，如"十八反""十九畏"等。现代研究在吸取了古代医家宝贵经验的基础上，又有了许多新的创新来减轻药物不良反应，如黄药子配伍当归、苍耳子配伍黄芪、紫菀配伍款冬花等。而一些患者私自服用中药，或听信偏方，则易导致用药不规范，不知调节药物的配伍，也加大了肝损伤的风险。

3. 药材品质问题　包含药物的炮制以及药物真假性两个方面。中药炮制减毒的方法有纯净药材、漂洗、加辅料浸泡、闷润、水飞、清炒、加辅料炒、炙、煅、煨、煮、蒸、炖、燀、淬、制霜、精制、药拌等。如何首乌，《本草纲目》中记载要用黑豆九蒸九晒，而目前中药市场上泥沙俱下，一些不法商人为了节约成本，在中药炮制方面偷工减料，更有甚者以长相相似的廉价药冒充另一种药，如某报道中提出一些与服用黄芩相关的肝损伤报道，可能是由于产品中掺杂了石蚕。

4. 药物的煎煮问题　对于一些有毒药物，常常需要采用先煎的方式来降低其毒性，发挥其疗效。如乌头、附子、商陆等，要先煎、久煎 1～2 小时，方能减毒。然而实际生活中，少部分患者会因为各种各样的原因而不能达到这样的煎药标准，故而增加了药物不良反应。

5. 临床医生认识不足　如今中药的肝损伤已经是一个热门的关注点，但仍不能排除部分医生存在认识不足的情况，将一些易导致肝损伤的药物给患者过大剂量或长期服用，导致肝损伤的发生。如徐国荣的 110 例中药肝损报道中，87 例服药超过 2 个月，12 例存在超量用药的行为。臧红研究的 157 例中药肝损伤患者中，服药 2 个月以上者占 43.31%。李海涛研究的 40 例中药肝损伤患者中，服药时间超过 2 周的占 65%，用药剂量过大者占 55%。

总之，中药的安全性问题受到多方面各种因素的影响，不能将所有的问题归罪于药物本身，还涉及制药者、医生、患者三方面对于药物的处理。要正确认识药物肝损伤产生的各个环节，采取相应的措施，方能在临床上发挥中药疗效的同时，规避不必要的不良反应。

1. 加强宣传教育，引导群众在专业中医药从业者的指导下安全服药，不盲从偏方。

2. 对于中医药从业者，要加强宣传、培训中药肝损伤的相关知识，在传统辨证论治的基础上借鉴现代药理学、毒理学知识，避免有毒中药的大剂量、长时间使用。应用一些易导致肝损伤的药物时，要注意应用合理配伍来缓解药物毒性。

3. 加强中药品质的管理，定期抽查中药质量，严格按照行业标准执行。

第四篇 04

攻坚——全面治疗慢性乙型肝炎

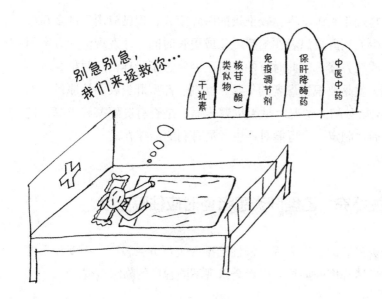

别急别急，我们来拯救你……

干扰素　核苷（酸）类似物　免疫调节剂　保肝降酶药　中医中药

第10章

治疗慢性乙型肝炎的基本思维——
个体化原则

理解和树立"慢性乙型肝炎个体化治疗原则"

由于每个乙型肝炎病毒感染者，感染方式、年龄、免疫状态、病毒载量、变异情况以及对药物的反应性各有不同，因此在科学原则的指导下，还应根据药物特性和患者特点安排具体治疗计划。患者也应尽可能在相对固定的医师指导下完成一个阶段的治疗方案，这就是乙型肝炎个体化治疗的原则。

个体化治疗是近年来医学界比较推崇的医疗模式，现已应用于许多临床疾病的治疗。不少乙型肝炎患者在治疗一年或更长时间后才发现治疗方案不适合，不得不再改变方案，但此时有的患者已经错过了最佳治疗时机。就乙型肝炎治疗来说，就是要根据患者的年龄、性别、乙型肝炎表面抗原量、乙型肝炎病毒 DNA 量、ALT 情况、是否母婴传播、是否有肝癌家族史等，进行综合评估分析后，制定一个可能对该患者最有利的治疗方案。

相关补充：乙型肝炎患者何时应住院治疗

根据乙型肝炎患者的临床表现，慢性乙型肝炎可分为轻度、中度和重度三个类型，随着病情程度的加重，患者会出现不同程度的临床表现。

1. 轻度　症状较轻、较少，如轻度乏力、轻度腹胀、轻度肝区不适等，肝功能有损伤，但亦较轻，ALT 一般在 3 倍正常值以下（正常值为 40U/L），胆红素在 2 倍正常值左右（正常值为 17.1μmol/L），白蛋白 ≥ 35g/L（正常值为 35～55g/L）。

2. 中度　症状和体征及肝功能改变介于轻度和重度之间。ALT 超过正常值的 3 倍，胆红素超过正常值的 2～5 倍，白蛋白为 32～35g/L。

3. 重度　有明显或持续的肝炎症状，如乏力、食欲差、腹胀、便溏、尿黄、肝区疼痛、面色灰暗、肝掌、蜘蛛痣等，肝功能损伤较重，ALT 超过正常值 3～5 倍，胆红素超过正常值 5 倍，白蛋白 ≤ 32g/L。

慢性乙型肝炎患者一旦病情程度达到中度，则提示病情加重，一般需要住院治疗。如果病情程度达到重度，则提示病情严重，需要尽快住院治疗。

另外，从长期临床经验看，"转氨酶升高要钱，黄疸升高要命"。由于病情发展有一个过程，要灵活判断患者的病情程度，尤其对一开始就伴随有黄疸升高的轻度患者，亦应提高警惕，密切观察其病情变化，以防病情短期内加重而失去抢救治疗时机。

相关补充：选择优秀的医疗团队和医生

乙型肝炎目前没有满意的抗病毒药物，因此何时选择应用抗病毒药物十分关键，不少非感染病专科的医生，一发现患者乙型肝炎表面抗原阳性、乙型肝炎病毒 DNA 较高时，就给患者服用核苷类抗病毒药物，殊不知，此时患者可能仍处于免疫耐受期，抗病毒药物虽然在短期内可将乙型肝炎病毒 DNA 降低或者转阴，但极易发生病毒变异，导致耐药的发生，给后期的治疗带来困难。

还有不少传统认为能够治疗肝病的中药，现代药理研究证明可能存在肝毒性，不少没有及时更新医学知识的中医仍然"坚持"使用，结果反而加重了肝损伤。

因此，建议乙型肝炎患者一定不要盲目求医，要选择正规医院、治疗肝病经验丰富的专科医生和治疗团队。

慢性乙型肝炎的治疗目标

最大限度地长期抑制乙型肝炎病毒复制，减轻肝细胞炎性坏死及肝纤维化，延缓和减少肝功能衰竭、肝硬化失代偿、肝癌及其他并发症的发生，从而改善生活质量和延长生存时间。

在治疗过程中，对于部分适合的患者应尽可能追求慢性乙型肝炎的临床治愈，即停止治疗后持续的病毒学应答、乙型肝炎表面抗原消失，并伴有ALT复常和肝组织病变改善。

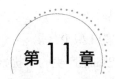

第11章

干扰素——有治愈乙型肝炎希望的药物

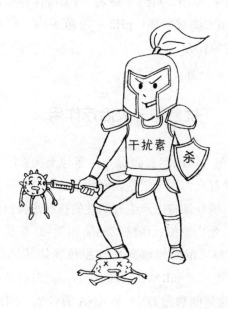

干扰素是由人体产生的一种多功能的活性蛋白质

　　干扰素是由生物细胞自身所产生的一类高活性、多功能的蛋白质，它可以作用于其他同种生物细胞，使这些细胞获得抗病毒和抗肿瘤的能力。

　　由人体不同的细胞所产生的干扰素至少有三种不同的抗原成分，即白细胞干扰素抗原、成纤维细胞干扰素抗原和T淋巴细胞干扰素抗原。根据来源的不同，干扰素可分为α、β、γ三种类型。

　　人白细胞产生的干扰素为α干扰素（IFN-α），又称人白细胞干扰素。根据其蛋白分子的变异和氨基酸序列的不同，又可分为α-2a、α-2b、α-2c三种。

　　人成纤维细胞产生的干扰素为β干扰素（IFN-β），又称人成纤维细胞干扰素，其结构与 α 干扰素相似。

α 干扰素和 β 干扰素统称为 I 型干扰素。

由特异性抗原刺激 T 淋巴细胞产生的干扰素为 γ 干扰素（IFN-γ），亦称免疫干扰素或 II 型干扰素，其结构与 I 型不同。

干扰素也可通过大肠杆菌、酵母菌基因工程重组而得，由基因工程而获得的这些干扰素常冠以"γ"，如 γIFNα-2b，它们的纯度均较高。

干扰素的相对分子质量小，对热不稳定，4℃可保存很长时间，-20℃可长期保存其活性，56℃则被破坏，pH2～10 范围内干扰素不被破坏。因此，干扰素必须通过冷藏保存。

干扰素的三大治疗作用

1. 抗病毒作用　在人体细胞表面有一种能与干扰素结合的蛋白质，称为干扰素受体，干扰素首先作用于细胞表面的干扰素受体，然后通过一系列信号传导的生化过程，诱导细胞内产生有活性的抗病毒蛋白。目前已知的抗病毒蛋白主要有三种：蛋白激酶、磷酸二酯酶和 2'-5' 寡核苷酸合成酶。目前发现蛋白激酶和磷酸二酯酶能够破坏细胞核糖体转译病毒蛋白质，而 2'-5' 寡核苷酸合成酶能降解 mRNA。有的抗病毒蛋白能抑制转录酶，阻止 mRNA 的合成，有的能抑制病毒 DNA 和 RNA 的合成。因此，干扰素的抗病毒作用可以理解为通过抗病毒蛋白间接地抑制病毒复制。

干扰素抗病毒作用的特点：①间接性，干扰素是通过诱导细胞产生抗病毒蛋白等抑制病毒，而不是直接杀死病毒；②广谱性，研究发现，无论哪种干扰素，在人体内的作用并无特异性，对多数 DNA 病毒和 RNA 病毒均有一定抑制作用；③种属特异性，一般在同种细胞中活性高，对异种细胞无活性。

另外，干扰素抗病毒作用也表现出差异性。研究发现，不同的病毒株对干扰素的敏感性有差异，有的病毒株型对干扰素敏感，有的病毒株型不敏感。如果病毒与人体细胞整合，那么再强的干扰素也无能为力。

2. 抗肿瘤作用　干扰素抗肿瘤的作用机制主要有三个方面：直接抑制肿瘤细胞的增殖；消除致肿瘤病毒；调节免疫功能，增强免疫监视功能。

目前的研究已经证实，干扰素具有抑制肿瘤细胞及其他细胞分裂的作用，IFN 作用于细胞膜，通过相应的信号传导，抑制细胞 DNA 的合成和分裂，对正常细胞和肿瘤细胞均有抑制作用，而对迅速分裂的肿瘤细胞抑制作用更加明显。干扰素还可以抑制细胞增殖，诱导肿瘤细胞进一步分化和调节宿主免疫。另外，IFN 可以通过抑制肿瘤血管形成达到抗肿瘤的作用。干扰素还可以通过抗相关肿瘤病毒而起到抗肿瘤的作用。目前与肿瘤相关的病毒有：乙型肝炎病毒与原发性肝癌、EB 病毒与淋巴瘤和鼻咽癌、C 型病毒与白血病、疱疹病毒与宫颈癌，而干扰素可以抑制这些病毒，从而起到抑制肿瘤的作用。

3. 调节免疫功能作用　干扰素对免疫活性细胞的功能作用主要有两个方面，大剂量时起抑制作用，可以抑制 T 细胞、B 细胞，调整人体的免疫功能，而小剂量时对 T 细胞、B 细胞又起促进作用。有科学家根据这个现象认为，干扰素在生物细胞内具有独特的防卫性自稳功能，可以保证细胞正常进行其各项生理功能。

选用干扰素的"七字诀"

由于干扰素治疗慢性乙型肝炎总体疗效较低，仅 31% 左右，而干扰素又有一定不良反应，治疗价格相对较贵，因此，最好在治疗前能对患者整体状况做一评价，除了要排除不适合使用干扰素的禁忌证外，根据专家们的经验，以下八类人群可能应用干扰素疗效更好。

第一是大三阳的患者。大三阳患者应用干扰素的总体有效率高于小三阳患者。

第二是年轻女性患者。

第三是高 ALT 水平患者。研究结果表明，ALT ≥ 2 倍正常值的患者，经治疗后持续应答率更高。

第四是乙型肝炎病毒 DNA 低水平复制的患者。乙型肝炎病毒 DNA 低水平的患者持续应答率明显高于乙型肝炎病毒 DNA>1×10^5 拷贝 /ml 的患者。

第五是非母婴传播者。

第六是病程短者。慢性乙型肝炎患者首次出现 ALT 升高就应用干扰素治疗者，疗效相对要高。

第七是干扰素治疗后早期有应答反应者。使用干扰素后的早期病毒学应答或血清学应答，对是否获得持续应答有重要的预测作用，早期应答效果越好，疗效就越高，复发的可能性就越小，持续应答的时间就越长。

第八是青壮年的疗效优于老年人，长效干扰素的疗效优于普通干扰素。

为了方便大家记忆，掌握干扰素的应用要点，我们可以用"三大四小活长长"这"七字诀"来作为选择干扰素的指征。其中的"三大"是指大三阳、大剂量和高转氨酶，大三阳疗效高于小三阳，干扰素剂量越大疗效越好，转氨酶升高 2~5 倍是运用干扰素相对较好的时机；"四小"是指年龄小、病程短、小黄疸、病毒复制低，年轻的疗效高于年老的，病程越短疗效越好，干扰素不能用于黄疸明显升高的患者，乙型肝炎病毒 DNA>1×10^5U/ml 的患者疗效较差；"活"是指活动性，肝炎要处于活动期；"长"一是指疗程长，一是指最好选择长效干扰素，治疗乙型肝炎疗程现在认为至少要达 1 年以上。

干扰素的具体应用方法

目前应用于临床的干扰素有普通干扰素和长效干扰素两大类。其中治疗前乙型肝炎病毒 DNA、ALT 水平及患者的性别是预测疗效的主要因素。治疗 12 周时的早期病毒学应答对预测疗效也很重要。α-2a、α-2b、α-2c 三种不同亚型的干扰素，目前没有发现有明确的疗效差异。

对于乙型肝炎 e 抗原阳性患者，推荐使用普通 IFNα，5MU（可根据患者的耐受情况适当调整剂量），每周 3 次或隔日 1 次，皮下注射，一般疗程为 12 个月。如有应答，为提高疗效亦可延长疗程至 2 年或更长。对于乙型肝炎 e 抗原阴性患者，推荐使用普通 IFNα，5MU，每周 3 次或隔日 1 次，皮下注射，疗程至少 1 年。

普通干扰素因其效率低、不良反应较多，且需要频繁注射给药，限制了在临床上的普遍应用。为了提高干扰素的疗效，减少注射频率，人们开始研究长效干扰素。人们发现聚乙二醇与肽类药物结合可以作为缓释剂，延长药物在体内的半衰期。干扰素是肽类物质，与聚乙二醇共价结合，可以在肝内缓慢释放，集中浓度在肝内起作用。由于聚乙二醇结合水分子后体积增大，使干扰素包在其中，避免体内酶的降解，不易被免疫系统识别，也就减少了抗干扰素抗体的产生。普通干扰素注射后半衰期只有 4~6 小时，峰值 3~8

小时，24 小时后血中已不能测到，而聚乙二醇干扰素（PEG-IFN）可延长至 1 周或近于 1 周，所以每周只需注射 1 次。

长效干扰素的疗效略优于普通干扰素，能取得相对较高的乙型肝炎 e 抗原血清转换率、乙型肝炎病毒 DNA 抑制率及生化学应答率，总体疗效高 10% 左右。但价格较高，适合经济条件较好的患者。

长效干扰素目前有 40kD 聚乙二醇化 α-2a 干扰素（派罗欣），在 2002 年 8 月获得了瑞士国际药品管理署（IKS）的销售许可，使用方法是 180μg，每周 1 次，皮下注射，1 年为 1 个疗程；聚乙二醇干扰素（佩乐能），为每支含 50μg、80μg、100μg 的聚乙二醇干扰素 α-2b，它是重组人干扰素 α-2b 与单甲氧基聚乙二醇的一种共价结合物，是首个获欧盟和美国食品药品监督管理局（FDA）批准用于乙型肝炎的长效干扰素。可以根据患者体重和不良反应轻重使用不同剂量。目前推荐剂量为 1.0μg/kg，每周 1 次，皮下注射，24 周为 1 个疗程。

值得注意的是，有研究显示，延长长效干扰素疗程至 2 年，可提高治疗的应答率，乙型肝炎表面抗原转阴率达 7%。如果开始治疗时乙型肝炎表面抗原滴度低于 3000U/L，则治疗后的乙型肝炎表面抗原转阴率能达到 30% 左右，前景十分令人期待。

干扰素的禁忌证和不良反应

干扰素不良反应明显，运用干扰素治疗乙型肝炎，有其严格的禁忌证。个别医院曾出现过使用干扰素后，患者出现肝功能衰竭而死亡的悲剧。还有些患者应用干扰素治疗一阶段后，出现了情绪抑郁而欲跳楼自杀的情况。因此，应用干扰素需要格外注意其禁忌证和不良反应。

1. 干扰素治疗的绝对禁忌证　妊娠或短期内有妊娠计划、精神病史（精神分裂症、严重抑郁症）、未能控制的癫痫、未戒掉的酗酒或吸毒者、未经控制的自身免疫性疾病、失代偿期肝硬化（如晚期肝硬化，有过腹水、上消化道出血等并发症），伴有严重感染、视网膜病变、心力衰竭和慢性阻塞性肺疾病等基础疾病。

以上是干扰素的绝对禁忌证，遇到以上情况，绝对不允许使用干扰素进行治疗，否则可能会导致严重的后果，甚至威胁到患者的生命。

2. 干扰素治疗的相对禁忌证 甲状腺疾病、银屑病、既往有抑郁症史、未获控制的糖尿病、未控制的高血压，治疗前中性粒细胞计数 $<1.0 \times 10^9/L$ 和（或）血小板 $<50 \times 10^9/L$ 者。

以上是干扰素治疗的相对禁忌证，这些疾病患者如果使用干扰素治疗有可能加重原发病，所以遇到上述问题时，一定要谨慎用药、密切观察病情变化，监测相关指标。

为了防止干扰素应用后的严重不良反应发生，在使用干扰素后必须定期进行以下相关指标的监测。

1. 血常规 开始治疗后的第 1 个月，应每周检查 1 次血常规，以后每月检查 1 次，直至治疗结束。

2. 生化学指标 包括 ALT、AST 等，治疗开始后每月 1 次，连续 3 次，以后随病情改善，可每 3 个月检查 1 次。

3. 病毒学标志 治疗开始后每 3 个月检测 1 次乙型肝炎表面抗原、乙型肝炎 e 抗原、抗-HBe 和乙型肝炎病毒 DNA。

4. 精神状态 应定期评估精神状态，尤其对出现明显抑郁症和有自杀倾向的患者，应立即停药并密切监护。

5. 其他 每 3 个月检测 1 次甲状腺功能、血糖和尿常规等指标；如治疗前就已存在甲状腺功能异常，最好先用药物治疗甲状腺疾病，然后再权衡是否用干扰素治疗，同时应每月检查甲状腺功能；治疗前已患糖尿病者，也应先用药物控制好糖尿病，然后再权衡是否应用干扰素治疗。

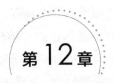

第12章

核苷（酸）类似物——
抑制乙型肝炎病毒复制的高效药物

治疗艾滋病而被无意发现的治疗乙型肝炎"神药"

拉米夫定是在 20 世纪 90 年代初被欧洲、北美一些国家用来治疗艾滋病的药物，20 世纪 90 年代中期医学专家在治疗艾滋病患者过程中，无意中发现其对乙型肝炎病毒 DNA 有显著的抑制作用而被广泛用来治疗慢性乙型肝炎。

1998 年美国 FDA 最先批准拉米夫定作为治疗乙型肝炎药物。1998 年原中华人民共和国国家食品药品监督管理局批准该药进口，主要用作乙型肝炎治疗药，中文商品名定为"贺普丁"，1999 年正式开始在国内销售。由于其显著而快速的抑制乙型肝炎病毒作用，曾一度被乙型肝炎患者称为"神药"。

拉米夫定是核苷（酸）类似物中的一种，是最早用于治疗乙型肝炎病毒的药物，确实也控制了成千上万乙型肝炎患者的病情，挽救了不少临危患者的性命。

核苷酸是合成人体遗传物质 DNA 和 RNA 的原料（DNA 和 RNA 实际上就好像是许多核苷酸手拉手排成一长串构成的）。核苷（酸）类似物在结构上模拟核苷酸的结构，但却不具有核苷酸的功能。因此，在乙型肝炎病毒 DNA 的合成过程中，核苷（酸）类似物就可以掺入进去，但却不能合成有正常功能的核酸链，从而使乙型肝炎病毒的复制得以终止。

随着使用拉米夫定的乙型肝炎人群数量增多，医生们发现，拉米夫定只能抑制病毒复制而很难彻底清除乙型肝炎病毒，存在不能停药、停药反跳、久服病毒变异等严重问题，并不是真正的"神药"。为了克服拉米夫定的缺陷，科学家们又相继研究出了阿德福韦酯、恩替卡韦、替比夫定及替诺福韦等抗乙型肝炎病毒的核苷（酸）类似物，人类对付乙型肝炎的手段更加丰富和有效。

"假扮伪装"的核苷（酸）类似物

核苷（酸）类似物总的作用机制是利用其结构上与核苷酸的结构相似，假扮伪装，在乙型肝炎病毒的合成过程中，掺入进去，最终使其不能合成有正常功能的核酸链，从而达到使乙型肝炎病毒复制终止的目的。具体说来如下。

1. 拉米夫定（LAM） 为脱氧胞苷类似物，在细胞内磷酸化成为拉米夫定三磷酸盐，通过乙型肝炎病毒多聚酶嵌入病毒 DNA 中，导致 DNA 链合成中止。

2. 阿德福韦酯（ADV） 是单磷酸腺苷的无环磷酸化核苷（酸）类似物，磷酸化为有活性的阿德福韦二磷酸盐，发挥抑制乙型肝炎病毒 DNA 多聚酶作用。

3. 恩替卡韦（ETV） 是鸟嘌呤核苷（酸）类似物，磷酸化为有活性的三磷酸盐，通过与乙型肝炎病毒多聚酶的天然底物——三磷酸脱氧鸟嘌呤核苷竞争，抑制病毒多聚酶的启动、前基因组 mRNA 逆转录负链的形成和乙型肝炎病毒 DNA 正链的合成。

4. 替比夫定（LDT） 是 L 型胸腺嘧啶核苷（酸）类似物，被细胞激酶磷酸化，转化为具有活性的三磷酸盐形式，通过与乙型肝炎病毒 DNA 聚合酶的天然底物——胸腺嘧啶 -5'- 三磷酸盐竞争，抑制乙型肝炎病毒 DNA 聚合酶活性，从而抑制乙型肝炎病毒复制。

5. 富马酸替诺福韦二吡呋酯（替诺福韦酯，TDF） 通过干扰乙型肝炎病毒 DNA 聚合酶的功能，抑制乙型肝炎病毒复制，降低血清及肝组织内的病毒载量。鉴于其有一定的肾损害，目前已有富马酸丙酚替诺福韦片（TAF）问世，肾毒性显著降低，被称为"替诺福韦二代"。

核苷（酸）类似物的适用人群

拉米夫定适合下列慢性乙型肝炎患者使用。

1. 乙型肝炎 e 抗原阳性者，乙型肝炎病毒 DNA $\geq 1 \times 10^5$ 拷贝 /ml（相当于 20000 U/ml）；乙型肝炎 e 抗原阴性者，乙型肝炎病毒 DNA $\geq 1 \times 10^4$ 拷贝 /ml（相当于 2000 U/ml）。

2. ALT $\geq 2 \times$ ULN。

3. ALT $< 2 \times$ ULN，但肝组织学显示 Knodell HAI ≥ 4，或炎症坏死 $\geq$ G2，或纤维化 $\geq$ S2。

对持续乙型肝炎病毒 DNA 阳性，达不到上述治疗标准，但有以下情形之一者，亦应考虑给予抗病毒治疗。

1. 对 ALT 大于正常上限，且年龄 >40 岁者。

2. 对 ALT 持续正常，但年龄较大者（>40 岁），应密切随访，最好进行肝活检；如果肝组织学显示 Knodell HAI ≥ 4，或炎症坏死 $\geq$ G2，或纤维化 $\geq$ S2，应积极给予抗病毒治疗。

3. 动态观察发现有疾病进展的证据（如脾增大）者，建议行肝组织学检查，必要时给予抗病毒治疗。

阿德福韦酯的使用适应证同拉米夫定，但阿德福韦酯有一定的肾损害不良反应，因此有肾脏疾病的人不适合使用阿德福韦酯；阿德福韦酯抗病毒作用弱，起效慢，因此高病毒复制的患者及需紧急抗病毒的患者也不适合选用阿德福韦酯。阿德福韦酯的最大优点是与拉米夫定、替比夫定、恩替卡韦无交叉耐药，可用于拉米夫定、替比夫定、恩替卡韦耐药患者。阿德福韦酯在 18 岁以下患者中的疗效和安全性尚未明确，故不宜用于儿童和青少年。中华人民共和国国家食品药品监督管理总局（CFDA）要求警惕长期使用后可能导致的低磷血症及骨软化风险，特别是范可尼综合征的发生。

恩替卡韦的一般适应证也与拉米夫定一致。恩替卡韦持续出色的抗病毒能力和极低的耐药率，使之成为慢性乙型肝炎重要的一线治疗药物，可以长期保护患者远离耐药困扰，强效持久地控制病情。恩替卡韦对妊娠妇女影响的研究尚不充分。只有当对胎儿潜在的风险利益做出充分的权衡后，方可使用本品。恩替卡韦可从大鼠乳汁分泌，但人乳中是否有分泌仍不清楚，所以不推荐服用本品的母亲哺乳。16 岁以下儿童患者使用本品的安全性和有效性数据尚未建立，故当谨慎使用。

替比夫定用于有病毒复制证据以及有血清转氨酶（ALT 或 AST）持续升高或肝组织活动性病变证据的慢性乙型肝炎成人患者。与拉米夫定相比，它具有快速强效抑制乙型肝炎病毒 DNA 病毒的特点，乙型肝炎 e 抗原转阴率 / 血清学转换率更高。替比夫定第一年、第二年的耐药率均明显低于拉米夫定。缺点是服用后有发生肌病 / 肌炎的病例报道，也有横纹肌溶解的个案报道。不可与干扰素联用，两者联用时发生周围神经病变的风险及严重程度明显增加。

目前虽然没有药物说明书明确指出替比夫定可以用于孕妇或哺乳期妇女，但替比夫定是目前在国内上市的核苷（酸）类似物中唯一经过美国 FDA 批准的、药物妊娠安全性分类为 B 类的药物。临床前研究中替比夫定无致畸性，且显示对胚胎和胚仔发育无不良作用。2012 年第 22 届亚太肝病年会发表的"亚太地区慢性乙型肝炎管理共识"特别指出：为了防止母婴传播，对于乙型肝炎病毒 DNA$>2 \times 10^6$U/ml 的妊娠妇女在妊娠晚期可以用替比夫定治疗。目前尚未在 16 岁以下儿童中进行替比夫定的研究，疗效和安全性尚未明确，故不推荐在儿童中使用替比夫定。

替诺福韦为最新的核苷类抗病毒药物，与阿德福韦是同类，两者性质相近，只是药效相差很大。一般适应证同拉米夫定，其优点为：第一，强效低耐药抗病毒药，8 年临床观察未发现耐药患者；第二，与拉米夫定、替比夫定、恩替卡韦无交叉耐药，可用于拉米夫定、替比夫定、恩替卡韦及阿德福韦酯耐药的患者。

替诺福韦的缺点为有一定肾损害，其肾损害低于阿德福韦酯，但长期用药仍应警惕肾功能不全和低磷性骨病的发生。

核苷（酸）类似物的服用方法

1. 拉米夫定　因耐药率高，现一般不作为核苷（酸）类似物抗病毒药物首选，但在短程抗病毒（化疗、肝移植前）或肝移植术后患者可作为首选。

用法与用量：口服，成人每次 0.1g，每日 1 次。儿童慢性乙型肝炎患者的最佳剂量为 3mg/kg，每日 1 次。12 岁后，剂量与成人相同。

疗程：总疗程至少应达到 2 年以上，并且治疗时间越久，复发率越低。

2. 阿德福韦酯　临床上，阿德福韦酯使用推荐剂量为每日 1 次，每次

10mg，饭前或饭后口服均可。治疗的最佳疗程尚未确定，勿超过推荐剂量使用。

3. 恩替卡韦 成人和 16 岁以上青年推荐剂量，每次 0.5mg，每日 1 次。拉米夫定耐药突变的患者为每日 1 次，每次 1.0mg（0.5mg，2 片），空腹服用（餐前或餐后 2 小时）。建议长期服用。

4. 替比夫定 成人和青少年（≥ 16 岁）使用本品的推荐剂量，为 600mg，每日 1 次，口服，餐前或餐后均可，不受进食影响。治疗的最佳疗程尚未确定，勿超过推荐剂量使用。

5. 替诺福韦酯 每日 1 次，每次 1 片（300mg），可空腹或与食物同时服用。建议长期服用。

做好终身服用核苷（酸）类似物的准备

1. 应用核苷（酸）类似物前，需检测相关指标基线

（1）生化学指标：主要有 ALT、AST、胆红素、白蛋白等。

（2）病毒学标志：主要有乙型肝炎病毒 DNA 和乙型肝炎 e 抗原、抗 -HBe。

（3）根据病情需要，检测血常规、血清肌酐和肌酸激酶等。如条件允许，治疗前后最好行肝穿刺检查。

2. 应用核苷（酸）类似物治疗后，仍需定期检测相关指标

（1）生化学指标：治疗开始后每月 1 次、连续 3 次，以后随病情改善可每 3 个月 1 次。

（2）病毒学标志：主要包括乙型肝炎病毒 DNA 和乙型肝炎 e 抗原、抗 -HBe，一般治疗开始后 1 ~ 3 个月检测 1 次，以后每 3 ~ 6 个月检测 1 次。

（3）根据病情需要，定期检测血常规、血清肌酐和肌酸激酶等指标。

尤其需要注意的是，在开始服用核苷（酸）类似物后，切不可随意停药，否则可能会导致病毒变异、反弹，使病情加重，甚至危及生命。

1999 年拉米夫定刚在我国正式使用，由于其短期内即可使乙型肝炎病毒 DNA 转阴，患者的肝功能也随之好转，医生们以为找到了"神药"，不少人甚至估计，中国的乙型肝炎自此可以休矣，感染科医生和乙型肝炎患者之间就是"一颗药"的事了。不少患者在服药 3 ~ 6 个月后，就高高兴兴地停了药，结果造成病毒反弹而使得不少患者付出了生命的代价，因此切不可随意停用核苷（酸）类似物。在服用核苷（酸）类似物开始的时候就要做好长期服用甚至终身服药的准备。

另外，还有患者按照常规思维，采取逐渐减量的办法想达到最终停药的目的，结果证明也是万万不可的。不按规定剂量服药，间断服药，只会导致病毒更容易出现耐药，反而对控制病情不利。

小链接：治疗慢性乙型肝炎，干扰素和核苷（酸）类似物两大主力谁更强

乙型肝炎病毒是导致乙型肝炎发生、发展、加重甚则恶变为肝癌的罪魁祸首，自从 1963 年 Baruch Blumberg 和 Harvey Alter 首次在澳大利亚土著人血液中发现乙型肝炎病毒（当时称澳大利亚抗原，后改称乙型肝炎表面抗原，即大家现今所熟知的乙肝病毒表面抗原）以来，人类就一直没有停止过与乙型肝炎病毒的抗争。历经科学家的不懈努力，到目前人类已经拥有了干扰素和核苷（酸）类似物这两大主力抗乙型肝炎病毒药物。成千上万例的抗病毒治疗实践告诉人们，抗病毒治疗一旦成功，即可有效消除肝的炎症，截断"肝炎—肝硬化—肝癌"这一三步曲，不少肝硬化患者甚至得到了逆转，肝癌的发生率明显降低，越来越多的慢性乙型肝炎患者甚至取得了临床治愈的可喜结果。

然而，干扰素和核苷类似物虽然都是慢性乙型肝炎抗病毒药物，它们的作用机制不同，使用的方法和疗程均有着天壤之别，医生在介绍了这两大类抗病毒药物的优缺点后，往往会让患者自己做出选择。

干扰素和核苷类似物孰优孰劣？两大主力究竟谁更强？成了不少患者到处求教的问题。

其实，这是由于乙型肝炎病毒根性顽劣，与我们正常肝细胞的 DNA 整合在一起成为 ccc-DNA，深藏在肝细胞内，十分难以彻底清除，也才在人类有了普通干扰素后又有了核苷（酸）类似物，近十余年来又有了疗效更强的长效干扰素的问世，将来也还会有更新的抗病毒药物出现，直到人类能真正解决这一困扰全世界 3 亿左右人群的乙

型肝炎病毒为止。

而在当下，应在了解这两大药物抗病毒优缺点的基础上，结合自身的具体情况，做出最适合每一个个体的治疗方案，也就是现在强调的个体化治疗，这是我们的最佳选择。

具体而言，核苷（酸）类药物包括拉米夫定、阿德福韦酯、恩替卡韦、替比夫定和替诺福韦等。这一大类药物具有直接抗病毒作用，服用后往往能快速抑制乙型肝炎病毒DNA。同时由于口服给药，使用方便，且耐受性较好，患者容易接受。但这类药物最大的问题是需要长期服用，不能轻易停药，要做好终身治疗的准备。这类药物停药后病毒容易复发，而且在长期治疗的同时病毒还会发生耐药变异，从而增加了治疗的困难和费用。因此，有人形容这类药物的特点是"好上不好下"。

干扰素包括普通干扰素、长效干扰素（聚乙二醇干扰素 α-2a、聚乙二醇干扰素 α-2b）。研究发现，这类药物除了直接的抗乙型肝炎病毒作用外，还有一定的免疫调节作用。由于具有这种双重作用抗病毒效应，因此长效干扰素在疗效方面比较突出的是较高的乙型肝炎e抗原血清学转换率和乙型肝炎表面抗原清除率。而且一旦有效，病情稳定，可以在停药后长期维持，不需要长期用药，也就是说"能上能下"。

干扰素还有一个优势是疗程有限，一般也就1年左右，治疗中也没有变异、耐药的问题。不过，干扰素是皮下注射用药，使用不方便，治疗早期还容易有发热、乏力等类似感冒样不良反应，治疗过程中对白细胞和血小板也有一定影响，未经控制的糖尿病、严重的心脏病及有自身免疫性疾病的患者，均不能使用干扰素，加之短期内治疗费用也相对较高。因此，我国目前选择长效干扰素治疗的患者还不是太多。

最新的一些治疗乙型肝炎的权威指南，例如亚太地区慢性乙型肝炎防治指南与欧洲慢性乙型肝炎防治指南都一致认为，慢性乙型肝炎的治疗应追求停药后持久应答，也就是要争取停药，避免终身用药。因此，如果把停药当作治疗的选择条件，干扰素无疑是首选的治疗方案。

当然，无论是指南还是日常临床中，药物治疗选择都需要尊重患者自身的意愿，对于愿意长期服药，对治疗要求不太高的患者，选择核苷（酸）类治疗，并且在治疗期间加强随访，做好耐药的防治工作，也能达到维持疾病长期稳定的目的。

第13章

免疫调节剂——
主动清除乙型肝炎病毒的药物

什么是免疫调节剂

　　免疫是指机体的免疫系统识别与排除非己抗原而引起的一系列生物学应答过程。免疫系统由免疫细胞、免疫器官、免疫活性物质等组成。免疫系统可识别外源性抗原和自身抗原。因此，在正常情况下，免疫应答过程可保护机体，起到免疫防御、免疫自稳和免疫监视作用，但在病理情况下可发生先天、继发或获得性免疫缺陷，或因识别外来和自身抗原引起变态反应和自身免疫性疾病，以及对器官移植的排斥反应等造成自身组织的损伤。

　　主要影响免疫功能的药物分为免疫抑制剂和免疫调节剂。其中的免疫调节剂，又名免疫调整剂、生物效应修饰剂、免疫增强剂、免疫促进剂及免疫刺激剂等。本类药物能使低下的免疫功能提高，免疫应答加速，大多是以肿瘤的非特异性免疫疗法为目的而开发的。近年来研究证明，这类药物具有双向性调节免疫功能，故多数学者用免疫调节剂这一名词。

免疫调节剂的作用机制

　　参与免疫反应的细胞主要有巨噬细胞、T 淋巴细胞和 B 淋巴细胞。
巨噬细胞具有吞噬、处理和呈递抗原，激活淋巴细胞和分泌多种可溶性因子，以增强淋巴细胞活性，参与免疫反应的传入支；同时它也是免疫效应细胞，能杀死细菌和肿瘤细胞，引起组织损伤，而参与免疫反应的传出支。

T 淋巴细胞按其功能又分为 T 辅助细胞（T-helper cell，Th）、T 抑制细胞（T-suppressor cell，Ts）和细胞毒 T 细胞（T-cytotoxic cell，Tc）等亚群。

B 淋巴细胞产生抗体，是免疫反应的效应细胞。在免疫反应中，各种免疫细胞通过直接接触和所分泌的可溶性因子发挥免疫调节作用和免疫效应作用。

免疫调节是指在免疫反应中，各种免疫细胞及其亚群间，细胞与各种细胞因子间存在着的刺激与抑制，或正相与负相两方面作用构成的互相制约的调节网络，完成对抗原的识别和反应。这种调节作用对维护机体免疫功能的稳定和动态平衡十分重要。

1. 免疫细胞间的调节作用 免疫反应过程涉及多种免疫细胞间的相互作用，如 T-M、T-B、Th-Ts 和 Ts-Tc 等细胞间的相互作用，而其中 Ts 与 Th 在免疫调节中起关键作用。活化的 Th 细胞辅助 B 细胞产生抗体，辅助 Tc 细胞杀伤靶细胞，诱导巨噬细胞，表现迟发型超敏反应。而 Ts 细胞反过来对 Th、Tc、B 细胞和巨噬细胞的功能产生抑制作用。同样 B 细胞和巨噬细胞也可以通过多种机制对 T 细胞以及互相之间发挥促进和抑制的调节作用。

2. 细胞因子的免疫调节作用 在免疫反应中，免疫细胞的相互作用，除细胞间的直接接触外，免疫细胞释放的可溶性因子也参与免疫反应的调节。就目前所知，这些因子包括干扰素（interferon，IFN）、白细胞介素 -1（interleukin 1，IL-1）、集落刺激因子（colony stimulating factor，CSF）等。这些细胞因子在介导机体多种免疫反应（如肿瘤免疫、感染免疫、移植免疫、自身免疫等）过程中，发挥着重要的，甚至是中心的作用。它们各自具有多种生物学活性，彼此之间还在诱生、受体调节及生物效应三个水平上相互作用，构成内容丰富、关系复杂的细胞因子网络。

免疫调节剂就是作用于免疫反应的不同环节，发挥其作用，使机体的免疫反应处于所需要的范围内，达到防治疾病的目的。

免疫调节剂的适用人群

1. 免疫功能低下或缺陷的患者 被动输入人血浆、活化的淋巴细胞和免疫分子，从而加强受者的特异性细胞免疫和体液免疫。

2. 自身免疫性疾病患者 临床上已试用一些能选择性增强细胞免疫的药物，如左旋咪唑等，用以治疗类风湿关节炎。

3. 肿瘤患者的辅助治疗 机体抗肿瘤免疫功能除包括致敏淋巴细胞、自然杀伤细胞和依赖于抗体的杀伤细胞的细胞毒作用外，还与单核、巨噬细胞等的细胞毒作用有关，卡介苗、左旋咪唑等非特异性地激活上述一种或多种细胞，由此提高机体抗肿瘤的免疫功能。若与化疗、放疗或手术治疗合用时，一般可增强其他疗法的效果。

4. 慢性乙型肝炎患者 目前抗乙型肝炎病毒药物，如干扰素和核苷（酸）类似物，只能抑制乙型肝炎病毒复制，而不能在人体内彻底清除乙型肝炎病毒，因此停药后复发率较高。免疫调节剂可以提高人体的免疫功能，尤其是对乙型肝炎病毒的特异性免疫，可以识别和破坏乙型肝炎病毒感染的靶细胞，从而清除乙型肝炎病毒。

免疫调节剂的应用方法

常用的免疫调节剂有免疫促进剂、免疫抑制剂和免疫双向调节剂三大类。

1. 免疫促进剂

（1）胸腺制剂：如胸腺素（别名胸腺肽），是非特异性的免疫促进剂。1966 年 Goldstein 首先从小牛胸腺中提取并命名胸腺素（肽）以来，人们对其进行了大量研究，证明胸腺素可以促进淋巴细胞的转化，增强巨噬细胞的吞噬活性，对机体免疫功能既有增强作用又有抑制作用，是一种高效的免疫调节剂。

胸腺制剂的有效成分主要为胸腺素 α1，已可采用基因工程方法制备。胸腺制剂能刺激 T 细胞释放干扰素和白介素 -2，激活 CD3、CD4 和 NK 细胞的活性。治疗乙型肝炎，主张大剂量使用：胸腺素 50～200 毫克静脉滴注，每天 1 次，疗程 3～6 个月。胸腺肽属于小分子多肽，应用过程中无明显不良反应，但应询问有无过敏史，必要时做皮肤过敏试验。胸腺素 α1（商品名为日达仙、胸腺法新）是一种高纯度的胸腺制剂，具体用法是：治疗开始的最初 4 天，每天 1.6 毫克，皮下注射，以后则改为每周 2 次，疗程 3～6 个月。

（2）白介素-2：也是非特异性的免疫促进剂，具有促进淋巴细胞生长，提高吞噬细胞的活性，并刺激淋巴细胞分泌干扰素（干扰素γ）等多种功能。由于慢性乙型肝炎病毒感染者白介素-2活性显著下降，细胞毒性T细胞的功能降低，不能有效地清除感染的肝细胞，故白介素-2可用于乙型肝炎的抗病毒治疗。较大剂量的白介素-2（每天5000～10000U）静脉滴注的疗效可能好于较小剂量（每天1000～2000U）静脉滴注。主要的不良反应有发热、恶心、肌肉酸痛，偶有皮疹。

（3）特异性免疫核糖核酸及特异性转移因子：是特异性免疫促进剂，具有传递特异性免疫信息给正常人的作用，使后者产生抗体及细胞免疫，以达到治疗乙型肝炎的目的。用法：特异性免疫核糖核酸，每次2～4毫克，肌内注射，每周2次或3次，3～6个月为1个疗程。特异性免疫核糖核酸及特异性转移因子无抗原性和种属特异性，因而应用比较安全，除个别病例可发生荨麻疹或头晕、耳鸣等反应外，无严重的不良反应。

（4）干扰素（IFN）：主要是干扰素γ，对细胞免疫、体液免疫和非特异免疫有调节作用，对体液免疫来说，高浓度时抑制抗体的产生，低浓度时则相反；对于细胞免疫来说，抑制淋巴细胞由植物血凝素等物质所促进的增殖反应；对于非特异性免疫来说，能增强吞噬细胞的吞噬能力，增强NK细胞的杀伤活性，同时对免疫功能的自身稳定也有调节作用。

（5）左旋咪唑：能增强淋巴细胞及巨噬细胞的功能，诱生干扰素，可用于病毒性肝炎的治疗。主要不良反应有皮疹、白细胞下降、感觉异常及胃肠道反应。左旋咪唑涂布剂，避免了口服给药出现的不良反应，并经北京开放性多中心试验证实，其有抑制乙型肝炎病毒复制的作用。每周外涂大腿内侧皮肤2次，每次5毫升。左旋咪唑的免疫调节活性作用机制包括3个方面：一是左旋咪唑具有拟胆碱能样活性，与咪唑基团有关；二是左旋咪唑能诱导机体产生各种淋巴因子；三是左旋咪唑的代谢产物具有清除自由基的功能。左旋咪唑主要用于自身免疫性疾病的治疗，还可作为肿瘤治疗的辅助用药，但长期使用会导致肝功能损伤、粒细胞减少。

（6）其他：多糖类如云芝多糖、猪苓多糖、银耳多糖、香菇多糖等，某些中药如冬虫夏草、黄芪、人参、党参、灵芝、刺五加等，也具有非特异性的免疫促进作用。

2. 免疫抑制剂

（1）肾上腺皮质激素：在临床上常用的是糖皮质激素。它的主要作用有：①抑制免疫反应；②抗炎作用；③影响肝代谢，促进糖原的异生，使血糖升高，促进肝细胞中多种 RNA 的合成；④抗毒素作用。但长期应用皮质激素能抑制免疫功能，影响病毒的清除，可导致病情反复或慢性化，还可导致肾上腺皮质萎缩，并发糖尿病、胃肠道出血、高血压、细菌感染及真菌感染，故应严格掌握适应证。临床主要用于重型肝炎具有严重的中毒症状、胆红素迅速上升，有迟发型超敏反应及抗原抗体复合物存在，尚无肝性脑病及明确腹水的早期重型肝炎患者。采用短程大剂量琥珀酸氢化可的松400～800毫克/天，静脉滴注，疗程不超过1周，对顿挫急性重型肝炎病情，赢得抢救时机，有一定效果。对早期亚急性重型肝炎，可用中等剂量泼尼松口服，40～60毫克/天，10～14天后缓慢减量，疗程长短应视病情而定，如能恰当使用，有可能使病情逆转。

（2）硫唑嘌呤：该药是细胞代谢抑制剂，是嘌呤的对抗物，毒性较大，故在一般情况下不宜使用，必须严格掌握适应证。

3. 免疫双向调节剂 某些真菌（如食用菌）及多糖类有双向免疫调节作用，既可用于免疫功能低下，也可用于免疫功能亢进的治疗。

应用免疫调节剂前后的注意事项

1. 免疫调节剂是一类非特异性的增强机体免疫功能的药物，且选择性不高，往往一种药物具有多种功能。

2. 直接影响数类免疫细胞或免疫细胞的不同分化阶段，或间接通过激活内在的调节系统而发挥作用，故同一药物在不同条件下可呈现双向作用。

3. 因不同的免疫调节剂对免疫系统的作用类型、强度以及多种作用发生的先后顺序不同，因此，其特异性应用的安全问题都有待解决，目前仍只作为乙型肝炎的一种辅助治疗。

4. 由于免疫被激活，而且在临床上具有抗瘤、抗癌变、抗衰老、治疗免疫缺陷性疾病等多方面的作用趋势，因此，目前这一新领域仍处于探索和争论阶段。

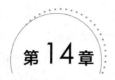

第14章

保肝降酶药物——
控制肝脏炎症反应的药物

中国医生为什么喜用保肝降酶药物

保肝降酶药，顾名思义，就是保护肝细胞、降低血清转氨酶的药物。

有人说，欧美国家的医生一般不太喜欢给乙型肝炎患者运用保肝降酶药，他们主要以抗病毒为主，而中国的医生比较推崇运用保肝降酶药，这其中的原因除了与亚洲人对抗乙型肝炎病毒药物不敏感有关外，其实还与保肝降酶药物有其他特殊作用有关。

乙型肝炎无论是急性、慢性，发病时均会出现不同程度肝细胞炎症、损伤，临床上就会出现不同程度的肢酸乏力、饮食减少，甚至小便黄、目黄、全身皮肤发黄等症状。肝功能检查血清转氨酶、谷氨酰转移酶、胆红素均不同程度增高，如果不控制病情的发展，则肝功能进一步损伤，症状进一步加重，随时有向重症肝炎发展的趋势，一旦重症肝炎形成，则患者病情危重，随时有生命危险。因此，在乙型肝炎发病初期，势必要遏制肝功能进一步损伤。

围绕着乙型肝炎是否需要应用保肝降酶药物，医学界有不同的观点，不少学者认为慢性乙型肝炎的治疗应以抗病毒治疗为主，保肝降酶药物"治标不治本"，甚至有人认为保肝降酶药物有掩盖疾病真相之嫌。我们认为，保肝降酶药物虽然没有直接的抗病毒作用，但在目前医学界没有"满意的"抗病毒药物时，积极、合理地使用保肝降酶药物有十分重要的意义。

第一，肝纤维化、肝硬化、肝癌是慢性乙型肝炎的发展趋势。乙型肝炎病毒复制只是慢性乙型肝炎病理生理过程中的重要启动因子，炎症启动后，形成了后续效应（瀑布效应），肝的炎症和坏死持续发展，与病毒复制可能已经无直接关系，因此，一味强调抗病毒而反对使用保肝降酶药物，难以有效阻止"肝炎—肝硬化—肝癌"三步曲。临床也发现，在炎症时肝纤维化程度明显增高，且常持续一定时间，说明控制炎症是阻止肝纤维化的重要措施。因此，"没有炎症就没有肝病"，谁控制了炎症也就控制了肝病的进展。

第二，核苷（酸）类药物抗病毒主要控制病毒复制，干扰素主要通过免疫调节抗病毒，对已经形成的炎症无直接作用，特别是应用干扰素，初期还会加重肝的炎症，而如果适当配合应用保肝降酶药物不但有助于改善临床症状，也有利于抗病毒药物的使用。也有不少患者病毒抑制后，转氨酶仍增高（需排除病毒耐药），说明病毒复制不是肝脏炎症坏死唯一因素，需抗炎护肝对症治疗。所以，保肝降酶药和抗病毒药一起使用，有"双剑合璧"的良效。

第三，慢性乙型肝炎患者由于免疫缺陷，缺乏强有力的免疫应答，决定了抗病毒治疗的长期性。而即使长期坚持抗病毒治疗，由于干扰素有效率低、核苷（酸）类药诱发耐药和变异等，都可能导致抗病毒治疗效应的丧失，而抗炎保肝药物作为对症治疗可持续应用，对抗病毒治疗失败者有特殊意义。

第四，目前抗病毒治疗有明确的适应证及禁忌证，很多患者心理上仍然不能接受目前的抗病毒治疗方案，以及受经济条件等原因限制，接受规范抗病毒治疗的患者仍然有限，未接受抗病毒治疗患者只能通过抗炎保肝、抗纤维化等修复肝细胞的损伤，阻止疾病进展。

第五，乙型肝炎患者如合并代谢综合征、脂肪肝、肝硬化等，抗病毒治疗效果减弱，更需综合处理。

第六，肝炎重症化时，病毒诱发的强烈的免疫反应是基本的病理生理，抗病毒治疗不能阻止病程进展、提高近期生存率，抗炎保肝是主要的措施。

总而言之，在当前针对慢性乙型肝炎的治疗中，病因治疗不可能代替对症治疗，保肝降酶药物有重要价值。

长期的临床实践证实，抗炎保肝治疗安全有效，是慢性乙型肝炎综合治疗中的重要组成部分，与抗病毒治疗相辅相成，互有优势，因此临床应该合理应用抗炎保肝药物，尽可能发挥其最大作用，以获得综合治疗的最佳效果，为慢性乙型肝炎患者提供更有力的治疗。

尤其值得注意的是，慢性乙型肝炎患者有一定的自愈率，而合理地应用保肝降酶药物，控制肝脏炎症反应，长期维持肝功能的稳定状态，有利于患者自身免疫功能的增强，从而实现对乙型肝炎病毒的彻底清除，这也是我们称保肝降酶药物是"以守为攻的乙型肝炎病毒克星"的依据所在。

琳琅满目的保肝降酶药物其实只有六大类

现在医院经常使用的保肝降酶药物品种很多，可以用琳琅满目来形容，很多人不知如何正确选择和使用。

其实，根据不同的药理机制，保肝降酶药物可分为以下六大类，有些药只是商品名称不一样，主要成分是完全一样的。

1. 维生素及辅酶类 此类药物通过促进能量代谢，保持肝代谢所需各种酶的正常活性。

此类药物主要包括各种水溶性维生素，如维生素 C、复合维生素 B 以及辅酶 A 等。脂溶性维生素在大剂量时可能加重肝负担，所以临床一般不用。

2. 必需磷脂类 磷脂是细胞膜的重要组成成分，此类药物可促进肝细胞膜再生，协调磷脂和细胞膜功能，降低脂肪浸润；可以分泌入胆汁，改善胆汁中胆固醇和磷脂的比值，增加胆汁成分的水溶性，降低胆结石形成指数；能明显改善营养物质和电解质的跨膜过程，增加磷脂依赖性酶类的活性。高能量的必需磷脂分子与肝细胞膜或细胞器膜相结合，能为患病肝脏提供大量的能量。此类药物目前主要有多烯磷脂酰胆碱（易善复、天兴等）。

3. 解毒保肝药物 第一类解毒保肝药物通过还原型谷胱甘肽与体内过氧化物和自由基结合，以对抗氧化剂对巯基的破坏，保护细胞中含巯基的蛋白和酶，对抗其对脏器的损伤。此类药物主要为谷胱甘肽（泰特、阿拓莫兰）。

第二类解毒保肝药物为硫普罗宁（凯西莱），通过提供巯基、解毒、抗组胺、清除自由基，保护肝细胞。

第三类解毒保肝药物为青霉胺，可以络合重金属，形成稳定的水溶性物由尿排出，用于重金属中毒及肝豆状核变性（wilson病）导致的铜在组织中的沉积。

4. 抗炎保肝药物 目前使用最多的还是甘草酸制剂，此类药物有类皮质激素作用，抗炎、抗过敏，可阻止四氯化碳等毒物所致的血清转氨酶升高，明显减轻 D- 半乳糖胺对肝的损害，改善肝功能，通过控制炎症因子和免疫因子发挥抗炎作用，并且刺激单核 - 巨噬细胞系统，诱导干扰素产生并增强自然杀伤细胞活性，从而发挥免疫调节作用。

此类药物主要包括强力宁、复方甘草酸、复方甘草酸苷（美能）、甘草酸二胺（甘利欣）、异甘草酸镁（天晴甘美）等。

5. 利胆保肝药物 第一类为腺苷蛋氨酸（思美泰），腺苷蛋氨酸为人体体液中的一种活性物质，作为甲基供体的前体参与重要生化反应，在肝内有助于防止胆汁淤积。

第二类利胆保肝药物为熊去氧胆酸，熊去氧胆酸为正常胆汁成分的异构体，可增加胆汁分泌，抑制肝脏胆固醇合成，减少肝脏脂肪，松弛奥迪括约肌，促进胆石溶解和胆汁的排出。

6. 降酶药物 主要为联苯结构类药物，为合成五味子丙素时的中间体，对细胞色素 P450 酶活性有明显诱导作用，从而加强对四氯化碳及某些致癌物的解毒能力。

此类药物有联苯双脂、五酯胶囊、五灵丸、双环醇等。

使用保肝降酶药物的三大注意事项

第一，选择正确、有效的保肝降酶药物。治疗各种病因引起的转氨酶升高，有效的药物主要是中药及其有效成分提取物，一般选择含有五味子丙素、甘草酸、齐墩果酸、水飞蓟宾等化学成分的药物。甘草酸制剂自 20 多年前广泛应用于临床，起初的甘草酸单胺，后来的甘草酸二胺，目前又出现了新一代甘草酸制剂——异甘草酸镁。使用这些降酶药物，转氨酶一般都可得到有效控制，而且降酶治疗效果持久稳定。

第二，疗程一定要保证。当降酶药物使转氨酶恢复正常后，应逐渐减少降酶药物的用量，切忌突然停药。例如，静脉滴注甘草酸二胺（甘利欣）降酶，肝功能正常后，可将每日输液改为隔日输液，之后隔 2 日输 1 次。

第三，在保肝降酶的同时，必须针对病因采取治病求本的措施。乙型肝炎患者在进行保肝降酶治疗的同时，需要配合抗病毒治疗。经过长期有效的治疗，患者化验检查乙型肝炎病毒复制指标悉数转阴，乙型肝炎 e 抗原、乙型肝炎 e 抗体之间发生了血清学转换，病情获得根本性好转，ALT 才有可能获得长久性稳定。

经久不衰的保肝降酶药——甘草酸片

甘草酸片是从中药甘草中提取的第一代甘草酸制剂，由于其明显的保肝降酶作用，且价格低廉，故自 20 世纪 80 年代使用以来，一直经久不衰，深受广大患者喜爱。

成分 甘草酸单胺盐。

功能主治 治疗肝炎药，主要用于慢性乙型肝炎。

用法用量 口服，每次 150mg（2 片），每日 2 次。

不良反应 少数患者在应用过程中有头晕、恶心、胸闷、口干、乏力、皮疹和低热，轻者无须处理，短期内即可自行缓解或消失；严重者需立即就诊。个别患者可出现低钾血症及血压升高。长期应用，极少数患者出现轻度面部或下肢浮肿，极个别出现体毛增生。

禁忌证 过敏体质或对本品成分过敏者禁用。

兼抗过敏的保肝降酶药——复方甘草酸苷

复方甘草酸苷（美能、凯因甘乐）亦是以甘草中的活性物质甘草酸为主要成分的强力肝细胞膜保护剂，为第二代甘草酸制剂。

成分 复方制剂，每支 20ml，含甘草酸、甘氨酸、盐酸半胱氨酸成分。

功能主治 治疗慢性肝病，改善肝功能异常。具有抗炎、调节免疫和保护肝细胞的作用。在治疗湿疹、皮肤炎、荨麻疹等炎症反应、过敏反应以及病毒感染方面也有较好的疗效。

用法用量 复方甘草酸苷（美能）针剂，每日 1 次，每次 40 ~ 60ml 静脉注射或者静脉滴注。可依年龄、症状适当增减，增量时用药剂量限度为每日 100ml。复方甘草酸苷（美能）片剂，每次 50mg，每日 3 次，口服。

不良反应 基本同甘草酸片。

禁忌证 ①对本剂既往有过敏史患者；②醛固酮症患者，肌病患者，低钾血症患者（可使低钾血症和高血压病加重）。

物美价廉的第三代甘草酸制剂——甘草酸二胺

甘草酸二胺（甘利欣）为第三代甘草酸制剂，疗效稳定可靠，价格低廉。

成分 18α- 甘草酸二铵。

功能主治 具有较强的抗炎、保护肝细胞膜及改善肝功能的作用。用于伴有 ALT 升高的慢性迁延性肝炎。

用法用量 胶囊，150mg，每日 3 次；注射液，每次 30ml（150mg），每日 1 次，以 10% 葡萄糖注射液 250ml 稀释后缓慢静脉滴注。

不良反应 主要有纳差、恶心、呕吐、腹胀，以及皮肤瘙痒、荨麻疹、口干和浮肿，伴有头痛、头晕、胸闷、心悸及血压升高，以上症状一般较轻，不必停药。

禁忌证 在治疗过程中如出现高血压、水钠滞留、低血钾等情况，应暂停给药或适当减量。严重低钾血症、高钠血症、高血压、心力衰竭、肾功能衰竭的患者忌用。妊娠女性也不宜用。

水钠潴留不良反应较小的甘草酸制剂——异甘草酸镁

异甘草酸镁（甘美）为第四代甘草酸制剂，除了保持甘草酸制剂良好的保肝降酶的优点之外，其水钠潴留的不良反应较其他甘草酸制剂要小。

成分 本品主要成分为异甘草酸镁。

功能主治 具有抗炎、保护肝细胞膜及改善肝功能的作用，适用于慢性病毒性肝炎。

用法用量 每日 1 次，每次 0.1g（2 支），以 10% 葡萄糖注射液 250ml 稀释后静脉滴注，4 周为 1 个疗程或遵医嘱。如病情需要，每日可用至 0.2g（4 支）。

不良反应

1. 假性醛固酮症 本品 II 期、III 期临床研究中未出现。据文献报道，甘草酸制剂由于增量或长期使用，可出现低钾血症，使低钾血症的发病率增高,存在血压上升、水钠潴留、浮肿、体重增加等假性醛固酮症的危险,因此要充分注意观察血清钾值的测定等,发现异常情况,应停止给药。

2. 其他不良反应 本品Ⅲ期临床研究中少数患者出现心悸(0.3%)、眼睑水肿(0.3%)、头晕(0.3%)、皮疹(0.27%)、呕吐(0.27%)。

禁忌证 严重低钾血症、高钠血症、高血压、心力衰竭、肾功能衰竭的患者禁用。

从植物中提取的天然保肝降酶药——水飞蓟宾

水飞蓟宾是从菊科药用植物水飞蓟种子的种皮中提取出来的植物提取物,呈黄色粉末或结晶状粉末,味苦。故其相当于我国的中药植物药,不良反应小,可作为预防肝损伤的药物。

成分 主要成分有水飞蓟宾、异水飞蓟宾、水飞蓟宁和水飞蓟亭等黄酮类物质。

功能主治 保护肝细胞免受毒性物质侵害,尤其是酒精及环境污染物(农药、重金属等)入侵损害肝;具有强力的抗氧化功能,能保护肝细胞免受自由基破坏,效力胜于维生素E;促进蛋白质的合成,加快制造新的肝细胞,或令已受损的肝细胞自行修复。另外,水飞蓟素具有抗辐射、抗衰老、防治动脉硬化、延缓皮肤老化等功效。广泛用于急、慢性肝炎,肝硬化,脂肪肝,中毒性肝损伤,酒精、药物及其他因素引起的肝损伤,可保护肝。

用法用量

1. 水飞蓟素胶囊(利加隆) 除非有医生特别指示,严重患者:每日420mg,分3次于饭前服用;维持剂量与中等程度肝病患者,每日280mg,分2次于饭前服用。

2. 水飞蓟素片(益肝灵片、利肝素片、利肝隆片) 口服:每日3次,每次2片,2~3个月为1个疗程。

3. 水飞蓟宾胶囊(水林佳) 口服,成人每日3次,每次2~4粒。或遵医嘱。

不良反应 偶尔发现有轻度腹泻现象。

禁忌证 对本品过敏者禁用,孕妇和哺乳期女性慎用。

快速降酶的利器——联苯双酯

联苯双酯为我国创制的一种治疗肝炎的降酶药物，是合成五味子丙素时的中间体。其降 ALT 作用尤其明显，是临床医生需要快速降酶的利器。

成分 联苯双酯有不同的剂型，目前常用的有联苯双酯滴丸、联苯双酯片、五灵丸、五酯胶囊、双环醇等，主要成分均为联苯结构。

适应证 本品主要用于轻度肝损伤的乙型肝炎患者，其降 ALT 明显，但对 AST 和谷氨酰转移酶（GGT）则疗效不佳。本品的缺点是停药以后，ALT 往往又升高，ALT 的反跳率可达 50%～80%。"反跳"病例再服联苯双酯，血清 ALT 仍然明显下降。根据一组双盲随机对照研究，本品对慢性乙型肝炎的组织学改善与对照组无显著差异。因此，严格来讲，联苯双酯的作用仅为降酶，而并不能改善慢性肝炎的病理，也没有抑制病毒复制的作用。

用法用量

1. **联苯双酯滴丸剂** 每次 5 粒，每日 3 次；必要时 6～10 粒 / 次，每日 3 次。儿童口服：0.5mg/kg，每日 3 次，连用 3～6 个月。

2. **联苯双酯片** 口服，每次 25～50mg（1～2 片），每日 3 次。

3. **五灵丸** 主要由五味子、灵芝、丹参、柴胡组成，口服。每次 9g，每日 3 次，饭后 30 分钟服用。1 个月为 1 个疗程或遵医嘱。

4. **五酯胶囊** 口服，每次 2 粒，每日 3 次。

5. **双环醇片** 为口服片剂，成人及 12 岁以上青少年常规剂量为每次 25～50mg，每日 3 次。疗程一般为 6 个月，必要时可根据治疗指标的应答和转归情况适当延长疗程。

不良反应 出现口干、轻度恶心、皮疹等。停药后转氨酶反跳。有些患者在服药过程中出现了黄疸的现象，而且病情还会加重，这时需要停药并且及时到肝病医院就诊，防止病情进一步恶化。

禁忌证 本品不作为治疗慢性乙型肝炎的首选，对此类药物过敏者禁用，肝硬化者禁用。慢性活动性肝炎者慎用。孕妇及哺乳期妇女禁用。

容易发生过敏的保肝降酶药——硫普罗宁

硫普罗宁（凯西莱）为一种新型含游离巯基的甘氨酸衍生物，该药能全面、明显改善病毒性肝炎、酒精性肝损伤的肝功能指标及有关症状，疗效确切，但服用后容易发生过敏情况。

成分 本品主要成分为硫普罗宁，辅料为右旋糖酐40。硫普罗宁的化学名称为：N-（2-巯基丙酰基）-甘氨酸。

功能主治

1. 对肝组织、细胞的保护作用

（1）对多种类型肝损伤的修复作用：硫普罗宁能够防止四氯化碳、乙硫氨酸、毒蕈粉及对乙酰氨基酚对肝的损害，并可预防由于四氯化碳而导致的肝坏死。硫普罗宁可加快乙醇和乙醛的降解、排泄，防止甘油三酯的堆积，对酒精性肝损伤有显著修复作用。

（2）保护肝线粒体结构，改善肝功能：硫普罗宁可使肝细胞线粒体中的ATPase活性降低，ATP含量升高，电子传递功能恢复正常，从而改善肝细胞功能，对抗各类肝损伤负效应。

（3）促进肝细胞再生作用：实验证明，硫普罗宁可促进肝细胞再生，表现为乳酸脱氢酶活性、苹果酸酶活性、DNA含量及肝总蛋白含量均升高。

（4）清除自由基：硫普罗宁含有巯基，能与自由基可逆性结合成二硫化物，作为一种自由基清除剂。此外，硫普罗宁还可激活铜、锌、-SOD酶以增强其清除自由基的作用。

2. 对重金属和药物的解毒作用

实验证明，硫普罗宁可促进重金属Hg、Pb从胆汁、尿、粪便中排出，降低其肝、肾蓄积量，保护肝功能和多种物质代谢酶。大鼠腹腔注射300mg/kg硫普罗宁，可加快催眠时间，并可预防性地降低氯化汞、亚砷酸钠、铜盐、氯化钾的致死率。

3. 防治放、化疗引起的外周血白细胞减少

硫普罗宁对于因化疗或放疗引起的白细胞减少的保护主要也是通过提供巯基而发挥其解毒和组织细胞保护作用的。

4. 防治早老性白内障

硫普罗宁对于老年性早期白内障及有玻璃体混浊的患者有较好的疗效，系通过抑制造成白内障的生化素的应激反应，抑制晶体蛋白的凝聚。治疗后，在裂隙灯显微镜下，可观察到晶状体浑浊的明显

改善。

5. 其他 硫普罗宁尚有减少组织胺渗出、降低血管通透性的作用，故可用于荨麻疹的治疗。

用法用量 饭后服，每次 1 ~ 2 片，每日 3 次，连服 12 周，停药 3 个月后继续下一疗程。急性病毒性肝炎患者每次 2 ~ 4 片，每日 3 次，连用 1 ~ 3 周。放疗、化疗后白细胞减少症，放疗前 1 周开始服用，每次 2 片，每日 2 次，饭后服，连服 3 周。重金属中毒，每次 1 ~ 2 片，每日 2 次。老年性白内障及玻璃体混浊，每次 1 ~ 2 片，每日 2 次。

不良反应 偶见皮疹、皮肤瘙痒、发热等过敏反应。

禁忌证 对本品有过敏史的患者禁用。妊娠期、哺乳期妇女慎用。

可补充电解质的保肝降酶药——门冬氨酸钾镁

门冬氨酸钾镁注射液为无色的澄明液体，本品可补充电解质，因此，对于慢性肝病伴有血钾低下的患者尤其适合。

成分 本品为复方制剂，其组分为：每 1ml 中含门冬氨酸应为 79 ~ 91mg、钾 10.6 ~ 12.2mg、镁 3.9 ~ 4.5mg。

功能主治 门冬氨酸作为体内草酰乙酸的前体，在三羧酸循环中起重要作用，并参与鸟氨酸循环，使氨和二氧化碳结合生成尿素。对细胞亲和力强，可作为钾离子、镁离子的载体，助其进入细胞内，提高细胞内钾离子、镁离子的浓度，加速肝细胞三羧酸循环，对改善肝功能、降低血清胆红素浓度有一定作用。本品还可作为电解质的补充药，用于低钾血症，低钾及洋地黄中毒引起的心律失常、病毒性肝炎、肝硬化和肝性脑病的治疗。

用法用量 静脉滴注，每次 10 ~ 20ml，加入 5% 或 10% 葡萄糖注射液 500ml 中缓慢滴注，每日 1 次。

不良反应

1. 滴注太快时可能出现恶心、呕吐、血管疼痛、面色潮红、血压下降等症状。

2. 极少数可出现心率减慢，减慢滴速或停药后即可恢复。

禁忌证 高钾血症、高镁血症、肾功能不全及房室传导阻滞者慎用。

为数不多的退黄疸药——腺苷蛋氨酸

腺苷蛋氨酸（思美泰）是存在于人体所有组织和体液中的一种生理活性分子，它作为甲基供体（转甲基作用）和生理性巯基化合物（如半胱氨酸、牛磺酸、谷胱甘肽和辅酶 A 等）的前体（转硫基作用）参与体内重要的生化反应。在肝内，通过使质膜磷脂甲基化而调节肝细胞膜的流动性，而且通过转硫基反应可以促进解毒过程中硫化产物的合成。只要肝内腺苷蛋氨酸的生物利用度在正常范围内，这些反应就有助于防止肝内胆汁淤积。

成分 主要成分是腺苷蛋氨酸。

功能主治

1. 治疗肝硬化前和肝硬化所致肝内胆汁淤积 肝内胆汁淤积是由腺苷蛋氨酸合成酶（催化必需氨基酸蛋氨酸向腺苷蛋氨酸转化）的活性显著下降（50%）所致。这种代谢障碍使蛋氨酸向腺苷蛋氨酸转化减少，因而削弱了防止胆汁淤积的正常生理过程。结果使肝硬化患者饮食中的蛋氨酸血浆清除率降低，并造成其代谢产物（特别是半胱氨酸、谷胱甘肽和牛磺酸）利用度的下降。而且，腺苷蛋氨酸还适用于孕妇妊娠期肝内胆汁郁积。

2. 治疗黄疸性病毒性肝炎 由于腺苷蛋氨酸使巯基化合物合成增加，但不增加血循环中蛋氨酸的浓度，给肝硬化患者补充腺苷蛋氨酸，可以使一种在肝病时生物利用度降低的必需化合物恢复其内源性水平。因此，可以促进黄疸消退和肝功能恢复。

用法用量

初始治疗：使用注射用丁二磺酸腺苷蛋氨酸，每日 500 ~ 1000mg，肌内或静脉注射，共 2 周。

维持治疗：使用丁二磺酸腺苷蛋氨酸肠溶片，每日 1000 ~ 2000mg，口服。本品为肠溶片剂，在十二指肠内崩解，须在临服前从包装中取出，必须整片吞服，不得嚼碎。为使本品更好地吸收和发挥疗效，建议在两餐之间服用。有血氨增高的肝硬化患者必须在医生指导下服用本品，并注意血氨水平。

不良反应 即使长期大量应用亦未见与本品相关的不良反应。对本品特别敏感的个体，偶可引起昼夜节律紊乱，睡前服用催眠药可减轻此症状。部分患者服用本品后会出现胃灼热感觉和腹部坠胀。

禁忌证 对本药过敏者禁用。

既可溶石又能利胆消炎的熊去氧胆酸

熊去氧胆酸（UDCA）自 1989 年开始应用于原发性胆汁性肝硬化和原发性硬化性胆管炎的治疗，是 FDA 批准治疗原发性胆汁性肝硬化的药物。目前应用较多的是由德国生产的熊去氧胆酸胶囊——优思弗，优思弗与普通的熊去氧胆酸片最主要在每粒的含量上差别很大，优思弗每粒含 250mg，因采用半合成工艺，纯度极高（>99%）；而既往的国产熊去氧胆酸片以提取为主，每粒含熊去氧胆酸 50mg，因工艺缺陷，难以分离，故纯度不高（<50%），含疏水性胆酸（CDCA、LCA）等杂质，存在一定的肝毒性，故一般只用于溶石，原则上不可用于慢性乙型肝炎患者。

成分 熊去氧胆酸是一种亲水胆酸，存在于正常人胆汁中，占人体总胆酸的 3%。

功能主治 熊去氧胆酸（优思弗）作为一种溶解胆固醇性结石的药物，因具有较强的抑肝作用而广泛用于多种肝病的治疗。最近国内学者还发现熊去氧胆酸具有治疗脂肪肝的疗效，可降低 ALT、AST、r-谷氨酰转移酶（r-GT），降低血脂，明显缓解脂肪肝症状，改善脂肪肝的影像学表现，且不良反应轻微。

用法用量 胆固醇性胆结石，10mg/（kg·d），结石必须是 X 射线能穿透的，同时胆囊收缩功能须正常；原发性胆汁淤积性肝硬化，原发性硬化性胆管炎，15mg/（kg·d）；胆汁返流性胃炎，250mg/d，睡前服。

禁忌证 急性胆囊炎和胆管炎、胆道阻塞（胆总管和胆囊管）禁用熊去氧胆酸；如果胆囊结石不能在 X 射线下被看到、胆结石钙化、胆囊不能正常收缩以及经常性的胆绞痛等，不能使用熊去氧胆酸胶囊。

注意事项 熊去氧胆酸胶囊不应与考来烯胺（消胆胺）、考来替泊（降胆宁）、氢氧化铝和（或）氢氧化铝-三硅酸镁等药同时服用，因为这些药可以在肠中和熊去氧胆酸结合，从而阻碍吸收，影响疗效。如果必须服用上述药品，应在服用该药前 2 小时或在服药后 2 小时服用熊去氧胆酸胶囊。

从大豆中提取的保肝降酶药——多烯磷脂酰胆碱

"多烯磷脂酰胆碱（易善复）"是从大豆中提取的纯分子形式的保肝降酶药物。

成分 磷酸胆碱二酰甘油酯。

功能主治 它是具有稳定肝细胞膜、促进肝细胞修复的肝细胞治疗剂。当患肝疾病时，肝的代谢功能受到严重损伤。多烯磷脂酰胆碱胶囊（易善复）可提供高剂量容易吸收利用的高能多烯磷脂酰胆碱，这些多烯磷脂酰胆碱在化学结构上与重要的内源性磷脂一致。它们主要进入肝细胞，并以完整的分子与肝细胞膜及细胞器膜相结合，另外，可分泌入胆汁。对慢性肝炎、脂肪肝，尤其是酒精性脂肪肝以及其他的化学性肝损伤，具有明显的促进肝细胞修复的作用。

用法用量

胶囊：每日 3 次，每次 2 粒（456mg）。每日服用量最大不能超过 1368mg（6 粒胶囊）。一段时间后，剂量可减至每日 3 次，每次 1 粒（228mg）维持剂量。

针剂：除医生处方外，成人和青少年一般每日缓慢静脉注射 1～2 支，严重病例每日静脉注射 2～4 支。重症肝炎患者，可遵医嘱增加剂量。

不良反应 在大剂量时偶尔会出现胃肠道功能紊乱（腹泻）。

禁忌证

1. 肠胃病患者慎用。

2. 有支气管哮喘病史患者，可能会引起支气管痉挛。

3. 并用抗凝血药的患者，服药的最初几日应随时监测其凝血酶原时间。

4. 心功能不全及原发性高血压患者慎用。

5. 对本药所含的任何一种成分过敏者禁用。针剂含有苯甲醇，新生儿和早产儿禁用。

用于重型肝炎的促肝细胞生长素

促肝细胞生长素为乳白色或微黄色冻干品，其活性成分来源于健康的乳猪或未哺乳新生牛新鲜肝中提取的具有生物活性的多肽水溶液。

成分 小分子量生物活性多肽物质。

功能主治 ①能明显刺激新生肝细胞的 DNA 合成，促进损伤的肝细胞线粒体、粗面内质网恢复，促进肝细胞再生，加速肝组织的修复，恢复肝功能。②改善肝枯否细胞的吞噬功能，防止来自肠道的毒素对肝细胞的进一步损害，抑制肿瘤坏死因子（TNF）活性和 Na^+, K^+-ATP 酶活性抑制因子活性，从而促进肝坏死后的修复，同时具有降低转氨酶、血清胆红素和缩短凝血酶原时间的作用。③对四氯化碳诱导的肝细胞损伤有较好的保护作用。④对 D- 氨基半乳糖诱致的肝衰竭有明显的提高存活力的作用。促肝细胞生长素用于各种重型病毒性肝炎（急性、亚急性、慢性重症肝炎的早期或中期）的辅助治疗。

用法用量 静脉滴注，将本品粉针剂 80～120mg 溶于 10% 葡萄糖注射液中，每日 1 次；或将本品注射液 120μg 加入 10% 葡萄糖注射液中，每日 1 次或分 2 次静脉滴注。疗程视病情决定，一般为 1 个月，也可 4～8 周。或遵医嘱。

不良反应 可见皮疹和低热，停药后症状即可消失。注射部位偶见疼痛和皮肤潮红。可有过敏反应。

禁忌证 对本品过敏者禁用。

可以抗肝纤维化的安珐特（复方牛胎肝提取物片）

安珐特（复方牛胎肝提取物片）是临床上用来抗肝纤维化的药物。

成分 由牛胎肝提取物、维生素 B_{12}、肌醇组成。

功能主治 本品通过 IGF1、FGF 等细胞因子及肌醇的作用，诱导肝细胞及线粒体膜的聚糖蛋白受体，提高 ATP 合成酶的活性，促进细胞对葡萄糖的摄取和利用，增加能量合成。本品可促进脂肪积聚，促进脂肪酸 β 氧化，加速脂肪分解。用于急、慢性肝炎，肝纤维化，脂肪肝，肝硬化等症的辅助治疗。

用法用量 口服，每次 1～2 片，每日 3 次，15～30 天为 1 个疗程。

不良反应 尚未发现有关不良反应。

禁忌证 急性肝萎缩、肝昏迷患者禁用。对本品过敏者禁用。

防治肝昏迷的特效药——门冬氨酸鸟氨酸颗粒

肝昏迷是不少晚期肝硬化患者的并发症，严重的患者往往吃饭前尚神清脑明，一个肉丸下肚，就反应迟钝，甚至神志不清了。而门冬氨酸鸟氨酸颗粒则不但有明确的预防作用，治疗作用亦较好。

成分 门冬氨酸鸟氨酸。

功能主治 本品可提供尿素和谷氨酰胺合成的底物。谷氨酰胺是氨的解毒产物，同时也是氨的储存及运输形式；在生理和病理条件下，尿素的合成及谷氨酰胺的合成会受到鸟氨酸、门冬氨酸和其他二羧基化合物的影响。鸟氨酸几乎涉及尿素循环的活化和氨的解毒的全过程。在此过程中形成精氨酸，继而分裂出尿素形成鸟氨酸。门冬氨酸参与肝细胞内核酸的合成，以利于修复被损坏的肝细胞。另外，由于门冬氨酸对肝细胞内三羧酸循环代谢过程的间接促进作用，促进了肝细胞内的能量生成，使得被损伤肝细胞的各项功能得以恢复。治疗因急、慢性肝病（如肝硬化、脂肪肝、肝炎）所致的高血氨症，特别适合治疗早期的意识障碍或神经系统并发症。

用法用量 本品为白色或类白色颗粒，味酸甜。每日 1～3 次，每次 3g，将每包内容物溶于足够的溶液中（如水、茶和果汁），餐后服用。如果需要，可增加剂量，或隔周与注射用门冬氨酸鸟氨酸交替使用。

不良反应 本品口服无明显的不良反应。少数患者可能出现恶心、呕吐或腹胀等，停药后自动消失。

禁忌证 对氨基酸类药物过敏者及严重的肾功能衰竭（血清肌酐 > 3mg/100ml）患者禁用。

晚期肝硬化家庭必备药——乳果糖口服溶液

乳果糖口服溶液主要用于大便秘结的晚期肝硬化患者，不但有助于大便通畅，亦是防治肝性脑病的常用药。

成分 乳果糖。

功能主治 乳果糖口服溶液系人工合成的不吸收性双糖，在肠道内不被吸收，可被结肠细菌分解成乳酸和醋酸，使肠道乳果糖口服溶液 pH 值降至 6

以下，从而可阻断氨的吸收，减少内毒素的蓄积和吸收，使患者血氨恢复正常，并由昏迷转为清醒。

乳果糖还具有双糖的渗透活性，可使水、电解质保留在肠腔而产生高渗效果，故又是一种渗透性泻药，因为无肠道刺激性，亦可用于治疗慢性功能性便秘。

本品适用于各种肝病（重症肝炎、肝硬化、各种黄疸性肝炎、慢性活动性肝炎、门 - 体分流术后）所致的肝性脑病。

用法用量 口服，成人每次 10 毫升，每日 1 ~ 3 次。

不良反应 除个别患者服用后稍感恶心外，无其他不适，经继续服药或用 1 倍水稀释后可消失。

禁忌证 糖尿病患者慎用，对半乳糖不能耐受者不宜服用。阑尾炎、肠梗阻、不明原因的腹痛者均禁用。

不增加肝负担的利胆药——茴三硫片

不少乙型肝炎同时合并有胆囊炎和胆石症，传统的熊去氧胆酸常有导致肝功能损伤、加重的可能，而茴三硫片却是一种可以不增加肝负担的利胆药物，茴三硫片还可以促进唾液分流，改善口干。

成分 本品主要成分为茴三硫。

功能主治 能明显增强肝谷胱甘肽（GSH）水平，显著增强谷氨酰半胱氨酸合成酶（GCS）、谷胱甘肽还原酶（GSSG-R）和谷胱甘肽硫转移酶（GSH-S-Tx）活性，降低谷胱甘肽过氧化酶（GSH-Px）活性，从而增强肝细胞活力，使胆汁分泌增多。

茴三硫片属于分泌性利胆药，与普通排泄性利胆药不同，它不增加肝负担，可降低肝门脉压力，消除肝炎病灶的肝充血等症状，促进肝细胞活化，有助于肝功能的改善和恢复。能有效保护肝免受肝毒性物质（如酒精、四氯化碳、对乙酰氨基酚等）的损害。

茴三硫片能显著增加毒蕈碱样乙酰胆碱受体数，促进唾液分泌，对抗精神病药物引起的唾液减少（口干）特别有效。茴三硫片还具有胃肠道 M 受体和 β_2 受体调节作用，能促进胃肠蠕动和肠管内气体排出，迅速消除腹胀、便秘、口臭、恶心等消化不适症状。

主要用于胆囊炎、胆管炎、胆石症以及高胆固醇血症。茴三硫片也用于急慢性肝炎、初期肝硬化。

用法用量 口服，每日3次，每次1片，或遵医嘱。

不良反应 偶有荨麻疹样红斑，停药即消失。

禁忌证 胆道完全梗阻患者忌用，甲状腺功能亢进患者慎用本品。

给肝增加营养的肌苷片

肌苷片为肝病辅助药类非处方药药品，用于急、慢性肝炎的辅助治疗。

成分 肌苷。

功能主治 肌苷片是肝病患者在治疗过程中的辅助用药，可以用来辅助治疗慢性肝病或者急性肝病。本品能直接透过细胞膜进入体细胞，活化丙酮酸氧化酶类，从而使处于低能缺氧状态下的细胞能继续顺利进行代谢，并参与人体能量代谢与蛋白质的合成。

肌苷片还有治疗中心性视网膜炎、视神经萎缩等眼神经疾病的作用，可以治疗血小板或者白细胞减少症、肺源性心脏病等。

用法用量 口服。成人每次1~3片，儿童每次1片，每日3次。

不良反应 口服有胃肠道反应。

禁忌证 对本品过敏者禁用。

小小维生素 C 对肝用处大

维生素C，又称抗坏血酸，是人体必需的营养物质，也是人们熟悉的一种维生素。

在人的生命活动过程中，保证细胞的完整性和代谢的正常进行至关重要。为此，谷胱甘肽和酶起着重要作用。谷胱甘肽是由谷氨酸、胱氨酸和甘氨酸组成的短肽，在体内有氧化还原作用。它有两种存在形式，即氧化型和还原型，还原型对保证细胞膜的完整性起重要作用。

维生素C是一种强抗氧化剂，其本身被氧化，而使氧化型谷胱甘肽还原为还原型谷胱甘肽，从而发挥抗氧化作用。

酶是生化反应的催化剂，有些酶需要有自由的巯基（-SH）才能保持活性，能够使双硫键（-S-S）还原为 -SH，从而提高相关酶的活性，发挥抗氧化的作用。

因此，研究表明，只要维生素 C 充足，则维生素 C、谷胱甘肽和 -SH 形成有力的抗氧化组合拳，清除自由基，阻止脂类过氧化及某些化学物质的毒害作用，保护肝的解毒能力和细胞的正常代谢。

维生素 C 可参加人体内的很多生化反应，可部分氧化生成去氧维生素 C，这一过程又是可逆性的，所以，维生素 C 也是一种氧化还原剂。它能直接改善肝功能，促进新陈代谢；大剂量应用可提高体液免疫功能，促进抗体形成，增强白细胞的吞噬作用，增强机体的抗病能力，减轻肝脂肪变性，促进肝细胞的修复、再生和肝糖原的合成，改善新陈代谢，增强利尿作用，促进胆红素排泌，从而起到解毒、退黄、恢复肝功能、降低转氨酶的作用；同时还能改善肾上腺皮质功能。此外，尚有结合细菌内毒素的能力，减少内毒素对肝的损害。因此，肝炎患者应当经常服用维生素 C。

有人曾经应用大剂量维生素 C 治疗小儿病毒性肝炎，获得显著疗效，使疗程从平均 64.9 天缩短至 31.8 天，而且未见并发症。

那么服用量究竟应掌握在多少范围之内最为合适？至今仍难取得一致意见。一般主张一次口服量为 100~200 毫克，每日 3 次；如加入到 10% 葡萄糖液中静脉滴注，每日量不宜超过 3 克。

还有人主张最好能将人工合成的维生素 C 与富含维生素 C 的食物合用。其理由是食物中含有维生素 C 氧化酶，这种酶是维生素 C 在人体内氧化过程中所不可或缺的，否则就会导致人工合成的维生素 C 失效。因此，让肝炎患者多吃新鲜水果与蔬菜，是获得维生素 C 氧化酶的重要途径。

兼有解毒作用的保肝降酶药——葡醛内酯片

葡醛内酯，是葡萄糖醛酸内酯的简称，是一种临床使用已久的保肝降酶药物。

成分 本品每片含葡醛内酯 100 毫克。辅料：微晶纤维素、硬脂酸镁。

功能主治 本品进入机体后可与含有羟基或羧基的毒物结合，形成低毒或无毒结合物由尿排出，有保护肝及解毒作用。另外，葡萄糖醛酸可使肝糖原含量增加，脂肪储量减少。本品用于急、慢性肝炎的辅助治疗。

此外，葡醛内酯为构成人体结缔组织及胶原（特别是软骨、骨膜、神经鞘、关节囊、肌腱、关节液等）的组成成分，故可用于关节炎、风湿病等的辅助治疗，但疗效尚不确定。

用法用量 口服。成人每次 2～4 片（每片 100mg），每日 3 次。5 岁以下小儿每次 1 片；5 岁以上每次 2 片，每日 3 次。

不良反应 偶有面红，轻度胃肠不适，减量或停药后即消失。

禁忌证 对本品过敏者禁用，过敏体质者慎用。

来自欧洲的利胆消炎保肝药——羟甲烟胺片

羟甲烟胺片源产自欧洲匈牙利，是欧洲公认的治疗胆囊炎及胆管炎的首选药物，同时本品还具有良好的保肝作用，亦可用于病毒性肝炎的辅助治疗。

成分 主要成分：羟甲基烟酰胺；化学名：吡啶 -3- 羟甲基烟酰胺。

功能主治 本品进入体内后分解为烟酰胺和甲醛，前者有保肝作用，后者有抗菌作用，对胆道及肠道中的双球菌、脓球菌、肠球菌及大肠杆菌等细菌感染均有抑制作用。

本品能促进胆汁分泌，防止肝脂肪变性，免受化学性损害，增加胆汁中盐类和胆酸的浓度，且其代谢产物中含有一定浓度的甲醛水合物（甲醛水合物是供氢体，在人体中起中间过渡作用，不易单独存在，很容易放出氢，对人体几乎不产生不良反应），对胆道、肠道细菌均有抑制作用，从而恢复胆道、肠道原有的流体力学性能，口服耐受性好，长期服用无不良反应，不影响肠内正常生理菌群。

大量临床研究表明：本品对急、慢性胆囊炎、胆管炎（包括反流性胆管炎）、胆结石、胆囊切除术后综合征有显著疗效，对胃溃疡、十二指肠炎、病毒性肝炎等也有较好的疗效。

用法用量 口服，每次 0.5～1.0g，每日 3 次，饭前服，连服 2～4 天后改为每次 0.5g，每日 3 次或 4 次。

不良反应 一般耐受良好。

禁忌证 对本品过敏者禁用，过敏体质者慎用。

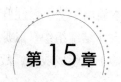

第15章

中医中药——
中国人发明的对付乙型肝炎病毒药物

中医治疗肝病由来已久

　　中医药学是中国古代科学的瑰宝，也是打开中华文明宝库的钥匙。中医治疗乙型肝炎由来已久，在2000多年前的《黄帝内经》一书中即已有"夫肝之病，补用酸，助用焦苦，益用甘味"的治疗肝病大法，现今对临床仍有重要指导意义。医圣张仲景所著的《金匮要略》当中有专篇讨论黄疸病治疗的内容，所提出治疗黄疸的方剂、方法以及药物，如茵陈蒿汤等，目前仍然在临床上被广泛使用，它对黄疸病因的阐述目前仍然有效指导临床治疗。《金匮要略》第一篇提出的"见肝之病，知肝传脾，当先实脾"的治疗原则，在临床上对治疗乙型肝炎具有非常重要的意义，提示我们乙型肝炎患者往往有脾胃功能下降、消化功能不良、食欲不振、不思饮食等脾虚不健表现，故治疗乙型肝炎的时候不应该见肝治肝，应该同时治脾。

　　通过对历代浩如烟海的医书的发掘，我们认为中医学中的"胁痛""黄疸""癥积""臌胀""血证""疫毒""肝瘟"等病证，包含了丰富的慢性乙型肝炎的辨证论治理论与实践经验。

　　1. 胁痛　指的是慢性乙型肝炎患者出现两侧肋骨下疼痛或不适感。从解剖学看，左侧肋下为脾，右侧肋下为肝、胆囊。"肝胆相连，肝胆相照"，肝和胆囊的疾病常相互影响。慢性肝病导致门静脉高压，脾大。因此，胁痛是肝炎、胆囊炎、胆结石、脾大的最常见症状。

2. 黄疸 指的是慢性乙型肝炎患者出现眼睛、皮肤、小便黄染，人们常称为"黄疸型肝炎"；如果短时间内出现黄疸，黄疸较深，则称为"急黄"；如果黄疸颜色很深，同时出现意识模糊，甚至昏迷等情况，则称为"肝瘟"。

3. 癥积 指的是慢性乙型肝炎患者出现肝硬化、脾大，在两侧肋骨下可以摸到肿大的腹部包块。肝硬化患者出现吐血、解黑色大便为表现的上消化道出血时，则称为"血证"。

4. 臌胀 指的是慢性乙型肝炎患者出现肝硬化腹水后，以腹胀腹大如鼓、肚脐眼突起、腹壁静脉曲张、小便减少，甚至出现全身浮肿为主要临床表现的疾病。

中医中药在肝病治疗中的五大作用

经过多年研究和总结，我们认为中医中药在肝病治疗中，可以达到以下五方面的功效。

第一，较好的改善症状，提高生活质量。中医辨证论治，可以有效地改善患者胁痛、消化不良、腹泻、皮肤瘙痒、疲劳、鼻出血、牙龈出血、失眠等症状。如中药中的柴胡、枳壳、香附等有行气止痛作用；当归、穿山甲、五灵脂、延胡索、九香虫、茜草等有活血通络止痛作用；白芍与甘草合用，可酸甘化阴，柔肝止痛等。

第二，明确的保肝降酶作用。不少治疗肝病的中药均有较好的保肝降酶作用，而垂盆草、田基黄、鸡骨草等保肝降酶作用十分明显。五味子酸可入肝，被临床医生称为强效降酶药物。

第三，退黄抗炎作用。茵陈蒿汤、茵陈五苓散、麻黄连轺赤小豆汤、茵陈术附汤、犀角地黄汤等是临床屡试屡效的退黄疸中药方剂，其中的茵陈、大黄、苦参、赤芍均有明确退黄抗炎作用，甘草中提取的甘草酸已研制到第四代产品，药理研究证明甘草酸制剂有类激素样作用，对迅速改善肝的炎症状态十分有效。一些顽固性黄疸、肝功能衰竭患者加用中药后，疗效显著，不但能缩短病程，且可减少1/3的治疗费用。

第四，一定的抗病毒作用。金银花、连翘、苦参、白花蛇舌草、败酱草、大青叶、叶下珠、山豆根等清热解毒药物均有一定的抗病毒作用。尤其对于乙型肝炎病毒 DNA（＋）的慢性乙型肝炎小三阳患者，重用清热解毒药后，中药抗病毒效果更为有效，不少患者能达到乙型肝炎病毒长期低复制的效果。

第五，一定的抗肝纤维化、肝硬化、肝癌作用。大黄䗪虫丸、鳖甲煎丸以及活血化瘀、化痰散结类中药均有一定抗肝纤维化、肝硬化、肝癌作用。有些肝癌患者服用中药后生命质量得到明显提高，生存期得以显著延长。

疫毒感染是慢性乙型肝炎的主要病因

疫毒是指较六淫病邪损害更强，具有强烈传染性的一类病邪，在古代文献中，又称为时气、非时之气、异气、疠气、杂气、毒气等，其所致疾病一般称为"温病""温疫"等。疫毒致病的最大特征是传染性强，易于发生流行。故曰："邪之所着，有天受，有传染，所感虽殊，其病则一""此气之来，无论老少强弱，触之者即病"（《温疫论》）。中医学还认识到疫毒并非一种，而是一病一"气"，如吴又可在《温疫论》中就指出："为病各种，是知其气不一也""杂气为病，一气自成一病""有某气专入某脏腑经络，专发为某病，故众人之病相同"。这种"一气自成一病"和"一病自有一气"的观点，与现代医学认为每种传染病皆有其特异性病原体惊人相似。因此，疫毒的实质就是现今引起各种传染性疾病的特异性致病因子。

现代医学研究证实，乙型肝炎是乙型肝炎病毒经母婴传播、医源性传播、性接触传播、日常生活接触传播、吸血昆虫传播等途径感染而发病的。由于乙型肝炎发病相对较痢疾、肺痨来势缓慢，一般性、短期的接触发现不了其传染迹象，因此，中医学未能将其与一般的胁痛、黄疸区分开来，治疗也没有能像治疗其他温病一样重视对疫毒病因的祛除。

乙型肝炎发病具有疫毒的性质和致病特点，即传染性、流行性、症状相似、发病急、病情重等特点。乙型肝炎疫毒感染人体后，不仅引起机体的脏腑组织功能失调，导致其发病，还蛰伏于体内，通过饮食、肌肤或密切接触等途径传染他人，致使他人发病。蛰伏于女性患者体内的疫毒还可通过分娩、哺乳等途径传染给婴儿。因此，疫毒感染应是导致乙型肝炎发病的主要致病因素，治疗乙型肝炎也应像中医治疗其他传染病一样，"因邪而发热，但能治其邪，不治其热，而热自去"（《温疫论》），重视对乙型肝炎病毒的清除。

　　将乙型肝炎的发病原因界定为疫毒之邪，既与现代医学认为乙型肝炎的发病原因是感染乙型肝炎病毒相一致，更重要的是为运用清热解毒祛邪药物治疗乙型肝炎提供了理论依据，有利于提高中医治疗乙型肝炎的疗效。

疫毒湿热瘀郁、肝脾肾失养是慢性乙型肝炎的主要病理环节

　　《金匮要略》云："夫治夫病者，见肝之病，知肝传脾，当先实脾……"说明肝病易于传脾，乙型肝炎也不例外。肝主疏泄，体阴而用阳，喜条达而恶抑郁。肝木疏土，助其运化，脾土营木，利其疏泄。导致乙型肝炎的疫毒之邪具有偏嗜肝脏特性，疫毒无论是从血液入肝，还是从消化道侵入肝，结果基本都是导致肝郁气滞，乘犯脾胃，影响脾胃运化功能，水谷津液不归正化，变生内湿。因此，乙型肝炎患者除可见有胁肋胀痛、嗳气、性情急躁等肝郁不达症状外，每易出现脘腹胀闷、厌食油腻、恶心呕吐、口淡乏味、便溏泄泻、舌苔厚腻等脾虚湿盛症状。由于疫毒之邪本具火热之性，故每与湿邪胶结，病久入络，而成湿热疫毒瘀郁之证。湿性缠绵是乙型肝炎容易形成慢性的根蒂。

　　湿热疫毒之邪内郁，日久不愈，或内困脾胃，气血化生不足；或邪郁而从火化，耗伤阴津；或火热之邪深入营血，耗血动血，损伤肝阴。而乙癸同源，肝病日久，累及肾阴亦虚，而表现为肝肾阴虚之证，症见胁肋隐痛、口干烦热、目干目涩、大便秘结、腰膝酸软、女子经少经闭、舌红少苔、脉细数等。阴阳互根，阴病及阳，慢性乙型肝炎患者晚期亦可出现肾阳不足之证，表现为面色㿠白、畏寒怯冷、足跗浮肿、性欲淡漠、阳痿、早泄、舌淡有齿印、脉沉迟等肾阳不足证候。

　　因此，乙型肝炎病位主要在肝、脾、肾。疫毒湿热瘀郁，肝、脾、肾失养是其主要病理环节。病理性质为本虚标实，虚实夹杂。

清除乙型肝炎病毒需用解毒逐邪法

　　乙型肝炎病毒整合到肝细胞 DNA 中，形成共价闭合环（乙型肝炎病

毒 -cccDNA ），难以有效清除，是导致乙型肝炎慢性化、肝细胞损伤、肝纤维化、肝硬化、肝癌的根本原因，因此设法清除乙型肝炎病毒是治疗乙型肝炎的主要途径。

余霖在《疫疹一得》中云："疫乃无形之毒"，吴又可在《温疫论》中明确提出："客邪贵乎早逐""邪不去则病不愈"。乙型肝炎为感染疫毒所致，正气不能驱邪外出，导致邪气滞留，乙型肝炎迁延慢性化，经治疗能驱毒外出，则疾病向愈。疫毒感染是乙型肝炎发病的主导因素，并且贯穿疾病的全过程。故在治疗过程中要擅于吸收现代医学的研究成果，选择应用解毒逐邪药物。由于毒邪本具火热之性，病久肝气郁久可化火，湿邪蕴久生热，因此，解毒逐邪药多以清热解毒药物为主，如垂盆草、虎杖、山栀、大黄、苦参、黄芩、半枝莲、半边莲、大青叶、鸡骨草、龙胆草、草河车、白花蛇舌草、败酱草、水飞蓟、连翘、蒲公英、野菊花、天葵子、升麻、玄参、叶下珠、山豆根等。

临床尚需结合患者具体情况，灵活选择上述清热解毒药物。如转氨酶升高明显者，以选择垂盆草、鸡骨草等具有明显降酶作用的药物为宜；如患者大便秘结、舌苔黄燥，则以选择具有清热通腑解毒作用的大黄为宜；患者痤疮较多，则宜选用山豆根、野菊花、苦参、龙胆草、黄芩、败酱草、天葵子等具有清热泻火作用的药物为宜；白花蛇舌草具有防癌抗癌功效，因此用于肝硬化有肝癌倾向者最为适宜；大青叶对流感病毒有明显杀灭作用，故对于免疫功能低下、经常感冒者尤宜。半枝莲、半边莲兼有利水消肿作用，故对于肝硬化腹水者，则既能抗菌消炎，又能利尿消肿，一药两用，一箭双雕。

解除胁肋疼痛需用疏肝解郁法

《黄帝内经·素问·金匮真言论》中云："东方青色，入通于肝。"《张氏医通》云："肝藏生发之气，生气旺则五脏环固，生气阻则五脏留著。"肝为将军之官，主疏泄，性喜条达而恶抑郁，为藏血之脏，体阴而用阳，是人体气机运行畅达的标志。疫毒偏嗜于肝，导致肝疏泄功能失司，因此治疗乙型肝炎每须应用疏肝解郁药物，以宗《黄帝内经》"木郁达之"之旨。治疗乙型肝炎常用的疏肝解郁药物，以柴胡疏肝散为基本方，有柴胡、香附、枳壳、枳实、青皮、延胡索、橘核、陈皮、谷芽、麦芽、八月札、佛手、合欢皮、茵陈蒿等。

疏肝药中，柴胡最为常用，一则柴胡入肝经，取引经之意（宜醋炒后用，以酸味入肝故也），二则柴胡能疏肝解郁，切中乙型肝炎肝气郁结之机。对于乙型肝炎慢性低热者，笔者常喜用鳖血炒柴胡，至阴之药配合清透之药，每能出奇制胜，清透虚热；延胡索一味，行气活血，又有镇静止痛之用，故对肝病失眠者用大剂量延胡索，既能活血止痛，又能镇静安神，配合合欢皮则效果更佳；对于急性黄疸患者，湿热明显，用柴胡偏温有劫肝阴之弊，我们则选择清热利湿之茵陈，取其清透之性，以防过于苦寒而有加重肝郁之弊；谷芽、麦芽最能疏肝，对肝病纳差、胁痛者则最为适宜。

传统的疏理肝气药物川楝子，现代药理研究证明有致肝损害之弊，因此应避免使用。

脾虚便溏需用健脾化湿法

乙型肝炎病毒侵袭肝后，导致肝之疏泄功能失司，木旺则乘脾土，导致脾运功能受损，因此乙型肝炎患者每有食欲不振、恶心、呕吐、脘腹胀闷、大便稀溏等消化系统症状。正如《血证论》中所说："木之性主于疏泄，食气入胃，全赖肝木之气以疏泄之，而水谷乃化；设肝之清阳不升，则不能疏泄水谷，渗泄中满之症，在所不免"。另外，治疗乙型肝炎的清热解毒药物，多性属寒凉，久用有"苦寒败胃"之虞，因此治疗乙型肝炎经常要用健脾化湿法。

现代研究证实，脾虚患者往往细胞免疫功能均较正常人低下，淋巴细胞转化率及 E 玫瑰花环形成率均呈低下状态，补体 C_3 的含量显著下降。有学者研究发现，乙型肝炎病毒复制时，补体下降最明显，到恢复期时，补体含量接近正常，说明补体含量与病情的严重程度有密切关系。因此，肝病运用健脾化湿药物，尚有提高人体免疫功能、增强病毒清除能力的作用，诚如陈正复在《幼幼集成》一书中所云："脾土强者，足以捍御湿热，必不生黄，惟其脾虚不运，所以湿热从之。"常用的健脾化湿药物有党参、太子参、生黄芪、茯苓、甘草、苍术、白术、凤尾草、土茯苓、薏苡仁、白扁豆、藿香、佩兰、砂仁、白蔻仁等。

具体临床，纯属气虚者选用党参，气阴两虚者则选用太子参。凤尾草清热利湿对妇科炎症有独特功效，故女性带下量多色黄者用此尤宜；薏苡仁提取物制成的康莱特注射液具有显著抗癌功效，因此对于防治肝硬化、肝癌尤宜；舌苔厚白腻、口臭者，则选用芳香化湿之藿香、佩兰、砂仁、白蔻仁，运用芳香药物是中医治疗温疫类疾病的"芳香辟秽"方法，故藿香、佩兰用于乙型肝炎兼有透邪解毒作用。

防治肝硬化重用活血通络法

乙型肝炎迁延不愈，形成慢性化，势必久病入络入血。肝为藏血之脏，湿热久羁，气滞血瘀，邪毒从气分进入血分，湿热与血互结，表现出肝郁血瘀之证，血热与血瘀并见，症见胁肋刺痛、胁下有块、肌肤甲错、身目黄而晦暗、面色黧红、颧布丹丝赤缕，手掌鱼际红赤，舌质多紫，或见齿衄、鼻衄等。

现代医学通过电镜观察慢性活动性乙型肝炎血瘀证患者血小板的超微结构证明，患者血小板明显异常，导致血小板聚集性增强，并黏附血液中其他成分，如白细胞、红细胞等，使其附着于血管壁，令管腔逐渐狭窄，血流缓慢瘀滞，导致"血流滞涩不利"的肝内瘀血，为慢性乙型肝炎的瘀血学说提供了一定的科学依据。故治疗慢性乙型肝炎，须用活血化瘀药物。实验结果显示，活血化瘀药物有抑制肝纤维组织增生的作用，能改善其病理损伤，防止肝硬变。

常用活血化瘀药物有：赤芍、丹参、景天三七、当归、茜草根、莪术、姜黄、郁金、延胡索、泽兰、水红花子、地鳖虫、蛴螬虫、水蛭等。其中，丹参、景天三七一般用于肝纤维化、肝硬化的防治；面黄不华，肝血亏虚者，用当归、茜草根、鸡血藤等养血活血；肝硬化时，每须用莪术等活血化瘀散结之品。如肝硬化伴见肩臂疼痛麻木者，则要用姜黄取代莪术；如肝硬化伴见胆红素增高者，则用郁金易莪术；肝炎、肝硬化，发生腹水时，则用泽兰、水红花子活血化瘀、利水消肿。

补益肝肾法防治乙型肝炎患者肾亏

不少慢性乙型肝炎患者有腰膝酸软无力、性欲下降、脱发、月经不调等肾亏表现，这既与乙型肝炎病毒易发生"乙型肝炎相关性肾炎"有关，也与慢性肝病后期会出现"肝肾综合征"等有关。

中医认为，慢性乙型肝炎，湿热疫毒之邪蕴结不去，耗伤肝阴，或邪从火化，阴津被灼，亦可因脾运被遏，而阴血化生无源，导致肝之阴血亏虚，久则因肝肾同源累及肾阴亦虚，而表现为肝肾阴虚之证。此时治疗须应用滋养肝肾的药物，以滋水涵木，木得滋荣，自能柔顺条达，疾病易愈。方可效一贯煎加减，药用生地黄、山茱萸、石斛、贯众、北沙参、麦冬、枸杞子、阿胶、百合、鳖甲、龟甲、牡蛎等。其中，鳖甲"主心腹癥瘕块积、寒热"（《神农本草经》），"去血气，破癥积，恶血"（《日华子本草》），因此鳖甲为消癥、散瘀、益阴之品，诚为预防肝硬化、肝癌之良药。国医大师邓铁涛教授亦认为治疗慢性肝病，不但要从脾治，而且要从肾治，尽早使用滋补肝肾之品，"务在先安未受邪之地"。

阴阳互根，阴病及阳，慢性乙型肝炎患者晚期亦可出现肾阳不足之证，此时治疗须应用温补肾阳之品，常用药物有肉桂、肉苁蓉、仙灵脾、制附子、鹿角片等。现代医学实验研究和临床研究已证实，这些温阳药物有明显的免疫调节作用，能明显提高免疫抑制状态下的机体体液免疫和细胞免疫，对特异性和非特异性免疫都有明显的增强作用。再者，《黄帝内经》认为"卫气出下焦"，肾为人体阳气之根本，在肾阳温煦鼓舞下，肝阳得以疏泄气血，脾阳得以斡旋上下。若肾阳不足，则肝阳难以升发，疫毒之邪内陷，导致病情迁延不愈，因此，适当运用温补助阳通阳的药物，可助解毒透毒，是促使乙型肝炎病毒指标转阴值得尝试的重要方法。

胁痛、纳差、便溏的乙型肝炎患者宜用柴胡疏肝散治疗

当乙型肝炎患者出现以下肝郁脾虚证表现时，中医宜用柴胡疏肝散作为基本方治疗。

临床表现 胁肋胀满疼痛，胸闷太息，精神抑郁，性情急躁，纳食减少，

口淡乏味，脘痞腹胀，少气懒言，四肢倦怠，面色萎黄，大便溏泻或完谷不化，每因进食生冷油腻及不易消化的食物而加重，舌质淡有齿痕，舌苔薄白腻，脉沉弦。

治法 疏肝健脾，化湿解毒。

优选方剂 柴胡疏肝散加减。

处方 柴胡 6g，炒当归 10g，白芍 10g，白术 10g，茯苓 10g，炒枳壳 10g，丹参 15g，白花蛇舌草 15g，垂盆草 15g，生甘草 3g。

加减 胁痛明显者，加延胡索 10g；纳少、呕恶、便溏，去当归，加广木香 6g、法半夏 10g、陈皮 6g；口干、口苦、舌红者，加牡丹皮 10g、炒山栀子 10g；转氨酶升高明显，改垂盆草 30g，加田基黄 15g；目黄、尿黄、口苦口干者，加赤芍 15g、郁金 10g、茵陈 20g、金钱草 15g。

口苦口黏、痤疮的
乙型肝炎患者宜用茵陈蒿汤合甘露消毒丹治疗

当乙型肝炎患者出现肝胆湿热证表现，中医宜用龙胆泻肝汤作为基本方治疗。

临床表现 胁胀脘闷，性情急躁，恶心厌油，纳呆，身目发黄而色泽鲜明，尿黄，口黏口苦，大便黏滞秽臭或先干后溏，或饮而不多，肢体困重，倦怠乏力，面多痤疮，舌苔黄腻，舌质红，脉象弦数或弦滑数。

治法 清利湿热，疏肝利胆。

优选方剂 茵陈蒿汤合甘露消毒丹加减。

处方 茵陈 30g，炒山栀子 10g，制大黄 6～10g，炒枳壳 10g，白芍 10g，金钱草 30g，郁金 15g，垂盆草 15g，生甘草 6g，白花蛇舌草 15g，连翘 15g，车前子 15g（包煎）。

加减 目黄、尿黄者，加虎杖 15g，改茵陈 40g、赤芍 20g；湿重于热，便溏，口黏，去大黄、山栀子，加藿香 15g、佩兰 15g；转氨酶升高明显，改垂盆草 30g，加田基黄 15g。

口干、便秘、舌质光红的乙型肝炎患者宜用一贯煎治疗

当乙型肝炎患者出现以下肝肾阴虚证表现时，中医宜用一贯煎作为基本方治疗。

临床表现 右胁隐痛，口干多饮，口燥咽干，大便干结，形体消瘦，失眠多梦，潮热或五心烦热，腰膝酸软，男子遗精，女子经少经闭，头晕目眩，耳鸣，两目干涩，舌体瘦，舌质红、少津、有裂纹，舌苔花剥或少苔，或光红无苔，脉细数无力。

治法 滋肾柔肝，化湿解毒。

优选方剂 一贯煎加减。

处方 生地黄 10g，贯众 15g，白芍 15g，北沙参 10g，麦冬 10g，当归 10g，枸杞子 10g，女贞子 10g，黄芩 15g，川楝子 6g，五味子 12g（杵），木瓜 15g，生甘草 6g。

加减 伴口苦、舌苔黄腻者，加茵陈 15g、垂盆草 30g；瘀热伤络，鼻齿衄血，加白茅根 15g、茜草根炭 15g；肾虚腰膝酸软者，加鳖甲 15g（先煎）、怀山药、山茱萸各 15g。

怕冷、腰酸、性欲冷淡的乙型肝炎患者宜用升降散治疗

当乙型肝炎患者出现以下脾肾阳虚证表现时，中医宜用升降散作为基本方治疗。

临床表现 畏寒喜暖，四肢不温，精神疲惫，面色不华或晦黄，少腹腰膝冷痛，食少脘痞，腹胀便溏，或晨泻，完谷不化，甚则滑泄失禁，小便不利或余沥不尽或尿频失禁，下肢或全身浮肿甚则水臌，阴囊湿冷或阳痿，舌淡胖，有齿痕，苔白或腻或滑，脉沉细弱或沉迟。

治法 温补脾肾，扶正托毒。

优选方剂 升降散加减。

处方 升麻 10g，姜黄 10g，僵蚕 10g，蝉衣 6g，生黄芪 15g，白术 15g，茯苓 15g，甘草 6g，仙灵脾 10g，怀山药 15g，生地黄 15g，枸杞子 15g，生甘草 6g，垂盆草 30g。

加减 转氨酶高者加五味子 10g、田基黄 15g；胁肋刺痛者，加柴胡 6g，枳壳 10g；经常感冒者，加金银花 10g、板蓝根 15g；畏寒手足逆冷者，加桂枝 6～10g；腰酸加杜仲、川续断、桑寄生各 15g。

肝区刺痛、舌紫的
瘀血阻络证乙型肝炎患者宜用膈下逐瘀汤治疗

当乙型肝炎患者出现以下瘀血阻络证表现时，可采取膈下逐瘀汤治疗。

临床表现 面色晦暗或黧黑，或见赤缕丹丝，两胁刺痛，胸面部皮肤见有蜘蛛痣，手掌鱼际斑点色红隐现，女子行经腹痛，经水色暗有块，舌质暗或有瘀斑，脉沉细涩。

治法 活血化瘀，散结通络。

优选方剂 膈下逐瘀汤加减。

处方 柴胡 6g，鳖甲 15g，生地黄 15g，当归 10g，桃仁 10g，红花 10g，川芎 10g，牡丹皮 10g，赤芍 15g，丹参 15g。

加减 兼有气滞者，加陈皮、木香、厚朴各 10g；舌质光红无苔者，加熟地黄 15g、北沙参、麦冬、五味子各 10g；齿鼻衄血者，加仙鹤草 15g、墨旱莲 15g、茜草炭 10g。

乙型肝炎患者感冒后辨证选用中成药

慢性乙型肝炎患者免疫功能下降，容易被感冒病毒等感染，而病毒感染后，有可能会对肝细胞造成二次打击，导致肝功能损害加重，甚至发生肝功能衰竭。目前含有对乙酰氨基酚的感冒药和一些抗生素又存在肝毒性，因此，乙型肝炎患者感冒后要尽快治疗，但又不能随意使用感冒药物，经常令患者纠结、医生为难。中医中药对呼吸道感染有明确的治疗作用，且这些治疗上呼吸道感染的抗病毒药物本身对乙型肝炎病毒也有一定治疗作用，治疗上没有冲突和矛盾之处，因此，选择中医药治疗感冒，是慢性乙型肝炎患者的理想选择。

中医认为，感冒可分为风寒型感冒、风热型感冒、暑湿型感冒等。凡发热重、恶寒轻、咽喉红肿热痛、咳嗽痰黄者，为风热型感冒。凡恶寒重、发热轻、鼻流清涕、咯痰清稀色白者，为风寒型感冒。凡发病于夏季，身热，恶风，肢体酸楚，头昏胀痛，舌苔厚腻者，为暑湿型感冒。

1. 荆防败毒散加减方 荆芥10g，防风6g，柴胡10g，薄荷3g（后下），川芎5g，羌活6g，桔梗9g，茯苓9g，生姜6g，生甘草3g。功能辛温解表，适用于风寒型感冒。

2. 银翘散加减 金银花15g，连翘12g，淡豆豉9g，淡竹叶9g，荆芥穗9g，桔梗9g，薄荷3g，鲜芦根15g，生甘草5g。功能辛凉解表，适用于风热型感冒。

3. 香薷饮加减 金银花15g，连翘12g，香薷9g，厚朴6g，扁豆花9g，黄连6g，藿香10g，滑石12g（包煎），生甘草5g。功能清热解暑，适用于暑湿感冒，症见夏日发热、身重倦怠、头昏、舌苔白腻者。

4. 羚羊感冒片 每次4～6片，每日2次。功能疏风清热解表。适用于上呼吸道感染，症见咽喉疼痛、发热、口干、舌尖红、舌苔薄黄者。

5. 藿香正气软胶囊 每次2粒，每日3次。功能解表化湿，理气和中。适用于恶寒、肢体酸楚、食欲不振、恶心、大便稀溏的上呼吸道感染者。

6. 小柴胡冲剂 主要由柴胡、党参、大枣、姜半夏、甘草、黄芩、生姜等组成。每次10g，每日3次，小儿酌减，开水冲服。具有和解退热功效。主治体弱之人感冒，以及感冒后发热久久不退、汗出不畅等症。

7. 香菊感冒冲剂 每次10～15g，每日3次。具有疏风解表、芳香化湿、清暑解热功效。用于夏季感冒发热、头痛、胸闷无汗等更为适宜。

8. 正柴胡饮冲剂 主要由柴胡、防风、陈皮、生姜、芍药、甘草等组成。具有解表散风寒、解热止痛功效。适用于外感风寒初起、恶寒发热、无汗、头痛、鼻塞、喷嚏、咽痛咳嗽、四肢酸痛等症。每次10g，每日3次，开水冲服。小儿酌减或遵医嘱。

9. 板蓝根冲剂 主要成分为板蓝根，具有清热解毒、凉血利咽的功效。用于感冒咽喉肿痛、口咽干燥者。每袋装10g（相当于饮片14g），开水冲服。每次半袋至1袋，每日3次或4次。

10. 香菊感冒冲剂 主要由藿香、香薷、野菊花、青蒿组成，具有疏风解表、芳香化湿、清暑解热功效。用于四时感冒，尤其对夏季感冒发热、头痛、胸闷无汗等，更为适宜。每次10～15g，每日3次，温开水冲服。

11. 银翘解毒片 主要由金银花、连翘、薄荷、荆芥、淡豆豉、牛蒡子（炒）、桔梗、淡竹叶、甘草组成，具有辛凉解表、清热解毒功效。用于风热感冒，症见发热、头痛、咳嗽、口干、咽喉疼痛者。口服，每次 1 片，每日 2 次或 3 次。

12. 连花清瘟胶囊 主要由连翘、金银花、炙麻黄、炒苦杏仁、石膏、板蓝根、绵马贯众、鱼腥草、广藿香、大黄、红景天、薄荷脑、甘草组成。具有清瘟解毒、宣肺泄热功效。用于治疗流行性感冒属热毒袭肺证：发热或高热，恶寒，肌肉酸痛，鼻塞流涕，咳嗽，头痛，咽干咽痛，舌偏红，苔黄或黄腻等。口服。每次 4 粒，每日 3 次。

乙型肝炎患者急性肠胃炎辨证选用中成药

慢性乙型肝炎患者免疫功能下降，消化能力差，如果饮食不注意卫生，很容易发生恶心呕吐、腹泻腹痛、发热恶寒等急性肠胃炎表现。而发生这些细菌或病毒感染后，有可能会对肝细胞造成二次打击，导致肝功能损害加重，甚至发生肝功能衰竭。因此肝病患者要及时治疗食物中毒等胃肠道感染。一般可选择下列中成药服用。

1. 黄连素 本品含盐酸小檗碱，具有清热燥湿、泻火解毒功效。口服，成人：每次 1~3 片，每日 3 次。

2. 大蒜素胶囊 本品含大蒜素。具有杀菌、抗炎、降血糖、降血脂、抗衰老、抗氧化及增强人体免疫功能等作用。每次 2 粒，每日 3 次。

3. 葛根芩连微丸 本品主要由葛根、黄芩、黄连、炙甘草等组成，具有清热解肌、升阳止痢功效。口服，每次 3 克，每日 3 次。

4. 藿香正气丸 主要由广藿香、紫苏叶、白芷、白术、陈皮、半夏、厚朴、茯苓、桔梗、甘草、大腹皮、生姜、大枣组成。具有解表化湿、理气和中、扶正祛邪功效，用于感冒、呕吐、泄泻、霍乱、湿阻等病症。其使用的基本指征是：恶寒发热、头身困重疼痛、胸脘满闷、恶心呕吐或泄泻、舌苔白腻、脉濡缓。现代多用于胃肠型感冒、流行性感冒、急性肠胃炎等。每次 9g，每日 2 次或 3 次。

当飞利肝宁适合湿热郁蒸的乙型肝炎患者服用

当飞利肝宁是由纯天然药物当药的提取物与水飞蓟的提取物组合而成的药物。能降低多种毒性物质对肝细胞的损害，保护肝细胞的正常结构和功能，抑制炎症反应介质（肿瘤坏死因子等）的形成，减轻肝细胞间质的炎性反应，降低 ALT，促进胆汁分泌排泄。具有清利湿热、益肝退黄的功效，主要用于湿热郁蒸而致的黄疸、急性黄疸型肝炎、传染性肝炎、慢性肝炎者，适用于有胁肋灼热胀痛、厌食、腹胀、口苦、泛酸、寒热往来等症状者。

当飞利肝宁内容物为褐黄色粉末，味苦。

用法用量 口服，每次 4 粒，每日 3 次或遵医嘱，小儿酌减。

古老的治疗肝硬化药——大黄䗪虫丸

大黄䗪虫丸来源于汉代张仲景的《金匮要略》，主要由熟大黄、土鳖虫、水蛭、虻虫、蛴螬、桃仁、苦杏仁、黄芩、地黄、白芍、甘草等组成，具有活血破瘀、软坚散结、解毒之功效。其对肝硬化可以有明显降酶保肝及抗纤维化作用，对降低门静脉高压也有一定作用，可以减轻脾功能亢进；具有调节人体神经 - 体液 - 免疫系统和内分泌系统的双重作用，能恢复肝细胞的代偿功能，增加肝的血流量，使肝细胞获得相对充足的能量和氧气供给，维持其有效的生理功能。

大黄䗪虫丸为黑色的水蜜丸，气浓，味甘，微苦。

用法用量 口服，每次 3g，每日 1 次或 2 次。

本品在服用过程中，部分患者会出现皮肤发痒、发红等过敏反应，有的还会出现牙龈出血等不良反应，另外，对于孕妇以及过敏者禁用，慢性乙型肝炎患者不要盲目用药，需在医生的指导下合理用药。

阴虚型肝硬化的优选药——复方鳖甲软肝片

复方鳖甲软肝片的主要成分有鳖甲、三七、赤芍、冬虫夏草、紫河车等，主要功效为软坚散结，化瘀解毒，益气养血。其中，鳖甲有滋阴补肾作用，故本品尤其适用于阴虚型的慢性肝炎、肝纤维化，以及早期肝硬化属瘀血阻络，气血亏虚，兼热毒未尽证。适用于有胁肋隐痛或肋下痞块、面色晦黯、脘腹胀满、纳差便溏、神疲乏力、口干口苦、赤缕丹丝等症状者。有研究表明，复方鳖甲软肝片单独治疗代偿期肝硬化患者，不仅可使血小板升高，并伴有血清肝纤维化合成指标降低，肝活检有明显肝纤维化好转证据，甚至彩超可见经治后的脾呈进行性缩小，充分证明该药有改善脾功能亢进并阻抑肝纤维化进程的功效。

复方鳖甲软肝片为棕色至棕褐色片，味微苦。

用法用量 口服。每次 4 片，每日 3 次，6 个月为 1 个疗程，或遵医嘱。

活血通络治疗肝纤维化的安络化纤丸

安络化纤丸由地黄、三七、水蛭、地龙等组成，具有清热凉血、化瘀通络的功效，可疏通肝血流，降低门静脉压，防止出血，起到"安络"作用，还可清除肝内炎症性淤积，抗肝纤维化和促纤维降解吸收，起到"化纤"作用。能改善肝功能，尤其是使白蛋白升高，提高白蛋白 / 球蛋白比例。适用于有胁肋疼痛、脘腹胀满、神疲乏力、口干咽燥、纳食减少、便溏不爽、小便黄等症状者。

安络化纤丸为黑褐色浓缩丸，气微，味苦。

用法用量 口服，每次 6 克，每日 2 次或遵医嘱，3 个月为 1 个疗程。

在服用安络化纤丸的过程中，有些患者出现腹部轻度不适、皮疹、腹痛、呕吐、发热等不良症状。另外，服用安络化纤丸时需忌生、冷、硬、辛辣、酒类食物，女性月经期需停药。

来自民间的验方——葵花护肝片

葵花护肝片是根据民间治疗肝炎的有效验方——猪胆汁、绿豆粉，加上具有疏肝解郁、利胆作用的柴胡、茵陈，并配以清热解毒剂板蓝根等共同组成。主要功效为疏肝理气，健脾消食，具有降低转氨酶的作用，适用于慢性肝炎及早期肝硬化。

护肝片为糖衣片，除去糖衣后显褐色，味苦。

用法用量 口服，每次 4 片，每日 3 次。

可辅助治疗肝癌的中成药——云芝肝泰

云芝肝泰是以云芝为主要成分加工而成的中药制剂，云芝属多孔菌目多孔菌科，云芝的主要活性成分为云芝多糖，是良好的免疫增强剂，具有增强免疫细胞功能和识别能力，提高 IgM 的量等作用。云芝多糖同时具有保肝护肝作用，可显著降低 ALT，对肝组织病变和肝坏死有明显的修复作用。云芝多糖还对肿瘤的生长有明显的抑制作用，且可减轻放、化疗给患者造成的不良反应，同时它还有镇静和镇痛作用，所以云芝肝泰冲剂特别适合细胞免疫功能低下的慢性乙型肝炎活动期患者服用。肝癌患者服用云芝肝泰，还有抑制癌细胞生长的作用。

云芝肝泰有颗粒剂、片剂、胶囊等不同剂型。

用法用量 颗粒剂每次 1 袋，每日 3 次；片剂每次 4 片，每日 2 次或 3 次；胶囊每次 4 粒，每日 3 次。

重清热毒的乙肝清热解毒片

乙肝清热解毒片由虎杖、白花蛇舌草、北豆根、拳参、茵陈、白茅根、茜草、淫羊藿、甘草、土茯苓、蚕沙、野菊花、橘红组成。具有清利湿热、凉血解毒、疏肝健脾、活血化瘀、祛邪扶正等功效。乙肝清热解毒片能有效地改善患者的肝功能，对乙型肝炎病毒血清标志物也有着较好的转阴率，主要有保肝、抑制乙型肝炎病毒及免疫调节等作用。适用于肝胆湿热型急、慢性乙型肝炎初期或活动期及乙型肝炎病毒携带者。适用于有黄疸（或无黄疸）、发热（或低热）、舌质红、舌苔厚腻、脉弦滑数、口干苦或口黏臭、厌油、胃肠不适等患者。

乙肝清热解毒片为糖衣片，除去糖衣后显淡棕色至棕褐色，气微，味微苦、涩。

用法用量 口服，每次 8 片，每日 3 次。

治疗乙型肝炎的中药注射剂——注射用苦参碱

苦参碱注射液的主要成分为苦参碱，系从豆科植物苦参的干燥根中提取有效成分（生物碱）制成的。具有抑制乙型肝炎 e 抗原复制、改善病理性肝炎症状与体征的作用，尚有抗癌及抗心律失常作用。适合活动性、慢性、迁延性乙型肝炎。

本品为无色或浅色澄明液体。

用法用量 用注射用水溶解后加入 10% 葡萄糖注射液 500ml 中，缓慢静脉滴注，每日 1 次，每次 0.15g，2 个月为 1 个疗程。滴注速度以每分钟约 60 滴为宜。

应用本品时偶致恶心、腹胀、头痛及眩晕，数天后可消失，如仍有反应应停药，通常会消失。

治疗黄疸的中药注射剂——苦黄注射液

苦黄注射液主要由苦参、大黄、大青叶、茵陈、春柴胡组成，具有明确的退黄降酶、保肝护肝作用，主治各种原因引起的湿热型黄疸。能够促进胆汁分泌，保护肝损伤，可调节免疫功能，特别在治疗重度黄疸时疗效显著，能明显降低患者的病死率，且不良反应小，安全性高，是广大肝病患者的福音。

本品为橙红色至棕红色的澄清液体。

用法用量 静脉滴注，用 5% 或 10% 葡萄糖注射液 500ml 稀释后使用，1 次 10~60ml，每日 1 次，15 天为 1 个疗程；重症及淤胆型肝炎患者每次用量可增加至 60ml，或遵医嘱。

注意事项 偶见注射局部有一过性潮红；个别患者出现轻度消化道症状；滴速快时，可致头昏、心慌，减慢滴速，症状可消失。严重心、肾功能不全者慎用。

治疗黄疸的中成药——茵栀黄颗粒

茵栀黄颗粒主要由茵陈、栀子、黄芩苷、金银花组成，具有清热、解毒、利湿功效，有退黄疸和降低丙氨酸转氨酶（ALT）的作用。适用于肝胆湿热，症见面目悉黄、胸胁胀痛、恶心或呕吐、小便黄赤等。用于急性、迁延性、慢性肝炎和重症肝炎，也可用于其他型重症肝炎的综合治疗。

茵栀黄颗粒内容物为棕黄色颗粒，味甜、微苦。

用法用量 开水冲服，每次 6g，每日 3 次。

治疗乙型肝炎情绪不畅的中成药——逍遥丸

逍遥丸主要由白芍、白术、薄荷、柴胡、当归、茯苓、甘草、生姜等组成，具有疏肝健脾、养血调经作用，适用于肝郁脾虚所致的情绪郁闷不舒、胸胁胀痛、头晕目眩、食欲减退、月经不调等症。

逍遥丸为丸剂。

用法用量 口服，每次 9 克，每日 2 次，用温水分次送服。

清肝利胆的鸡骨草胶囊

鸡骨草胶囊由鸡骨草、胆汁、牛黄等组成，具有清肝利胆、清热解毒、消炎止痛功效。临床多用于急、慢性肝炎，胆囊炎疾病的治疗。

本品为胶囊剂。

用法用量 每次 4 粒，每日 3 次。

保肝降酶的中成药——垂盆草颗粒

垂盆草颗粒主要由垂盆草清膏、矮地茶清膏组成，能够清热解毒，活血利湿，有降低 ALT 的作用。垂盆草颗粒用于急性肝炎及迁延性肝炎、慢性肝炎的活动期。主治湿热黄疸、淋证、泻痢、咽喉肿痛、痈肿疮毒、湿疹、烫伤、虫蛇咬伤、咯血、衄血、尿血。

本品为颗粒剂。

用法用量 开水冲服，每次 10 克，每日 2 次或 3 次；或遵医嘱。

小链接：好看、好吃、好养、好治病的垂盆草

3 年前，来自江苏省句容市的一位阿姨，年轻时不幸感染了 HCV，后来我门诊求诊。我为其开了一张一个月不到 800 元的处方，她看着处方下面的金额发了愁，原来她的家庭经济确实困难，一个月 300 元钱都承受不了。那天正巧，我从家中盆景里带来了些垂盆草，就给了她一小把，嘱咐她回家后插入菜地中即可自然生长、生根，待垂盆草长大后即取其嫩苗，每天 250g 左右，可煮水喝，可凉拌食用，亦可如韭菜、菜苗等直接炒食。并告诉其可保肝降酶，食用 1 个月后复查肝功能，如肝功能好转，则坚持长期食用，就可免于花钱吃药，达到不花钱就能控制病情的目的。今年清明刚过，她来门诊复查，结果肝功能全部正常，B 超显示肝也正常。她十分感激地告诉我，自从食用垂盆草后，不但肝功能化验正常了，就连多年的便秘、口臭、口腔溃疡也都没有了，现在她们村均视其为神草，每家都在菜地里种植一小块，冬天天冷时就用塑料将其盖上，以防冻伤。有些人家则将其直接种在花盆中，结果发现比吊兰等花卉还好生长，基本不用管理，一年四季鲜绿无比，十分赏心悦目，真是个好吃好看还管用的中药呀！

其实，垂盆草是一味民间流传极广的常用药草，为景天科植物垂盆草的新鲜或干燥全草，又称鼠牙半枝莲、石指甲、狗牙瓣、石头菜、佛甲草，景天科景天属多肉植物，茎匍匐，易生根，不育枝及花茎细，匍匐而节上生根，直到花序之下，长 10～25 厘米。3 叶轮生，叶倒披针形至长圆形，长 15～28 毫米，宽 3～7 毫米。

垂盆草一般生长在山坡岩石石隙、山沟边、河边湿润处，极易栽

培，对环境要求不严，门前屋后均可种植，也可盆栽，通常采用分株繁殖。多生于山坡岩石上或栽培，分布于中国南北。因其生长后多沿盆边下垂，故名垂盆草。

中医一直用垂盆草来治疗急性或慢性肝炎，是保肝降酶的良药，对降低血清转氨酶尤其有显著疗效，对肝细胞损伤有保护作用，对肝炎患者口苦、胃口不好、小便黄等湿热症状有减轻和消除的效果。关键是其无不良反应，可以长期服用。全草均可入药服食，中医认为其性味甘、淡，凉。归肝、胆、小肠经。有清热解毒、消肿利尿、排脓生肌等多重功效，难怪上述患者服食后不但肝功能保持良好，而且胃肠道的湿热症状亦得到改善了呢。

现代药理研究亦证明，垂盆草含甲基异石榴皮碱等生物碱，景天庚糖、果糖、蔗糖等。对四氯化碳引起的肝损害有明显的保护作用，可明显降低血清 ALT，减轻肝纤维化程度。研究还发现，垂盆草总氨基酸是降低转氨酶的主要活性物质，其生物碱对降低 ALT、控制乙型肝炎和丙型肝炎病情发展有效。这也就更证明了垂盆草独特的治疗肝病作用。

大家在中药房里看到的垂盆草为晒干后的产品，每天用量一般 10 ~ 60克。如果是鲜品，则根据病情需要，每次可用 30 ~ 100 克，甚至更多。

肝病以转氨酶升高为主者，除了直接可用垂盆草煮汤、清炒、凉拌食用外，还可食用下列垂盆草药膳，效果更佳。

1. 垂盆金佛饮

组成 垂盆草 30g，郁金 10g，佛手 10g，金钱草 12g，田螺 50 个，生姜 10g，大枣 10 枚。

制作 将田螺用清水静养半天以去泥沙，捶碎螺壳，取出螺肉；其他用料洗净（生姜拍烂），备用。全部用料放入锅内，加适量水，文火煮 1.5 ~ 2 小时，加盐调味，即成。

服法 食用田螺肉，喝汤，每日 1 次。

功用 清热利湿，理气止痛。

调治 适用于无黄疸性肝炎，症见胁痛口苦、胸闷纳呆、恶心呕吐、目赤耳胀、小便赤黄、舌红苔黄稍腻者。

2. 垂盆草糖浆

组成 鲜垂盆草 200 克，大枣 20 枚。

制法 加水 1 升，煎取 600 毫升，加白糖 15 克搅匀即成。

服法 每次 15 毫升，每日 3 次或 4 次。

功用 清热解毒，利脾胃，抗肝炎。

调治 黄疸性肝炎，转氨酶增高者。我岳母知道我的患者主要是肝炎患者，因此在我家阳台上种植了一大盆垂盆草，采摘后让我带到门诊，送给那些肝病患者回家栽培。许多患者因为家里有了鲜的垂盆草，我在中药处方中就可以不用专门开降转氨酶药物了，嘱其每日采摘一小把垂盆草（100 克左右）直接加在中药中一起煎煮，结果不但给患者省了中药费，而且还提高了疗效。由于新鲜多汁，不少患者介绍说还改善了中药的苦涩味。所以，我经常对我的患者说，上帝为肝病患者开了一间药房，垂盆草就是上帝恩赐给大家的"四好草"。

有特异香气的草仙乙肝胶囊

草仙乙肝胶囊主要由虎杖、川楝子、猪苓、当归、白花蛇舌草、淫羊藿、白术、丹参等 21 味中药组成。具有清热解毒、健脾利湿的功效，具有较强的抗病毒能力，能够有效抑制肝炎病毒的复制；降低转氨酶，改善肝功能，减轻肝细胞的变性坏死，促进肝细胞再生；增强巨噬细胞吞噬功能，提高免疫功能。主治急、慢性乙型病毒性肝炎，辅助治疗脂肪肝、酒精肝、肝硬化、肝硬化腹水。

草仙乙肝胶囊

本品为胶囊剂，内容物为棕褐色或黑褐色的细颗粒；有特异香气，味微苦。

用法用量 饭后服，每次 6 粒，每日 3 次，3 个月为 1 个疗程或遵医嘱。

降 ALT 效果好的复方益肝灵片

复方益肝灵片主要由益肝灵粉（水飞蓟宾）、五仁醇浸膏组成，具有益肝滋肾、解毒祛湿的功效。用于肝肾阴虚、湿毒未清引起的胁痛、纳差、腹胀、腰酸乏力、尿黄等症。所含的水飞蓟宾具有抗肝毒作用，对四氯化碳、半乳糖、硫化乙酰胺、乙醇等引起的肝损伤，可通过其稳定肝细胞膜的作用而保护肝细胞及改善肝功能，五仁醇是五味子的有效成分，具有降低血清ALT的作用。故多用于慢性肝炎 ALT 增高者。

本品为糖衣片，除去糖衣后呈棕黄色；味苦涩。

用法用量 口服，每次 4 片，每日 3 次，饭后服用。

含有蚂蚁的肝病中成药——肝络欣丸

肝络欣丸主要由蚂蚁、黄芪、人参、枸杞子、黄精、丹参、白术、地黄、赤芍、当归、蒲公英、虎杖、秦艽、苍术、猪苓、陈皮等组成。具有益气补肾、活血养肝、行滞化湿的功效。用于慢性乙型肝炎气阴两虚、湿瘀阻络证，症见：胁肋隐痛，经久难愈，腹胀纳差，脘痞泛恶，倦怠乏力，腰膝酸软，口干，面色黯沉等。

本品对急性和慢性肝损伤动物具有保护作用，可降低血清转氨酶，减轻肝损伤及肝组织纤维增生，对正常小鼠肝排泄功能具有一定促进作用；可以促进部分肝切除小鼠的肝细胞再生；对小鼠免疫功能具有一定促进作用；对乙型肝炎病毒感染鸭血清乙型肝炎病毒 DNA 具有一定的抑制作用。

本品为黑褐色的水蜜丸；气微香，味甜。

用法用量 口服。每次 12g，每日 3 次，3 个月为 1 个疗程，或遵医嘱。

适合中焦湿热重者服用的肝病中成药——双虎清肝颗粒

双虎清肝颗粒由金银花、虎杖、黄连、白花蛇舌草、蒲公英、丹参、野菊花、紫花地丁、法半夏、甘草、瓜蒌、枳实等组成。具有清热利湿、化痰宽中、理气活血作用。临床可用于湿热内蕴所致的胃脘痞闷，口干不欲饮，恶心厌油，食少纳差，胁肋隐痛，腹部胀满，大便黏滞不爽或臭秽，或身目发黄，舌质暗，边红，舌苔厚腻或黄腻，脉弦滑或弦数者，以及慢性乙型肝炎见有上述证候者。

本品为颗粒剂。

用法用量 每袋装 12g，口服，开水冲服。每次 1～2 袋，每日 2 次。或遵医嘱。脾虚便溏者慎用。

特效退黄、消肿的良药——片仔癀

片仔癀原是明朝一位太医的秘方，后这位太医出家，来到较为安定的闽南漳州璞山寺当和尚，他根据宫廷秘方研制出的一种特效退黄、消肿的良药，为一方百姓解除了许多病痛，深得百姓信赖。因其外形呈条索状，使用时，切一薄片内服或外敷，片刻见效，福建漳州方言把一切炎症统称"癀"，吃一片该药即可消炎退癀，故名片仔癀。片仔癀是蜚声中外的名贵中成药。

该药由三七、牛黄、蛇胆、麝香等组成，具有清热解毒、消胀止痛等功用，其中牛黄性味苦凉，有泻火、清热、解毒、息风、开窍止痉等作用；蛇胆性味苦寒，有清热解毒、清肝明目利胆之功效，与牛黄配合，对清泻肝胆郁热具有独特功效；麝香气味浓烈，功能消壅滞、散结热、辟恶气、通窍闭，具有开窍醒神、活血消肿等功用；三七甘苦微温，有和营止血、化瘀生新、行滞通脉、消胀定痛之功。因而片仔癀既可用于各种无名肿痛及其他炎症所引起的疼痛、发热等，也可用于治疗病毒性肝炎，尤其黄疸型患者。此外，对消化系统癌细胞有明显的抑制作用。

用法用量 口服，每次 0.6 克，8 岁以下儿童每次 0.15～0.3 克，每日 2 次或 3 次；外用研末，用冷开水或食醋少许调匀涂在患处，每日数次，常保持湿润。

注意事项 孕妇忌服。服药期间，忌食辛辣、油腻食物。

哪些慢性乙型肝炎患者适合穴位注射治疗

穴位注射疗法是常用的针刺疗法之一。即通常所说的水针疗法，是指选用相应的中药或西药，注入有关穴位以治疗疾病的一种方法。针对慢性乙型肝炎患者我们会选用特殊的中药针剂进行穴位注射，临床上常用，患者容易接受，可协同其他方法治疗慢性乙型肝炎。

慢性乙型肝炎患者一般选用双侧足三里、阳陵泉、肝俞、胆俞、脾俞、胃俞等穴位。可结合患者具体病症辨证应用。隔日 1 次，穴位交替使用。

穴位注射治疗能改善慢性乙型肝炎患者的临床不适症状，协同保肝、退黄、抗纤维化、抗病毒等作用，适合大多数慢性乙型肝炎患者，除过于饥饿、疲劳、精神过度紧张患者，孕妇、皮肤感染、溃疡、瘢痕或肿瘤者，凝血功能很差者也不适合本法。

穴位注射治疗慢性乙型肝炎时，我们一般会选用以下中药针剂，如肝炎灵注射液（从山豆根中提取）、当归注射液、黄芪注射液、清开灵注射液等。

偏于血虚的慢性乙型肝炎患者，可能会有面色萎黄、眩晕、心悸、失眠等症状。此类患者可选用当归注射液联合肝炎灵注射液进行穴位注射。

偏于气虚的慢性乙型肝炎患者，可能会有身体虚弱、面色苍白、呼吸短促、四肢乏力、头晕、动则汗出、语声低微等症状，原因多是先天不足、营养不良、年老虚弱、久病未愈、大手术后及疲劳过度。此类患者选用黄芪注射液联合肝炎灵注射液进行穴位注射。

肝炎灵注射液适合什么样的乙型肝炎患者使用

肝炎灵注射液为山豆根经提取加工制成的灭菌水溶液。山豆根有抑制病毒、抗肝损伤、减轻肝细胞坏死、保肝降酶、促进肝细胞再生作用。此外，还有升高白细胞、提高血清白蛋白、降低球蛋白的作用。本品能减轻四氯化碳中毒小鼠的肝组织变性与坏死，增强小鼠碳末廓清率及腹腔巨噬细胞吞噬功能。能降低转氨酶，提高机体免疫功能。用于慢性、活动性肝炎。

肝炎灵注射液性状：本品为棕红色的澄明液体；用法用量：肌内注射，每次 2ml，每日 1 次或 2 次，2~3 个月为 1 个疗程，或遵医嘱。

不良反应 ①偶有注射后出现头晕、心跳、恶心、呕吐等不良反应，立即停药；症状严重者，可给予多卡因；②少数患者可有注射部位疼痛，或硬结。

注意事项 ①宜缓缓推注；②少数病例停药后有 ALT 反跳现象，可继续使用。

哪些中药可抗乙型肝炎病毒

1. 叶下珠 大戟科叶下珠属植物，别名珍珠草、珠子草、夜合草、阴阳草、油柑草等，主要生长在热带、亚热带地区。印度、越南、美洲和中国的长江以南等地均有分布。具有清热平肝、利水消肿的功效，近年来研究发现其有一定的抗乙型肝炎病毒作用。珍珠草随产地不同而疗效有一定差异，以印度产苦味叶下珠疗效为最佳。

性味归经 味微苦甘，性凉，无毒。入脾、肺经。

功效主治 清热利尿，明目，消积。用于肾炎水肿、泌尿系感染、结石、肠炎、痢疾、小儿疳积、眼角膜炎、黄疸型肝炎。外用治青竹蛇咬伤。

现代药理研究 本品主要含没食子酸、甲氧基糯花酸、卵谷蕳醇、丁二酸、胡萝卜苷、山茶素、阿魏酸、木脂素、槲皮素、短叶苏木酸、柯里拉京、黄酮、去氢诃子次酸、糅质、生物碱、芸香苷、糅料云实素、短叶苏木酸乙脂、短叶苏木酸甲脂、老鹳草素、短叶苏木酚酸和去氢诃子次酸三甲脂等。其中，没食子酸为主要活性成分。具有如下药理作用：①叶下珠体外抗乙型肝炎病毒的作用，在比较筛选不同植物抗乙型肝炎病毒活性时发现，叶下珠抗乙型肝炎病毒表现最优秀。②叶下珠体外抗乙型肝炎病毒 DNA 的作用，试验证实了叶下珠具有明显的抑制乙型肝炎病毒 DNA 和 DNA 聚合酶活性，能够抑制 2.2.15 细胞株乙型肝炎表面抗原和乙型肝炎 e 抗原的表达，其抑制活性呈剂量依赖关系。③叶下珠片对动物保肝的作用，动物实验分别研究了叶下珠片对 D- 氨基半乳糖所致小鼠急性肝损伤和四氯化碳所致小鼠急性肝损伤的保护作用。结果显示，叶下珠高、低剂量组皆对化学药物肝损伤有明显的保护作用。④叶下珠片对提高免疫功能的作用：动物实验分别研究了叶下珠片对 E- 花结形成的影响和动物免疫器官胸腺增重，两项实验结果表明，叶下珠对动物的免疫功能有明显的增强作用，提高了机体抗病毒的能力。

2. 金银花 为忍冬科多年生半常绿缠绕木质藤本植物，又名忍冬花，由于其初开为白色，后转为黄色，因此得名金银花。金银花自古被誉为清热解毒的良药。它性甘寒、气芳香，甘寒清热而不伤胃，芳香透达又可祛邪。金银花既能宣散风热，还善清解血毒，用于各种热性病，如身热、发疹、发斑、热毒疮痈、咽喉肿痛等症，均效果显著。乙型肝炎病毒复制者，用此则有一定抗病毒功效。

性味归经 甘，寒。归肺、心、胃经。

功能主治 清热解毒，凉散风热。用于痈肿疔疮，喉痹，丹毒，热血毒痢，风热感冒，温病发热。

现代药理研究 金银花含有木犀草素、肌醇、皂苷、鞣质等，具有广泛的抗菌谱，对痢疾杆菌、伤寒杆菌、大肠杆菌、百日咳杆菌、白喉杆菌、绿脓杆菌、结核杆菌、葡萄球菌、链球菌、肺炎双球菌等，均具有抑制作用，还有抗流感病毒的作用。临床上也多用金银花治疗上述病原微生物引起的感染。金银花能促进淋巴细胞的转化，而淋巴细胞转化率可反映细胞免疫功能，即提高机体免疫功能；金银花可增强白细胞的吞噬功能，从另一个角度来提高免疫功能；金银花还可促进肾上腺皮质激素的释放，对急性炎症有明显的抑制作用。

3. 山豆根 为双子叶植物纲豆科植物越南槐的干燥根及根茎，临床研究表明其有一定的抗乙型肝炎病毒作用。

性味归经 苦，寒，有毒。归肺、胃经。

功效主治 清热解毒，消肿利咽。

现代药理研究 本品主要含生物碱及黄酮化合物。具有如下药理作用：①对肝损伤动物血清 ALT 有降低作用；②对慢性肝损伤动物，能减轻肝损伤并较快修复坏死组织，能使肝糖原含量增加；③有预防和治疗慢性肝损伤纤维化形成的作用；④对慢性肝炎的肝细胞变性、坏死，炎细胞浸润及淤胆有改善作用；⑤对乙型肝炎病毒有直接抑制作用，能改善机体免疫功能，通过提高细胞免疫从而清除病毒。

4. 虎杖 为蓼科植物虎杖的干燥根茎和根。

性味归经 微苦，微寒。归肝、胆、肺经。

功效主治 清热解毒，利胆退黄，祛风利湿，散瘀定痛，止咳化痰。

现代药理研究 含虎杖苷、黄酮类、大黄素、大黄素甲醚、白藜芦醇苷、多糖。具有如下药理作用：①虎杖能抑制乙型肝炎病毒抗原表达，这与其所含蒽醌类物质的抗病毒作用有关；②虎杖能增加胆汁分泌，20% 虎杖液对乙型肝炎表面抗原有明显抑制作用；③虎杖中所含白藜芦醇苷对脂质过氧化物有抑制作用，可抑制脂质过氧化物在肝的堆积，减轻肝损伤，有一定护肝作用。

5. 贯众 为蕨类乌毛蕨科植物乌毛蕨的干燥根状茎。

性味归经 苦、涩，微寒。归肝、胃经。

功效主治 清热解毒，止血，杀虫。治疗一切诸热毒或中食毒、酒毒、药毒等。

现代药理研究 根茎含绿三叉蕨素、绵马酸、白三叉蕨素、黄三叉蕨酸。具有如下药理作用：①对实验性肝损伤有恢复作用；②抗脂质过氧化作用；

③抗病毒作用。

慢性乙型肝炎患者能否服用中药膏方

膏方又称膏剂、膏滋方，是由中医师望、闻、问、切分析后，将几十种中药加热煎煮，反复浓缩药液，再加进胶性药物、糖和蜂蜜熬成的一种半固体状的药膏。膏方是中医常用的丸、散、膏、丹、汤、酒、露、锭八大剂型之一，广泛应用于内、外、妇、儿各科，与中医汤剂一样，已使用几千年。服用量身定制、因人制宜的膏方，不但方便，口感舒适，而且一样可以达到有病治病、无病防病、健康祛病延年的综合调养目的。因此，近年来，每到冬天，各地医院、中药房炉火熊熊，熬膏、服用膏方的人越来越多。

慢性肝病患者服用膏方，可以达到以下多重作用。

第一，改善症状作用。中医药辨证论治可以有效地改善慢性肝病患者胁痛、消化不良、腹泻、皮肤瘙痒、疲劳、鼻出血、牙龈出血、失眠等症状。

第二，保肝降酶作用。中药垂盆草、田基黄、鸡骨草、甘草等有明确的降转氨酶作用，五味子更被临床医生称为强效降酶药物。

第三，一定的抗病毒作用。乙型肝炎病毒是导致乙型肝炎发生、发展、加重的根本原因，但乙型肝炎病毒深藏在我们的肝细胞内，要长期治疗，甚至终生治疗，因此，使用膏方，长期服用，在膏方中加入苦参、白花蛇舌草、败酱草、大青叶、叶下珠等清热解毒药物，就有一定的抗病毒作用。尤其是对于乙型肝炎病毒 DNA（＋）的慢性乙型肝炎小三阳患者，中药抗病毒效果更好。

第四，抗纤维化、肝硬化作用。长期使用鳖甲、牡蛎、三七、地鳖虫、大黄、丹参、僵蚕等化痰散结、活血化瘀药物，有一定的逆转肝纤维化、肝硬化作用。不少患者，已经有了肝硬化，虽然服用了核苷类似物，但由于此类药物对已经形成的肝硬化并没有什么治疗作用，因此加用中药或膏方，就有可能提高临床疗效，逆转肝纤维化和肝硬化。

给肝病患者开膏方，是有很大讲究和学问的。有位李女士，患慢性乙型肝炎多年，肝功能一直正常，病情稳定，听人说冬天服用固元膏膏方可提高免疫功能，强身健体，就买了阿胶、龙眼肉（桂圆）、黑芝麻等，按照网上的熬膏方法，熬了膏开始服用，服用1个月后，出现恶心呕吐、大便不实、小便发黄，到医院检查一下肝功能，吓了一大跳，ALT、AST 全升高了，医生说她肝炎发作了。因为龙眼肉是一味温热性质类的食品，而肝病患者多为体内湿热过重，服用了龙眼肉也就是火上浇油，因此，肝细胞也就出现损害了。

总之，给肝病患者开膏方，一定要结合慢性肝病独特的病理特点，如肝病患者服用的膏方要结合慢性肝病"湿热为基本病理因素，肝病患者不宜单独用补"等特点，同时要注意避免使用可能有肝损害的药物等。

哪些肝病患者或什么情况下不适合使用膏方

肝体阴而用阳，因此肝病患者的病理常呈"邪实多正虚少、阴虚多阳虚少、脾虚多肾虚少"的"三多三少"特点，故中医治疗肝病特别强调"肝无补法"，即肝病患者多以邪实为主而少有虚象，一般不宜服用补药。临床观察证明，肝病患者多为肝胆湿热较重的体质，如果单纯用人参、龙眼肉（桂圆）、肉桂、附子、鹿茸、羊肉、猪肉等滋补肾阳的药物或食物，无异于火上浇油，加重肝热，进而导致病情加重和不易稳定等。肝硬化患者食用还可能导致口鼻出血等情况。

经过多年研究，我们总结发现这些肝病或慢性肝病患者出现以下情况时，最好不要服用膏方。

第一，肝功能严重损害患者。转氨酶明显增高，继发黄疸，病情不稳定者，不适合用膏方慢慢调理。

第二，肝癌患者。中药虽然具有一定的扶正抗癌作用，有些肝癌患者服用中药生命质量得到明显提高，生存期得以显著延长。但肝癌患者病情变化朝夕莫测，不宜使用一成不变的膏方。

第三，肝硬化伴腹水患者。有腹水需要利尿，无腹水时则不宜使用利尿药，必须随着病情变化而不断调整处方。因此，腹水患者不宜用膏方。

第四，药物性肝炎患者。导致药物性肝炎的原因十分复杂，中药当中也有不少会导致肝功能损伤的，如生何首乌、决明子、雷公藤、黄药子、土三七、半夏、苍耳子、乌头、补骨脂等。因此，无论是中药导致的药物性肝炎，还是使用西药导致的药物性肝炎，治疗时都要谨慎使用中药，中药膏剂就更不适合使用。

第五，急性病毒性肝炎患者。急性病毒性肝炎，如甲型肝炎、戊型肝炎等，这些疾病，一般病程在 2～6 个月，是可以治愈的急性肝炎疾病，不需要使用膏方。

肝病患者去医院开膏方时要注意哪些事项

肝是人体重要的消化器官，是人体的化工厂，大多数药物都要经过肝代谢，是药三分毒，因此，如果使用不当，不但达不到调理目的，而且还可能加重肝负担，对肝细胞造成损害，得不偿失。

有些药物一般认为没有毒性或毒性较小，但由于肝的特殊性，肝炎患者的肝十分脆弱，不要轻易使用这些可能存在毒性的药物。

因此，肝病患者开膏方，一定要到医院找肝病科专科医生、有经验的医生开，并且要带着近期的各项化验、检查报告单等。

另外，服用抗乙型肝炎病毒药物的患者，一定要记住不可因服用膏方而停用原来的抗病毒药物。这些抗病毒药物，只能抑制病毒复制而不能完全清除病毒，因此，基本需要终身服用，一旦服用就不可随意停用，否则肝炎病毒可能变本加厉地损害肝。

医生给肝病患者开膏方有什么要点

慢性肝病患者的膏方难开，也更有讲究，更能考量一位中医大夫的综合调理水平。

第一，一定要辨证论治。辨证论治是中医的基本特点和要求，不能不从患者具体病症出发，不能没有章法、胡乱地将几十味药物放在一起熬成膏剂。膏方处方与汤药处方道理一样，也需要辨证施治，因人而异。并不是用补药越多、药品越贵则作用越好，药物过于滋腻，会妨碍机体的消化吸收，或产生其他不良反应，需要配合清化、理气等药物。另外，肝病病机往往涉及多个方面，处方用药需要注意辨病与辨证、调气与理血、补肾与养肝、健脾与疏肝等多种关系，以使机体气血充沛、肝气血平和。

第二，经验告诉我们"肝无补法"。要牢记肝病的基本特点是"湿热贯穿在疾病始终"，谨慎使用各种滋补药物，尤其是各种补气、补阳的药物，一定要慎用、少用，如人参、龙眼肉（桂圆）、附子、肉桂、仙灵脾、鹿茸等。

第三，少用蜂蜜。临床发现不少肝病患者服用含蜂蜜的产品后，有导致肝功能损伤的现象，因此，建议肝病患者使用膏方，一般多用冰糖、饴糖，不要用蜂蜜熬膏，以防造成肝损伤。

第四，脂肪肝患者少用糖。由于脂肪肝多为营养过度引起，因此，一般不要用冰糖、蜂蜜、白糖、红糖等辅料，可用木糖醇、莲子、银耳、黑芝麻等熬膏，以免营养过剩，导致体重增加，脂肪肝加重。

第五，使用开路方。对没有服用过中药的患者，或者病情辨证不是十分明了的，建议先给患者服用 1～2 周开路方，以观察患者是否适合使用中药，或使用中药是否有效等。

第16章

治疗性乙肝疫苗——
一种前景看好的乙型肝炎病毒克星

感染乙型肝炎病毒时的年龄是影响慢性化的最主要因素。在围生期和婴幼儿期感染乙型肝炎病毒者，分别有 90% 和 25%～30% 将发展为慢性感染。5 岁以后感染者仅有 5%～10% 发展为慢性感染。机体免疫应答低下是构成乙型肝炎病毒持续感染的主要原因，机体的整体免疫应答低下（如应用免疫抑制药物）、共感染其他病毒（如艾滋病病毒）、幼龄感染乙型肝炎病毒，均可构成乙型肝炎病毒感染的免疫耐受。如用免疫原性强的表位加以修饰、改造或辅以新佐剂，则可制备供治疗用的特异性疫苗。疫苗的目的是为了消除对乙型肝炎病毒的免疫耐受性，诱导机体产生有效的免疫应答。这些特异性疫苗，就是治疗性乙肝疫苗。

治疗性乙肝疫苗属于特异性的免疫增强剂，由于目前人类还没有理想的抗乙型肝炎病毒的药物，因此，这一新型的药物被广大乙型肝炎患者所期待，其前景也被广大肝病医生所看好。

治疗性乙肝疫苗有什么长处

治疗性疫苗是指在已感染病原微生物或已患有某些疾病的机体中，通过诱导特异性的免疫应答，达到治疗或防止疾病恶化的天然、人工合成或用基因重组技术表达的产品或制品。1995 年以前，医学界普遍认为，疫苗只作预防疾病用。随着免疫学研究的发展，人们发现了疫苗的新用途，即可以治疗一些难治性疾病。从此，疫苗兼有了预防与治疗双重作用，治疗性乙肝疫苗属于特异性主动免疫疗法。

随着现代医学的快速发展，治疗性乙肝疫苗最新进展成为乙型肝炎患者最为关注的问题。

治疗性乙肝疫苗的第一个长处是"教会"人体免疫系统能够正确认识乙型肝炎病毒是潜伏在体内的敌人，动员机体自身免疫功能去降低乙型肝炎病毒的复制能力，并把它从体内清除出去。

治疗性乙肝疫苗的第二个长处是我们中国人目前自己研制的疫苗，如进入临床使用，比现有抗病毒药、α干扰素（含长效干扰素）、核苷（酸）类似物等药物的价格要明显便宜很多。

治疗性乙肝疫苗的临床实际疗效如何

目前已成熟并已研制可用于人体的治疗性疫苗均为蛋白治疗性疫苗。

1996年，法国学者Brechot用CHO细胞表达的前S2/S重组疫苗对46名乙型肝炎患者进行治疗。每隔1个月肌内注射20微克上述蛋白，并加入氢氧化铝为佐剂。注射3个月后，随访6个月。结果26.1%（12/46）患者血清乙型肝炎病毒DNA转阴。对12名患者与另外6名对治疗性疫苗无应答者加用干扰素α合并治疗3个月后，60.7%（28/46）患者血清乙型肝炎病毒DNA转阴。26%（11/42）产生了乙型肝炎e抗体。治疗过程中64%（18/28）出现转氨酶升高，无一例发生Ⅲ型变态反应。

1999年法国学者报道了在170名慢性活动性肝炎患者中的疗效。患者共分为三组，一组用前S2/S免疫，一组用酵母菌表达的乙型肝炎表面抗原疫苗免疫，另一组为不免疫对照组。蛋白含量为20微克/剂。共免疫3次后随访12个月，然后用500万U的干扰素α协同治疗，每周3次共6个月。至第24个月再注射1次疫苗，计划随访至第3年。目前正在治疗的27名患者，体外淋巴细胞增殖反应发现7例有阳性增殖反应，进一步结果在随访中。

治疗性乙肝疫苗和预防性乙肝疫苗有什么不同

从疫苗的免疫时间来看，预防性疫苗是在机体未遭受到病毒攻击之前就已经接种，按照标准方法注射后，可产生抗-HBs，在乙型肝炎病毒感染时可阻止其与肝细胞膜的结合而中断感染过程，起到预防的作用。而治疗性乙肝疫苗则主要用于治疗已被乙型肝炎病毒感染的个体，它是在机体已经感染了病毒之后再注射的疫苗，此时，机体内已经有病毒抗原存在，只是由于机体免疫反应的部分缺陷，而不能发挥有效的清除病原体的作用。治疗性疫苗就是通过某种途径来弥补或"唤醒"机体的免疫反应，从而达到清除病毒的目的，也就是说治疗性疫苗是针对机体的某种免疫系统反应的缺陷而设计的一种治疗手段。

治疗性乙肝疫苗有哪些不同类别

目前治疗性乙肝疫苗主要分为基因工程蛋白疫苗、DNA 疫苗和 DC 疫苗等。

其中的基因工程蛋白疫苗又分为如下几个类型。

1. 亚单位疫苗　用于慢性乙型肝炎治疗的亚单位蛋白疫苗，是通过基因工程方法生产的重组乙型肝炎表面抗原，包含乙型肝炎病毒包膜蛋白的不同组分（preS1、preS2、S），并通过哺乳动物细胞及酵母菌系统表达。用此类疫苗治疗慢性乙型肝炎，主要依据预防性疫苗的常规剂量，增加了免疫的次数，结果虽然提示具有一定的治疗作用，但其作用只是暂时的。说明现有的疫苗需要改进，提高诱导特异性细胞免疫应答的能力。

2. 免疫复合物型疫苗　复旦大学医学院闻玉梅等构建了乙型肝炎表面抗原加人乙型肝炎表面抗体免疫球蛋白作为免疫原性复合物型治疗性疫苗，这种疫苗是通过改变对乙型肝炎表面抗原的呈递方式以诱生有效的免疫，消除免疫耐受性。抗体能对抗原的免疫原性起到增强的作用，在于增加抗原被 APC 细胞捕获并加工处理，进而激活抗原特异性淋巴细胞，诱导发生免疫应答反应。免疫复合物型疫苗能使乙型肝炎表面抗原转基因鼠产生乙型肝炎表面抗体，还能清除部分乙型肝炎表面抗原转基因鼠的乙型肝炎表面抗原，并产生乙型肝炎表面抗体。对 14 例伴有乙型肝炎病毒复制的慢性乙型肝炎患者治疗结果看，9 例（64.3%）血清乙型肝炎病毒 DNA 阴转，6 例（42.9%）乙型肝炎 e 抗原阴转。

3. 多肽疫苗　由于蛋白抗原最终是通过 APC 细胞加工处理成表位多

肽，与 MHC 分子结合后，被特异性的 T 细胞识别，激发免疫应答反应。所以，对有效的抗原分子表位研究是近年来的研究趋势。在对慢性乙型肝炎患者进行治疗时，发现其体内产生的 CTL 应答反应明显低于在正常人体内诱导的 CTL 反应。对携带者的病毒学及乙型肝炎 e 抗原血清转换无任何影响。其原因可能是慢性乙型肝炎患者体内 Th1 类细胞因子 IFN-γ、IL-2 分泌减少，Th1/Th2 类细胞因子失衡所致。并且它具有严格的 HLA-A2 限制性，应用范围有限。

我国目前治疗性乙肝疫苗研究现状

1. 由复旦大学和北京生物制品研究所合作研发的乙肝抗原 - 抗体复合物疫苗"乙克"是其中之一。该疫苗是将乙型肝炎病毒表面抗原与高效价乙型肝炎免疫球蛋白按一定比例配制成抗原 - 抗体复合物，用于慢性乙型肝炎的治疗，属蛋白质疫苗。该项目由复旦大学闻玉梅院士领衔，在国内研究最为系统深入，迄今已近 20 年，目前正进行 III 期临床试验。

2. 由第三军医大学和重庆啤酒集团联合开发的治疗性乙肝疫苗是基于分子表位设计原理，通过模仿乙型肝炎抗原的某些肽链合成的多肽生物制品，以诱导细胞产生抗体，属多肽疫苗。该项目由第三军医大学吴玉章教授领衔，目前正在进行 II 期临床试验。

3. 由原广州空军医院张宜俊教授与深圳康泰生物合作研究的治疗性乙肝疫苗以及陈光明带领的科研协作组研究的治疗性 DNA 疫苗，获得批准进行 II 期临床研究。

治疗性乙肝疫苗能不能完全代替抗病毒药物

治疗性乙肝疫苗不能完全代替抗病毒药物，两者联合将成为新的治疗方法。现有抗病毒药物易导致病毒变异、耐药、停药后反跳等，提倡在抗病毒治疗中，应用有效的免疫调节剂，以打破免疫耐受，为抗病毒治疗创造条件。因此，治疗性乙肝疫苗取代不了抗病毒药物，免疫疗法与抗病毒药物相结合可从多途径抑制或清除乙型肝炎病毒，达到临床上的高效与低复发。

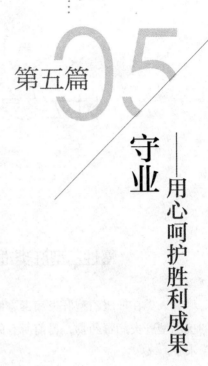

第五篇 05

守业 ——用心呵护胜利成果

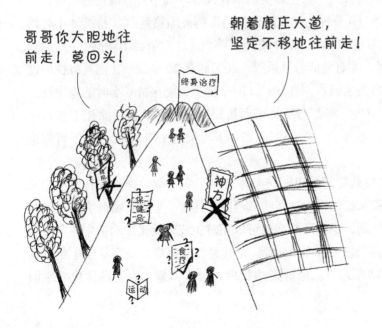

第17章

树立终身治疗理念

慢性乙型肝炎难以真正彻底治愈

尽管人类在征服乙型肝炎病毒方面已经取得长足进步，但目前还没有满意的抗乙型肝炎病毒药物，目前所有的治疗药物，似乎还停留在"治标不治本"水平。

乙型肝炎病毒之所以难以清除，与以下几方面因素有关。

1. 乙型肝炎病毒生命力顽强 在病毒之中，乙型肝炎病毒的生命力是很强大的。实验研究证明，乙型肝炎病毒在外界环境中具有很强的抵抗力，通常在37℃能稳定60分钟；一般的化学消毒剂或加热到60℃持续4小时均不能将其灭活；只有煮沸10分钟或高压蒸汽121℃消毒10分钟，或加热65℃持续10小时，才有可能将其杀灭。20℃储存20年以上，仍具有抗原性及传染性。乙型肝炎表面抗原在pH2.4的条件下，能保持6小时的稳定性，但病毒的感染性消失。将乙型肝炎表面抗原阳性患者的血清涂抹于塑料贴面、铅片、布片或纸片上，在25℃的条件下可维持1周，6℃条件下可维持40天。

2. 缺乏自发性病毒清除机制 人体对许多病原微生物具有自发性清除机制，可借助免疫系统的强大功能将其清除出体外，但对乙型肝炎病毒，却缺乏自发性清除机制，乙型肝炎病毒可以通过免疫耐受来影响宿主的免疫应答，使人体与病毒长期"和平共处"。尤其是婴儿感染后极容易产生免疫耐受性，这也是婴幼儿感染乙型肝炎病毒后，极难治愈，容易慢性化的原因所在。

3. 乙型肝炎病毒只能抑制，难以杀灭　乙型肝炎病毒复制的原始模板为共价闭合环状 DNA（乙型肝炎病毒 -cccDNA），目前用于抗病毒的各种药物，如干扰素、核苷（酸）类似物，只能在乙型肝炎病毒 -cccDNA 以下的复制环节起作用，并不能直接作用于乙型肝炎病毒 -cccDNA，表面上看乙型肝炎病毒已经清除，但乙型肝炎病毒 -cccDNA 仍然留在肝细胞核内，一旦条件许可，病毒就可以此为模板，重新大量复制。所以，要彻底控制、消除乙型肝炎病毒的关键在于彻底清除肝细胞内的乙型肝炎病毒 -cccDNA。这是今后在研制新的抗乙型肝炎病毒药物时的努力方向。

4. 乙型肝炎病毒基因与正常肝细胞基因敌我难分　慢性乙型肝炎患者乙型肝炎病毒基因已经与患者肝细胞中的基因发生了整合。病毒基因与肝细胞基因整合的结果是敌我难分，使现有的各种抗病毒药物对这种整合型的乙型肝炎病毒失去清除能力。

擅自停用抗病毒药物可能使病情加重

作为治疗乙型肝炎的首选药物，核苷类抗乙型肝炎病毒药物由于其抗病毒作用显著，不良反应小，价格低廉，现在越来越多的乙型肝炎患者开始服用核苷类药物。然而此类药物的疗程到底有多长，这个问题备受乙型肝炎患者关注。

慢性乙型肝炎患者分为两大类：乙型肝炎 e 抗原阳性慢性乙型肝炎、乙型肝炎 e 抗原阴性慢性乙型肝炎。对乙型肝炎 e 抗原阳性慢性乙型肝炎患者，核苷酸类抗病毒药物的总疗程建议至少 4 年，在达到乙型肝炎病毒 DNA 低于检测下限、ALT 复常、乙型肝炎 e 抗原血清学转换后，再巩固治疗至少 3 年（每隔 6 个月复查 1 次），仍保持不变者，可考虑停药，但延长疗程可减少复发；对乙型肝炎 e 抗原阴性慢性乙型肝炎的患者，这类病情比较顽固，如果不出现乙型肝炎 e 抗体，一般都需要终身服药，以便将乙型肝炎病毒控制在一个较低的水平。总的来说，即使治疗过程很顺利的患者，抗病毒的疗程也需要至少两年时间，如果有的患者身体素质较差，时间还会更长。

对于大多数患者来说，需要长期服用核苷类药物，以便能够持续地控制病毒的复制。因此，患者服药一定要遵医嘱，不能擅自停药，因为停药后很容易给病毒再次生存的机会，同时病毒非常容易变异产生耐药性，以后治疗的效果就会大打折扣。

1998 年拉米夫定在中国应用后，凭借迅速、良好的抗病毒作用，让广大乙型肝炎患者和肝病科医生为之鼓舞、兴奋不已，认为"神药"终于出现了，自此以后，医生和患者之间就是一颗药的问题了，不少肝病科医生甚至有了失业的顾虑。由于使用经验不足，不少人在取得疗效后，3 个月、6 个月或者 1 年后就停药了，结果出现病毒"报复式"反弹。还有不少患者虽然坚持用药，但病情出现反复，医生和患者均误以为原来的药不管用了，就停了拉米夫定，结果变异的病毒和原来的野生株病毒"双毒"齐攻，病情急转直下。很多肝病患者在那几年付出了生命代价，这样血的代价，我们一定要牢记，千万不要擅自停药。

抗病毒治疗难以"一劳永逸"

乙型肝炎病毒 -cccDNA 半衰期 10 ~ 100 天，与肝细胞的寿命相仿。

目前所有抗病毒药都对乙型肝炎病毒复制的原始模板（cccDNA）无效，一旦停药，乙型肝炎病毒就很快以 cccDNA 为模板继续复制，结果大量新生乙型肝炎病毒又猖獗起来，造成肝病复发。

因此，医学家们指出，乙型肝炎患者只有坚持长期用药，最大限度地压制体内病毒的复制，再加上自身的免疫功能参与，等待 cccDNA 的自然耗竭，方可最终将病毒清除，患者才有可能康复。而一般认为这一自然耗竭的时间要 14.5 年左右。

应定期复查评价肝功能的七大指标

患者在治疗过程中，需定期复查和随诊，通常每 3 个月需要定期评估肝功能，以利医生及时调整治疗方案，实现个体化治疗。乙型肝炎患者的体格检查，一般包括病毒及肝两方面情况，查病毒主要是查病毒的大概性质以及病毒的数量；查肝则主要是查肝功能、肾功能、血脂、血糖、血尿酸、肝 B超、肝纤维化、血常规、甲胎蛋白等，以断定是否需要治疗，同时还要查肝受损的程度、有没有肝硬化，是否有肝纤维化、肝癌等。

不少人由于不知道全面检查的重要性，往往只查一个肝功能，结果耽误了病情。曾经有一个患者上午检查肝功能全部正常、B 超检查完全正常，但 AFP（甲胎球蛋白）检查却大于 3000U，再让其复查肝 CT，结果是弥漫性肝癌晚期，如果那天我没有给这位患者检查 AFP 的话，那么就要误诊了。因此，我经常给我的患者说，检查肝就如婚嫁，要全面综合判断对方的情况，你才能得出准确结论，下面我就向大家介绍一下这七大检查项目的必要性。

1. 乙肝两对半检查　又称乙型肝炎病毒标志物检查。这项检查的意义一方面是判断有没有乙型肝炎，一方面可以通过乙型肝炎表面抗原的浓度判断肝被乙型肝炎病毒感染的情况，乙型肝炎表面抗原浓度越低越好，运用干扰素等治疗效果也越好。最重要的是判断是大三阳还是小三阳。不少人认为，小三阳一定比大三阳好，其实这种认识是错误的，如果一个小三阳患者的乙型肝炎病毒 DNA 是阳性的，那么就更容易发生肝硬化、肝癌，预后比大三阳还坏。还有，肝炎虽然可怕可恶，但每年每个人都有 5% 自愈的可能，因此，早一天检查就早一天能摆脱"心理上的负担"。

2. 乙型肝炎病毒 DNA　这项检查的意义就像查一查敌人、坏蛋有多少一样，敌人、坏蛋越多，破坏力就越强，越难制服。

3. 肝功能全套　我们的肝脏具有强大的功能，有很强的解毒功能，并且代偿能力很强，因此一般不容易出现肝功能异常。当肝功能检查出现异常时，往往提示很多肝细胞已经受到损伤了。肝功能越好，就代表家里经济能力越强，不缺钱。肝功能很差，说明肝脏已经失去代偿能力，目前存留的肝细胞已经不足以承担肝的代谢和解毒功能了。肝功能检查中的 ALT 主要存在于肝脏、心脏组织中，主要在肝脏细胞中，我们常常称之为肝系酶，而 AST 主要分布在心脏，其次为肝脏、骨骼肌等，它常常存在于细胞浆中，因此慢性肝损害、肝硬化等，往往见到 AST 升高较 ALT 明显，且 AST／ALT 大于 1 时，常常提示预后不良。正常人血清中谷氨酰转移酶（GGT）主要来自肝脏，在肝内主要分布于肝细胞胞浆和肝内胆管上皮中，我们常常称为胆系酶。胆红素也常常作为监测肝脏功能的一个指标，如果总胆红素升高，且间接和直接胆红素偏高，常提示肝细胞受损，肝功能减退，提示病情有恶化。白蛋白代表肝的合成功能，因此每项检查都不能少。

4. B 超检查　肝受病毒感染和发生炎症后，就会造成肝内部的结构损伤，从局部的纤维化、结节性肝硬化到最后的全面硬化，B超是发现早期肝硬化的最直接指标。检查B超就像检查房屋的结构是否牢、是否坚固一样。房子外表残缺不平、内部不光滑漂亮，则说明这家实力也不咋样了。

5. 甲胎蛋白（AFP） 这是肝癌筛选的检查指标，不少肝癌在B超、CT还不能发现时，AFP就已经升高了，因此经常检查AFP对早期发现肝癌具有十分重要的意义。AFP也可以作为肝癌是否复发、病情是否得到控制的定量指标，方便实用。如果从嫁女儿角度考虑，这项检查就是看对方家里有没有超级大恶魔。

6. 肝纤维化全套 这是通过抽血来检查肝有没有发生纤维化或早期肝硬化的指标，我们也经常用其评判一个肝硬化患者经过治疗有没有出现逆转。

7. 血常规检查 如果出现血小板、白细胞数量减少，则提醒可能发生了肝硬化脾功能亢进。如果血红蛋白下降，则要警惕肝癌的可能。

总之，这七大项目检查其实各有各的意义，不能互相取代。只有综合判断，才能决定要不要治疗、能不能治疗。

第18章

莫要轻信"广告"

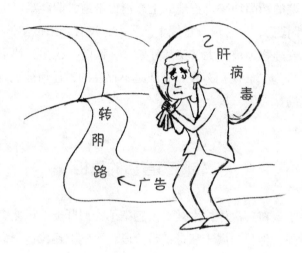

满天飞的"转阴王"

我国乙型肝炎患者很多，而众多的乙型肝炎相关患者和乙型肝炎病毒携带者难免成为"医骗"的目标。一些广告中，有人大肆宣称用"特效药物""高精尖手段""基因疗法"等，可以"保证"使乙型肝炎"大、小三阳全部转阴"。这些"转阴王"广告，抓住了患者急于治病、渴望健康的焦急心理，让不少患者都上当受骗，大家不仅损失了钱财，而且耽误了治疗，甚至使病情加重，让患者失去了生命！

其实，只要患者多阅读正规、专业科普读物，咨询正规医院专科医生，就不难躲开这些"转阴王"广告的骗局。我们反复强调，就目前医学发展，慢性乙型肝炎是难以治愈的。乙型肝炎是迁延不愈、加重还是痊愈，和每个人的病毒感染情况、免疫状态有关。目前还没有任何一种方法可以保证彻底清除乙型肝炎病毒，当前的最有效治疗方法，也只能保证部分患者病情稳定。

所以，坚持治疗，控制病情进展是首要，切勿听信广告的"转阴诱惑"。

医院为什么没有这些转阴药

正规医院的药品均来自正规的生产销售渠道，假药难以生存。那些小广告上的"转阴药"，通常没有正规生产厂家，没有合法批文，属于"假药"。还有一些正规药物，被夸大了实际疗效，在医院，医生当然不会告诉患者有这种"转阴药"。"转阴药"在目前还是不存在的，任何被冠以"转阴药"名头的都是骗局。

转阴药背后的真相

患者小丁，在一次体检中被查出感染了乙型肝炎，虽然多家医院感染科的专家告诉他，他目前属于病毒携带阶段，医学上还没有很好的治疗方法，目前也不是最佳治疗时机，注意观察检查就行了。但小丁认为医学发展到今天了，不可能没有转阴的办法。他上网查，与病友交流，到处打听，终于打听到一家电台里正在宣传"乙型肝炎转阴"新疗法，小丁立即打电话联系上了"专家"，在专家指导下花了2万元，买了半年药。半年后检查乙型肝炎病毒DNA已下降，信心倍增，继续服药半年，检查乙型肝炎病毒DNA仍未正常，两对半仍是大三阳。前后治疗两年，花费4万多元钱，可乙型肝炎并没有如愿转阴，反而肝功能却不正常了。后来到我们医院诊治，我们分析患者很可能服了"挂羊头卖狗肉"的抗病毒西药，一检查果不其然，原来患者服用的所谓中成药中，实际成分就是"拉米夫定"，且用量只有每天30毫克，因此虽然有一定效果，却又达不到要求的抗病毒剂量，故出现了上述检查结果。而且，由于剂量不够，反而诱导了病毒耐药，故出现了肝功能不正常的结果。真是白花了钞票不说，还诱导了病毒变异。

我们在强烈谴责不良商家用假药欺骗乙型肝炎患者的同时，作为肝病患者也要掌握一些肝病治疗的基本常识，擦亮自己的眼睛，以免上当受骗。

思考与疑问：广告到底可不可信

"肝病转阴药研制成功，肝病有救了"，这是2014年12月18日某晚报的一则新闻标题。乍一看，确实以为乙型肝炎治疗有了重大突破，相信每一位乙型肝炎患者看到这个标题内心都会激动万分。接着仔细阅读下去，正文介绍了一种叫作"肝炎灵胶囊"的新药，写道"服用一周期，眼睛发黄、小便发黄等症状消除，转氨酶、胆红素等指标恢复正常，体内病毒得到全面清除，使大、小三阳康复，处于肝病代偿期的肝硬化、肝腹水得以逆转。"这可是不得了的事，完全称得上"神药"啊。再往下读，"原价：一周期6600元（6个月），救助价：2580元（6个月），独家销售地址：青岛市某药店（威海路某号）"。读到这里，也许就有人反应过来了，这表面是则新闻，实际上，它就是个广告。

那这个药是否真实存在呢？疗效是否像新闻报道中那般神奇呢？在原国家食品药品监督管理局网站上，查实确有此药，但是为处方药，需要医生处方才能购买。实际上，这种中成药，主要作用在于保肝降酶，对乙型肝炎表面抗原转阴有一定的潜在作用。但是新闻中的标题以及正文的描述，却把这药吹捧成了战胜乙型肝炎的"转阴王"，偷换了概念，混淆了视听。

在这里我们还是要再次强调，乙型肝炎表面抗原转阴目前没有特效药，即使新闻媒体报道，也不能完全相信，需用火眼金睛，辨别真伪。只有通过专科医生，从正规途径治疗，才是抗击乙型肝炎的唯一方法。

讨论：到底相信谁？检验真理的法宝

评估肝炎病情，主要衡量指标就是临床症状、实验室检查及影像学检查等客观检测结果。患者真实的感受及检查结果，才是检验真理的唯一标准。

肝炎患者主要临床表现有：乏力、恶心、食欲减退、腹胀、肝区不适等。患者这些症状是否改善，是疗效评价的重要标准。

实验室检查以肝功能、两对半、乙型肝炎病毒DNA等为主。所谓转阴，有乙型肝炎病毒DNA的转阴，有乙型肝炎e抗原的转阴，也有乙型肝炎表面抗原的转阴。乙型肝炎病毒DNA的转阴相对容易，有效的抗病毒治疗通常能达到。乙型肝炎 e 抗原转阴，也就是俗称的大三阳转小三阳，大约有 1/3 的概率。然而乙型肝炎表面抗原的转阴却是非常困难的。即使实现了大三阳转小三阳、乙型肝炎表面抗原转阴，也不可能是所谓的"全部转阴"，这本身就是一个伪概念。

小链接：慢性乙型肝炎治疗的目标与终点

慢性乙型肝炎治疗目标是最大限度地长期抑制乙型肝炎病毒复制，减轻肝细胞炎性坏死及肝纤维化，达到延缓和减少肝功能衰竭、肝硬化失代偿、肝细胞性肝癌（HCC）及其他并发症的发生，从而改善生活质量和延长生存时间。在治疗过程中，对于部分适合的患者应尽可能追求慢性乙型肝炎的临床治愈，即停止治疗后持续的病毒学应答，乙型肝炎表面抗原消失，并伴有 ALT 复常和肝组织学的改善。

慢性乙型肝炎治疗的终点分理想、满意、基本三个层次，具体如下。

1. 理想的终点 乙型肝炎 e 抗原阳性与乙型肝炎 e 抗原阴性患者，停药后获得持久的乙型肝炎表面抗原消失，可伴或不伴乙型肝炎表面抗原血清学转换。

2. 满意的终点 乙型肝炎 e 抗原阳性患者，停药后获得持续的病毒学应答，ALT 复常，并伴有乙型肝炎 e 抗原血清学转换；乙型肝炎 e 抗原阴性患者，停药后获得持续的病毒学应答和 ALT 复常。

3. 基本的终点 如无法获得停药后持续应答，抗病毒治疗期间长期维持病毒学应答（乙型肝炎病毒 DNA 检测不到）。

第19章

慎用补品保健品

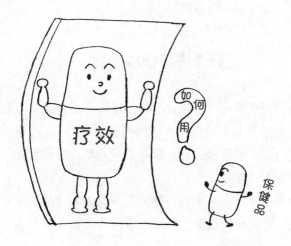

肝炎患者慎食蜂胶、蜂王浆

　　蜂胶、蜂王浆等蜂保健品一般都含有天然的雌激素成分，而慢性肝病患者由于对雌激素灭活功能障碍，本来体内就存在激素失衡状态，因此，长期服用这类保健品，可能会导致肝病加重。故肝炎患者慎食蜂胶、蜂王浆等蜂产品。

肝炎患者慎用助阳药

　　中医学认为，肝病患者多湿热为患，服用助阳药物可能会火上浇油，加重肝病的火热病理，而导致肝病发作、加重，所以有经验的中医总会告诉你

"肝无补法"。

曾经有医生诊治过一个患者，运用清热解毒中药治疗，肝功能一直保持正常，赶上过春节，其母亲让他 1 个月服用了 5 千克龙眼肉（桂圆）补身体，结果肝功能反而出现了异常。临床上经常可见一些肝炎患者，认为自己久病体虚，在听闻了民间的一些偏方后自行服用助阳药，以为可起到补虚治病的作用，结果却加重了病情，得不偿失。

肝炎患者体质多以湿热为主，少数阳气虚弱者，也必须在专科医生指导下，才可使用助阳药物。

肝炎患者慎用胎盘

胎盘，中药名为紫河车，性味甘、咸，温，功能补元气、益精血、养心肾，是一种优良的滋补品，中医称为"血肉有情之品"。近来研究证实，胎盘含有丰富的蛋白质、维生素，钙、磷等微量元素及雌激素等。对于体质虚弱者，是一种补气血的佳品。

但肝炎患者本身体质多有湿热，体内存在雌激素灭活功能障碍，胎盘富含雌激素，会进一步使病情加重，故而不适宜肝病患者食用。

肝炎患者慎食添加激素饲养的动物性食品

如今一些养殖户为谋取更多利益，在饲养禽畜、水产时会添加大量激素，以加速动物生长，同时抵抗疾病。这些激素饲养的动物，体内可能存在大量激素残留。肝炎患者本身激素水平紊乱，当食用含有激素的肉类时，体内激素失衡进一步加重，而不利于病情的控制。

肝炎患者最好食用野生或自家养殖未添加激素的动物性食品，切勿贪图便宜，或一味追求"个头大"，而购买了那些"快生长"动物性食品。

第20章

饮食疗法——
吃出健康

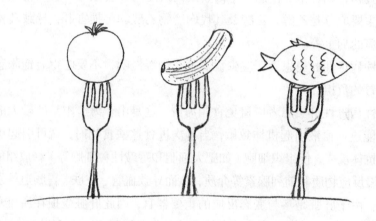

吃错食物很伤肝

食物是为人体提供生长发育和健康生存所需的各种营养素的可食性物质，因此一般认为食物最主要的作用是提供营养。其实不然，药食同源，中医很早就认识到食物不仅能提供营养，而且还能疗疾祛病。如近代医家张锡纯在《医学衷中参西录》中就曾指出："食物病人服之，不但疗病，并可充饥；不但充饥，更可适口，用之对症，病自渐愈，即不对症，亦无他患"。可见，食物本身就具有"养"和"疗"两方面的作用。正如《黄帝内经》中所说："毒药攻邪，五谷为养，五果为助，五畜为益，五菜为充。气味合而服之，以补精益气。"《金匮要略》中指出："所食之味，有与病相宜，有与身为害，若得宜则益体，害则成疾。"

现代研究证明，肝是人体重要的消化器官，具有强大的消化功能，几乎所有营养物质均需通过肝这个"化工厂"来进行加工后才能被人体所用，因此肝本身也需要丰富的营养物质滋养方能维系运行。患了乙型肝炎后会直接影响人体的消化吸收功能，不当的饮食不但不利于肝炎的康复，而且还可能加重肝功能损伤程度，引发肝性脑病、上消化道出血等严重并发症。而恰当的饮食，不但能为肝提供合适的营养，促进肝细胞的修复和再生，减少胆囊炎症的发生，而且如调配得当，还能达到保肝降酶、退黄抗炎、抑制病毒复制、逆转肝纤维化、延缓肝硬化及防癌抗癌、利胆排石等多重作用，达到"不药而愈"的效果。

由于慢性病毒性肝炎患者多阴虚、血虚，因此，不宜进食各种辛辣刺激或热性食物，如辣椒、洋葱、羊肉、鹅肉及煎烤类食品等。要严格戒酒，因为酒的主要成分是乙醇，乙醇及其代谢产物乙醛均可损害肝，导致转氨酶升高和黄疸的加重等。

慢性病毒性肝炎患者还应少食多餐，细嚼慢咽，不要吃得有饱胀感，以免加重胃的负担。

慢性病毒性肝炎患者应避免食用海鲜，这是由于海鲜中某些较大的蛋白质颗粒能进入血液引起机体致敏，当再次进食这些食物时，就可引起机体发生抗原抗体反应，使组织细胞（如肥大细胞和嗜碱性粒细胞等）释放组胺、缓激肽、慢反应物质和前列腺素等介质，从而导致血管、皮肤、胃肠道等发生变态反应。由于肝脏是参与变态反应的重要器官，因此肝脏受损在所难免。尤其原有肝病者可使病情加重，或者原病情已稳定的肝病，又可能再次复发。

龙眼肉自古以来就是我国民间百姓喜爱的补品之一，慢性肝病患者多为肝火、肝热偏盛，食用龙眼肉犹如火上浇油，加重肝经火热，可致肝炎加重、转氨酶升高等。正在食用中药治疗肝病的患者，则充抵了中药的清热解毒作用，影响治疗效果。临床曾经接诊一患者，本来应用中药清热解毒剂治疗效果非常好，适逢春节，1 个月食了 5 千克龙眼肉，春节后复查转氨酶明显升高，嘱其停食龙眼肉后，则转氨酶复归正常，病情再归稳定。

因此，对于乙型肝炎患者不但要知道能吃什么，不能吃什么，还要知道怎么吃、吃哪些能促进疾病的康复等。

有助于克制乙型肝炎病毒的食物

自从人们认识到慢性乙型肝炎主要是由乙型肝炎病毒经母婴垂直传播、

医源性传播、性接触传播等途径感染而发病，乙型肝炎病毒是导致乙型肝炎发生、发展、加重的罪魁祸首后，现代中医学者已经将乙型肝炎的发病原因界定为"疫毒"之邪。同时还认识到，疫毒感染人体后，不仅引起机体的脏腑组织功能失调，导致其发病，还蛰伏于体内，通过饮食、肌肤或密切接触等途径传染他人，致使他人发病。在一定的季节，还可大规模流行，导致某一地区或人群发病。女性患者蛰伏于体内的疫毒还可通过分娩等途径传染婴儿。余霖在《疫疹一得》中云："疫乃无形之毒"，吴又可在《温疫论》中明确提出："客邪贵乎早逐""邪不去则病不愈"。乙型肝炎为感染疫毒所致，正不能驱邪外出，导致邪气滞留，乙型肝炎迁延慢性化，经治疗正能驱毒外出，则疾病向愈。

因此，现代中医在治疗乙型肝炎时已基本形成共识，强调清热解毒逐邪药物的运用，故乙型肝炎患者的日常饮食宜多选择一些具有清热解毒作用的食物，如绿豆、赤小豆、荠菜、芹菜、茼蒿、茭白、荸荠、西瓜、冬瓜、丝瓜、黄瓜、苦瓜、菊花、绿茶、菊花脑、苦苣叶、垂盆草、鱼腥草等，这些食物多性凉味甘，不但可提供丰富的维生素，而且具有清热、祛暑、解毒的作用，多食对促进肝细胞修复有益，久食则有一定拮抗乙型肝炎病毒的作用。西瓜、绿豆、冬瓜还有利尿消肿作用，故对肝硬化腹水、尿少者极有裨益。

垂盆草又名万年草、佛甲草，生命力强，耐旱，极易栽种，所含的垂盆草苷具有明显降酶（ALT）及解酶作用，鲜品食用效果更佳，我们常嘱患者在家自行栽种，既可炒食、煮汤食用，又可放入汤剂中共煎，是一味药食两用植物。

有助于保肝降酶的食物

转氨酶升高，是肝细胞受到病毒攻击而破坏的标志，也是肝炎发作的标志。因此，保持肝功能的正常，对乙型肝炎患者十分重要。

肝是体内蛋白质分解和合成的重要器官，肝发生病变，影响消化酶的分泌，使胃肠蠕动减弱，食物的消化吸收受阻，蛋白质吸收、合成减少。同时肝病时，自身蛋白质分解加速，大量蛋白丢失，血浆蛋白下降，使受损的肝组织难以修复，甚至因低蛋白而产生局部水肿或腹水，故应补充高蛋白饮食。进食时，既要注意蛋白质的量，又要从质的方面加以选择。在高蛋白食物中，必需选用富含氨基酸的食物，如蛋类、鱼肉、牛奶、瘦肉类，而含脂肪过多的肥肉不宜多食。豆类蛋白如豆制品等，与动物蛋白同食，有互补作用，可提高其利用价值。

肝受损害时，维生素摄入和合成减少，且消耗增加以致缺乏，故要适当补充 B 族维生素、维生素 C 及维生素 A 等，如动物的肝、小麦、花生、豆芽、胡萝卜、绿色菜叶、牛奶、鱼肝油、山楂、柑橘、橙子等。

慢性病毒性肝炎患者可以适量吃点醋，中医认为"酸入肝""补肝宜用酸味"。醋有活血散瘀、消食化积、消肿软坚、解毒等作用。醋对胃酸有"调兵遣将"的作用，当慢性乙型肝炎患者食欲减退、食量减少之时，在烹调食物时加点醋，或沾点醋吃，可明显增加胃液分泌，帮助食物消化，从而增进食欲。醋还能杀灭进入胃里的细菌，提高胃肠道的抗感染能力。在使用陈醋拌凉菜时，能将一些带芽孢的细菌杀死。当夏季胃肠道传染病流行时，不仅能促进食欲，还能起到较强的杀菌作用。

下面再介绍一些有一定保肝降酶作用的食物。

具有保肝降酶作用的食物

品名	功效	适应人群
香菇	味甘,性平,具有补益中气、增强免疫功能的作用	适宜于体质虚弱,容易疲劳,感冒后转氨酶容易升高者
芹菜	味甘,性凉,具有清热利湿、平肝凉血、祛风作用	适宜于食欲下降,伴有高血压、高血脂、糖尿病、目赤充血者
苦瓜	性寒,味苦,具有清热祛暑、明目解毒、利尿凉血作用	适宜于食欲下降,舌质红、舌苔黄腻者
菠菜	味甘,性凉,具有养血润燥、止血下气作用	含有丰富的铁元素,用于转氨酶升高伴有贫血者
木瓜	木瓜性温、味酸,入肝、脾经;具有消食、驱虫、清热、祛风的功效	木瓜中的木瓜蛋白酶,可将脂肪分解为脂肪酸;现代医学发现,木瓜中含有一种酵素,能消化蛋白质,有利于人体对食物进行消化和吸收,故有健脾消食之功。对转氨酶升高伴有胃痛、消化不良者尤宜。木瓜还可防治肝病患者手足痉挛疼痛等病症
绿豆	性寒,味甘,具有消暑益气、清热解毒功效	适宜于具有口干、怕热、口腔溃疡、便秘等症状的转氨酶升高者

品名	功效	适应人群
泥鳅	性味甘、平,具有暖中益气之功效	适宜于肝炎、小儿盗汗、痔疮下坠、皮肤瘙痒、跌打损伤、手指疔疮、阳痿、腹水、乳痈等症
葡萄	性平,味甘、酸,具有补气血、强筋骨、利小便作用	适宜于口干、口渴多饮者
山楂	性平,味甘酸,具有消食积、散瘀血、驱绦虫作用	适宜于厌食油腻、形体肥胖者
大麦芽	性味甘、平,具有消食健胃作用	适宜于胁肋胀痛、食欲下降者
橘皮	味辛苦,性温,具有理气和胃、燥湿化痰作用	适宜于胁肋胀痛、性情急躁、腹胀、噫气频作者
鸭肉	性凉,味甘,具有养胃滋阴、利水消肿、清虚热作用	适宜于身体虚弱者
茯苓	味甘、淡,性平,具有利水渗湿、健脾安神的功效	适宜于大便不成形、疲劳乏力者
小麦苗	味辛,性寒,归心、小肠经,具有清热解毒、除烦热作用	《本草拾遗》中云麦苗"主酒疸目黄,消酒毒暴热"。麦苗能疏通肝胆,兼能清肝胆之热,犹能消胆管之炎症,导胆汁归小肠而达治黄疸之效。民间有用生小麦苗捣绞取汁治黄疸经验
甲鱼	性平,味寒,具有滋补肝肾、益气养血作用	适宜于腰膝酸软、疲劳乏力、耳鸣、性欲下降、头发早白、视物不清、口干者
乌鸡肉	性平,味甘,具有养阴退热、补益肝肾作用	适宜于腰膝酸软、月经量少、性欲下降者
山药	味甘,性平,具有益气养阴、补脾益肾作用	适宜于大便不实、疲劳乏力者

有助于退黄抗炎的食物

黄疸的出现是乙型肝炎患者病情加重的表现,有进一步发展为重症肝炎的可能,因此,除了要积极配合医生应用保肝降酶、退黄抗炎治疗,绝对卧床休息外,还要注意加强营养,选择一些有利于黄疸消退的食物或药物食疗,以促进疾病的早日康复。

中医认为,急性黄疸型肝炎多为"湿毒内蕴"或"湿热侵袭"之证,此时如过多食用营养过于丰富的食物,则不但加重肝负担,而且可能会"火上浇油"，加重患者的湿热症状，影响食欲，导致黄疸指数升高。因此，黄疸患者的饮食要新鲜，易消化，并含有一定数量的蛋白质、碳水化合物和B族维生素、维生素C，而不强调补益，更不要乱吃各种补品。可以适当多吃些含维生素丰富的蔬菜、水果，如葡萄、西红柿、西瓜、甘蔗、苹果、梨、冬瓜、苦瓜等。绿豆、红豆有一定清热解毒作用，亦可适量多食。韭菜、辣椒、洋葱、生姜等因热性较重，尽量少食。

中医治疗黄疸遵从"化湿邪、利小便"的原则，因此凡具有此两方面作用的食物均有一定退黄作用，下面介绍几味有助于消退黄疸的食物。

具有消退黄疸作用的食物

品名	功效	适应人群
荠菜	性平，味甘、淡，具有健脾利水、止血、解毒、降压、明目作用	适宜于食欲不振、有出血倾向者。南京民间有"三月三，荠菜是灵丹"的说法，其清热凉血作用，对舌质红、苔黄腻的黄疸者尤宜
苦瓜	性寒，味苦，具有清热祛暑、明目解毒、利尿凉血作用	适宜于食欲下降者
黄瓜	味甘，性寒，具有清热止渴、通利水道的功效	适宜于烦渴、咽喉肿痛、赤眼及烫火伤者
冬瓜	性微寒，味甘、淡，具有清热利水、生津止渴、润肺化痰、解暑作用	适宜于食欲下降、舌苔厚腻者
西瓜	性寒，味甘，具有清热解暑、除烦止渴、利小便作用	适宜于口干口渴、多饮者
葡萄	性平，味甘酸，具有补气血、强筋骨、利小便作用	适宜于口干口渴、多饮者
荸荠	性微寒，滑，味甘，具有清热化痰、化积利肠、生津止渴、通淋利尿、消痈解毒等作用	适宜于口干口渴、多饮者
鸭肉	性凉，味甘，具有养胃滋阴、利水消肿、清虚热作用	适宜于疲劳乏力、身体虚弱者
鸽肉	性平，味咸，具有调精益气、祛风解毒、调补气血、增强性欲、美容嫩肤作用	适宜于腰膝酸软、头晕无力、心悸者
赤小豆	性平，味甘、酸，能利湿消肿、清热退黄、解毒排脓	适宜于水肿、脚气、黄疸、泻痢、便血、痈肿等疾病。其良好的利尿作用，对肝硬化、心脏病和肾病、水肿患者均有益。具有良好的退黄疸作用，为"麻黄连轺赤小豆汤"的重要成分

有助于软坚散结的食物

中医认为，久病必瘀、久病入络，乙型肝炎迁延不愈，形成慢性化，势必久病入络入血。肝为藏血之脏，湿热久稽，气滞血瘀，邪毒从气分进入血分，湿热与血互结，表现出肝郁血瘀之证，血热与血瘀并见，症见胁肋刺痛、胁下有块、肌肤甲错、身目黄而晦暗、面色黯红、颧布赤丝血缕，手掌鱼际红赤，舌质多紫，或见齿衄、鼻衄等。

中医治疗慢性乙型肝炎，常用活血化瘀药物。实验提示，活血化瘀药物有抑制肝纤维组织增生的作用，能改善其病理损伤，防止肝硬变。故肝病患者宜适当食用一些具有活血化瘀作用的食物，如红糖、山楂、丹参、月季花、三七、当归等。其中，山楂性味酸甘微温，入脾、胃、肝经，具有清食积、散瘀血作用，药理研究证实，熊果酸为山楂所含三帖类物质的主要成分，金丝桃苷是山楂黄酮的重要组成成分，两者均有明显降低小鼠血清总胆固醇，调节血脂和提高血清 SOD 活性的作用；三七是补血、止血的佳品，《本草纲目拾遗》中记载："人参补气第一，三七补血第一，味同而功亦等，故称人参、三七，为中药之最珍贵者。"现在三七已广泛用来治疗各种老年疾病、心血管疾病，还被用来美容，具有抗衰老、抗氧化作用。肝病患者经常食用三七粉，可显著降低肝纤维化指标、改善肝硬化、预防消化道出血等。

乙型肝炎患者要多食疏肝解郁食物

肝为将军之官，主疏泄，性喜条达而恶抑郁，为藏血之脏，体阴而用阳，是人体气机运行畅达的主管器官。乙型肝炎特异性的致病因子——乙型肝炎病毒，无论通过血液传染，还是其他途径传染，最终会引起肝病变，随着病情进展，由肝渐及全身及其他脏器，从而出现全身性病理变化。因此，导致乙型肝炎的疫毒与导致其他疾病的疫毒是不同的，侵袭人体后偏嗜于肝，导致肝疏泄功能失司，从而出现肝区疼痛、嗳气、性情急躁等症。正如《灵枢·五邪》中记载："邪在肝，则两胁中痛"。

中医治疗乙型肝炎常须应用疏肝解郁药物，故在选择食物时，如有胸胁疼痛等肝郁证候者，则可选择食用具有疏肝解郁作用的食物，如醋、橘皮、玫瑰花、谷芽、麦芽、佛手、合欢花、百合、黄花菜等。

乙型肝炎患者要多食健脾化湿食物

《金匮要略》云："夫治未病者，见肝之病，知肝传脾，当先实脾……"肝与脾同处中焦，且相互毗邻。在生理上，土得木而达，木得土而旺；在病理上，肝升发太过，横逆可以乘脾，影响脾的运化功能。乙型肝炎病毒侵袭肝后，导致肝之疏泄功能失司，木旺则乘脾土，导致脾运功能受损，脾虚湿浊内生，故而出现纳差、恶心、舌苔厚腻、疲劳无力、大便不实等临床症状。正如《血证论》中所说："木之性主于疏泄，食气入胃，全赖肝木之气以疏泄之，而水谷乃化；设肝之清阳不升，则不能疏泄水谷，渗泄中满，在所不免。"

另外，治疗乙型肝炎的清热解毒药物，多性属寒凉，久用有"苦寒败胃"之虞，因此中医治疗乙型肝炎强调健脾化湿药物的运用。故肝病患者如存在脾虚湿蕴证候，则要选择食用一些具有健脾化湿作用的食物与中药材，如山药、茯苓、土茯苓、薏苡仁、白扁豆、冬瓜、赤小豆、大枣、莲子等。其中，山药又称淮山、山薯、薯蓣，性味平、甘，无毒，有益肾气、强筋骨、健脾胃、止泻痢、化痰涎、润皮毛、治泄精健忘等功效，是一种上等的保健食品及中药材，在东南亚一带自古被广泛地作为医疗食补之材。茯苓味甘、淡，性平，具有利水渗湿、益脾和胃、宁心安神之功用。现代研究表明，茯苓能增强机体免疫功能，茯苓多糖有明显的抗肿瘤及保肝作用。因此，肝病患者多食茯苓饼、喝茯苓水等十分有益。

乙型肝炎患者要多食补益肝肾食物

慢性乙型肝炎，湿热疫毒之邪蕴结不去，耗伤肝阴，或邪从火化，阴津被灼，亦可因脾运被遏，而阴血化生无源，导致肝之阴血亏虚，久则因肝肾同源累及肾阴亦虚，而表现为肝肾阴虚之证，症见胁肋隐痛、口干烦热、目干目涩、大便秘结、腰膝酸软、女子经少经闭、舌红少苔、脉细数等。此时治疗须应用滋养肝肾的药物，以水涵木，木得滋荣，自能柔顺条达，疾病易愈。补养肝肾的食物较多，如甲鱼、牡蛎、生地黄、熟地黄、山茱萸、金钗石斛、麦冬、枸杞子、阿胶、百合、黑鱼、黑豆、黑芝麻、黑木耳、燕窝、银耳、海参、淡菜、冬虫夏草、老鸭、五味子等。其中，甲鱼，其鳖甲"主心腹癥瘕块积、寒热"（《神农本草经》），"去血气，破癥积，恶血"（《日华子本草》），因此鳖甲为消癥、散瘀、益阴之品，经常食用甲鱼，不但可补充蛋白质，还可软肝散结，诚为慢性乙型肝炎患者及预防肝硬化、肝癌之良药也。五味子性味酸温，入肝、心、肺、肾经，具有敛肺、滋肾、生津、收汗、涩精作用。现代药理研究证实，从五味子中提取的五味子素，具有快速降低转氨酶的功效，临床常用的"五脂胶囊""联苯双脂""百赛诺"等，主要成分均是五味子为主。

最后，值得注意的是，中医认为肝体阴而用阳，肝病患者阴虚多阳虚少，因此，肝病患者一定要慎食具有温阳作用的食物，如羊肉、龙眼肉、狗肉、鹿肉、鹿茸、海狗肾、肉苁蓉等，以防火上浇油，加重肝病患者湿热，导致病情发作或加重。

乙型肝炎肝纤维化患者适合食用哪些食物

肝纤维化是指肝细胞发生坏死及炎症刺激时，肝内纤维结缔组织发生异常增生，细胞外间质合成与降解的稳态平衡被慢性肝实质持续的炎症与坏死所破坏，细胞外间质合成大于降解的病理状态。慢性肝病患者绝大多数都有肝纤维化，其中 25%～40% 最终发展为肝硬化乃至肝癌。因此，肝纤维化不仅是慢性肝病最重要的病理特征，也是慢性肝炎、肝硬化等进一步发展、恶化的重要原因。

肝纤维化是向肝硬化发展的初级阶段，从治疗上来说，这一阶段是可逆的，通过治疗是可以恢复原状的。不少食物具有软肝散结、活血化瘀通络的作用，因此，要注重食物的调养，以促进肝纤维化逆转，或延缓肝纤维化的发展进程。

1. 饮食调养原则 肝纤维化患者的饮食以清淡、易消化、富含营养为原则，主要是要注意补充足量、丰富的蛋白质食品，如鱼肉、鸡肉、猪瘦肉、鸽子肉、甲鱼等，以促进肝细胞合成。维生素应丰富，要进食一定量的新鲜蔬菜和水果。

中医认为，肝纤维化的发生与肝肾阴虚及痰瘀互结有关，因此不宜进食各种辛辣刺激或热性食物，如酒、咖啡、辣椒、洋葱、羊肉、鹅肉及煎烤类食品等。要多食用具有滋阴养肝作用的食物，如甲鱼、黑芝麻、牡蛎、海带、紫菜等。

2. 常用食物及中药材

肝纤维化患者适宜食物及中药材

品名	功效	适应人群
甲鱼	性平,味寒,具有滋补肝肾、益气养血作用	适宜于腰膝酸软、疲劳乏力、耳鸣、性欲下降、头发早白、视物不清、口干多饮者
海带	性寒滑,味咸,具有消瘿散结、利水消肿、平咳定喘作用	适宜于肝纤维化、形体肥胖、高脂血症者
醋	性温,味酸苦,具有散瘀止血、清肝开胃作用	适宜于肝纤维化者
萝卜	性寒,味甘、辛,具有定喘化痰、消食除胀、利大小便、理气止痛作用	常吃萝卜有降低血脂、软化血管、稳定血压的作用
紫菜	性寒,味甘、咸,具有化痰软坚、利咽止咳、利水消肿作用	适宜于肝纤维化、肝硬化、肝癌患者
黑芝麻	具有滋阴补肾、润肠通便作用	适宜于腰膝酸软、皮肤干燥、大便干结、头发早白者
泥鳅	性味甘、平,具有暖中益气之功效	适宜于肝炎、小儿盗汗、痔疮下坠、皮肤瘙痒、跌打损伤、手指疔疮、阳痿、腹水、乳痈等症
茯苓	味甘淡,性平,具有利水渗湿、健脾安神的功效	适宜于大便不成形、疲劳乏力者
薏苡仁	性凉,味甘、淡,具有健脾化湿、散结抗癌作用	适宜于病史较长、大便稀溏,有肝硬化、肝癌倾向者
橘皮	味辛、苦,性温,具有理气和胃、燥湿化痰作用	适宜于胁肋胀痛、性情急躁、腹胀、噫气频作者
山药	味甘,性平,具有益气养阴、补脾益肾作用	适宜于大便不实、疲劳乏力者
乌鸡肉	性平,味甘,具有养阴退热、补益肝肾作用	适宜于腰膝酸软、月经量少、性欲下降者

品名	功效	适应人群
灵芝	味甘、性平,具有补气益阴、养心安神、固体健身作用	适宜于神经衰弱、头晕心悸、失眠健忘、耳鸣目眩、腰膝酸软、白细胞减少者
鸽子肉	性平,味咸,具有调精益气、祛风解毒、调补气血作用	适宜于腰膝酸软、头晕无力、心悸者
鸭肉	性凉,味甘,具有养胃滋阴、利水消肿、清虚热作用	适宜于身体虚弱者
麦芽	性味甘、平,具有消食健胃作用	适宜于胁肋胀痛、食欲下降者
山楂	性平,味甘、酸,具有消食积、散瘀血、驱绦虫作用	适宜于厌食油腻、形体肥胖者
蘑菇	味甘,性凉,具有健脾开胃作用	适宜于食欲下降者
枸杞子	味微苦、甘,性平,具有滋养肝肾、明目作用	适宜于腰膝酸软、头发早白、视物不清、口干多饮者

肝硬化患者适合食用哪些食物

　　肝硬化是指各种原因作用于肝,引起肝的弥漫性损害,使肝细胞变性坏死,残存肝细胞形成再生结节;网状蛋白支撑结构塌陷,结缔组织增生形成纤维隔,肝小叶结构被破坏形成假小叶,在此基础上出现一系列肝功能损害与门静脉高压症的临床表现。科学的饮食对肝硬化康复至关重要。合理的饮食与营养,不但能增强机体及肝的抵抗力,而且对促进肝细胞再生、阻止肝细胞变性发展、改善肝血液循环和肝功能的恢复均有十分重要的作用。

　　1. 饮食调养原则　肝硬化患者在饮食营养方面应遵循"二高二适量"的原则,即高蛋白、高维生素以及适量糖和脂肪摄入,还要注意细嚼慢咽,避免食用辛辣刺激、过硬过咸的食品。

　　肝硬化患者都有不同程度的低蛋白血症,补充充足的蛋白质,不仅能增强机体抵抗力,而且可以保护肝细胞,并使已损伤的肝细胞得以恢复和再生。一般讲,每日每千克体重供给 1.5～2 克蛋白质,其中 50% 应来自瘦肉、鱼虾、蛋类、乳类、家禽及豆制品等生理价值较高的食品。当然,肝硬化病情较重,肝功能严重受损时,要限制蛋白质的供给量,尤其是出现肝昏迷先兆症状时,每日蛋白质供给量应控制在 50～55 克,以减轻肝负担,防止肝昏迷的发生。

肝硬化患者如果血糖不高，可以适当增加糖类食物，即碳水化合物的摄入，除米、面、杂粮、豆类等主食外，还可适量增加白糖、葡萄糖以及水果等含糖丰富的食物，以满足机体的需要。

肝硬化患者在饮食中还要供给丰富的维生素，尤其是维生素 A、B 族维生素、维生素 C 及维生素 K 等，对保护肝细胞、抵抗毒素损害均有重要作用。因此，在日常饮食中要多吃新鲜蔬菜与水果，保证维生素的摄入。

脂肪摄入量过多会直接加重肝负担，所以肝硬化患者应适当控制脂肪摄入量，烹调油以植物油为好，少吃动物油及油炸食品。

肝硬化患者进餐时一定要注意细嚼慢咽，不能狼吞虎咽，伴有食管静脉曲张时，要吃半流质和柔软的食物，应避免吃带骨、带刺以及粗糙膳食纤维的食物，如芹菜、黄豆芽等，以防止刺伤食管静脉造成出血。

伴有浮肿或腹水的患者，要吃低盐或无盐的食物，以防食盐中的钠造成水潴留，使病情加重。另外，咸的食物如咸菜、咸鱼、熏肉以及酱油等，尤应禁忌。可以多吃西瓜、冬瓜等，以促进利尿。

肝硬化患者应绝对禁酒，不吃刺激性强的食物。

2. 常用食物及中药材

肝硬化患者适宜食物及中药材

品名	功效	适应人群
黑豆	性平,味甘,具有活血利水、养阴解毒作用	适宜于腹水者
赤小豆	性平,味甘,微酸,具有利湿退黄、健脾止泻、活血排脓、消肿解毒作用	适宜于肝病黄疸、水肿脚气、热毒痈肿、女性闭经者
鸭肉	性凉,味甘,具有养胃滋阴、利水消肿、清虚热作用	适宜于身体虚弱者
冬瓜	性微寒,味甘、淡,具有清热利水、生津止渴、润肺化痰、解暑作用	适宜于腹水及下肢水肿、形体肥胖者
山药	味甘,性平,具有益气养阴、补脾益肾作用	适宜于大便不实、疲劳乏力者
泥鳅	性味甘、平,具有暖中益气之功效	适宜于肝炎、小儿盗汗、痔疮下坠、皮肤瘙痒、跌打损伤、手指疔疮、阳痿、腹水、乳腺炎等症
海带	性寒滑,味咸,具有消瘿散结、利水消肿、平咳定喘作用	适宜于肝纤维化、形体肥胖、高脂血症者

品名	功效	适应人群
萝卜	性寒,味甘、辛,具有定喘化痰、消食除胀、利大小便、理气止痛作用	适宜于消化不良、腹胀、便秘者
鸽子肉	性平,味咸,具有调精益气、祛风解毒、调补气血、增强性欲、美容嫩肤作用	适宜于腰膝酸软、头晕无力、心悸头晕者
茯苓	味甘淡,性平,具有利水渗湿、健脾安神的功效	适宜于大便不成形、疲劳乏力者
山楂	性平,味甘、酸,具有消食积、散瘀血、驱绦虫作用	适宜于厌食油腻、形体肥胖者
龟甲	味甘、平,性温,具有除湿痹、补阴虚、滋肾水、止血、解毒作用	适宜于腰膝酸软、阳痿早泄、低热、早衰、五心烦热者
鳖甲	味甘,性平,具有养阴清热、平肝息风、软坚散结作用	适宜于肝肾阴虚型肝硬化,症见腰膝酸软、疲劳乏力、耳鸣、性欲下降、头发早白、视物不清、口干多饮者
乌鸡肉	性平,味甘,具有养阴退热、补益肝肾作用	适宜于腰膝酸软、月经量少、性欲低下者
山楂	性平,味甘、酸,具有消食积、散瘀血、驱绦虫作用	适宜于厌食油腻、形体肥胖者
枸杞子	味微苦、甘,性平,具有滋养肝肾、明目作用	适宜于腰膝酸软、头发早白、视物不清、口干多饮者
薏苡仁	性凉,味甘、淡,具有健脾化湿、散结抗癌作用	适宜于病史较长、大便稀溏,有肝硬化、肝癌倾向者

原发性肝癌患者适合食用哪些食物

我国是世界上肝癌高发地之一,全世界每年死于肝癌者约25万人,其中我国约占40%,病死率很高,严重威胁着人们的健康。有人研究后认为,乙型肝炎病毒、酒精性肝硬化是其主要发病原因之一,近年的研究报告表明,肝癌的发生与丙型肝炎病毒也有关。

由于迄今尚无根治肝癌的特效疗法,国内、外肿瘤学家都认为必须通过综合治疗的方法,最大限度地消灭肿瘤,从而提高肝癌患者的治愈率和生活质量。对于不能手术切除或合并肝硬化的肝癌患者,以中医药治疗原则指导的药膳、食疗等调养措施,对提高患者生活质量、减轻痛苦、延长寿命可发挥积极的作用。

1. 饮食调养原则 食欲不振者,宜少食多餐,以清淡、易消化的食物为主,适当加食山渣汁、藕粉羹等。肝癌消耗极大,应保证患者有足够的营养,只要食欲尚可,营养供应应维持在正常人的 1.5 倍左右。术后患者,宜进食牛奶、鸡蛋、猪肝、香蕉、山楂、西瓜等食物。

戒酒,少食辛辣刺激食物,多食用具有保肝作用的食品,如甲鱼、香菇或其他蘑菇、蜂蜜、金针菜、大枣、薏苡仁、赤小豆等。

有腹水者要严格限制食盐的摄入量,有严重黄疸时禁忌油腻食物。

肝癌患者放疗、化疗时,应选用滋润生津、健脾开胃、益气养血、祛瘀解毒的食物,如莲藕、山药、龙眼肉、葡萄、冬瓜、鸡蛋、大枣、枸杞子、鲫鱼、鲜桃、赤小豆等。适量进食含纤维素多的食物,以保持大便通畅。

若伴有食管胃底静脉曲张,为防止出血,不宜食用过于粗糙、质硬的食物。

2. 常用食物及中药材

原发性肝癌患者适宜食物及中药材

品名	功效	适应人群
香菇	味甘,性平,具有补中益气、增强免疫功能作用	适宜于体质虚弱,容易疲劳、感冒者
黑木耳	味甘,性平,具有益气养血、健脾润燥等作用	适宜于肝癌、胃癌,免疫功能低下者
甲鱼	性平,味寒,具有滋补肝肾、益气养血作用	适宜于腰膝酸软、疲劳乏力、耳鸣、性欲低下、头发早白、视物不清、口干多饮者
海带	性寒滑,味咸,具有消瘿散结、利水消肿、平咳定喘作用	适宜于肝纤维化、形体肥胖、高脂血症者
萝卜	性寒,味甘、辛,具有定喘化痰、消食除胀、利大小便、理气止痛作用	适宜于肥胖、高脂血症、高血压、消化不良者
橘皮	味辛苦,性温,具有理气和胃、燥湿化痰作用	适宜于胁肋胀痛、性情急躁、腹胀、噫气频作者
紫菜	性寒,味甘咸,具有化痰软坚、利咽止咳、利水消肿作用	适宜于肝纤维化、肝硬化、肝癌患者
牡蛎	味咸,性凉,具有敛阴、潜阳、止汗、涩精、化痰、软坚散结等作用	适宜于肝硬化,症见腰膝酸软、口干、舌红少苔、齿鼻易衄者
猴头菇	性平,味甘,具有利五脏、助消化、滋补身体作用	适宜于消化不良、十二指肠溃疡、慢性胃炎、神经衰弱者
赤小豆	性平,味甘,微酸,具有利湿退黄、健脾止泻、活血排脓、消肿解毒作用	适宜于肝病黄疸、水肿脚气、热毒痈肿、女性闭经者

品名	功效	适应人群
泥鳅	性味甘、平,具有暖中益气之功效	适宜于肝癌白蛋白低下、肝炎,小儿盗汗、痔疮下坠、皮肤瘙痒、跌打损伤、手指疔疮、阳痿、腹水、乳痈等症
鸽子肉	性平,味咸,具有调精益气、祛风解毒、调补气血、增强性欲、嫩肤作用	适宜于腰膝酸软、头晕无力、心悸头晕等症
山楂	性平,味甘、酸,具有消食积、散瘀血、驱绦虫作用	适宜于厌食油腻、形体肥胖者
乌鸡肉	性平,味甘,具有养阴退热、补益肝肾作用	适宜于腰膝酸软、月经量少、性欲低下者
茯苓	味甘淡,性平,具有利水渗湿、健脾安神的功效	适宜于大便不成形、疲劳乏力者
枸杞子	味微苦、甘,性平,具有滋养肝肾、明目作用	适宜于腰膝酸软、头发早白、视物不清、口干多饮者
山药	味甘,性平,具有益气养阴、补脾益肾作用	适宜于大便不实、疲劳乏力者
猕猴桃	味甘,性凉,具有滋补、清热利尿、生津润燥、理气调中作用	适宜于肝癌患者,症见口干口渴、大便干结者
薏苡仁	性凉,味甘、淡,具有健脾化湿、散结抗癌作用	适宜于肝癌患者,症见大便稀溏者

当心饮酒要了乙型肝炎患者性命

酒的主要成分为酒精,对肝有直接损伤作用,故有人说酒对肝是一种毒品,一点也不为过。

饮酒后酒在胃肠道内很快被吸收,约90%以上的酒精成分(乙醇)在肝内代谢而生成乙醛。乙醇和乙醛都有直接刺激、损伤肝细胞的毒性作用,可使肝细胞发生变性、坏死。大量饮酒者常有饮食不足、呕吐等急性酒精中毒症状。长期嗜酒者,乙醇、乙醛的毒性常常影响肝对糖、蛋白、脂肪的正常代谢及解毒功能,导致严重肝损伤和酒精性肝硬化。病理学观察可见肝失去应有的光泽,出现小结节性、分隔性为主的肝硬化,肝内呈中、重度脂肪病变,可见乙醇性透明小体,在坏死肝细胞周围可见中性粒细胞浸润、肝小叶中心性塌陷和纤维化。

中医认为,乙型肝炎多归咎于"湿热",而酒是最常见的酿生"湿热"

的罪魁祸首，故饮酒对于乙型肝炎患者而言，无疑是"火上浇油"的行为。

还有人认为，不喝白酒而少喝点红葡萄酒、啤酒没有关系，还能活活血。其实对乙型肝炎患者而言，他们的肝已经有了损伤，对乙醇代谢的各种酶类活性降低，导致肝解毒功能降低，即使少量饮酒也是十分有害的，甚至是致命的。

因此，乙型肝炎患者或携带者必须要终生戒酒。

乙型肝炎患者宜多吃碳水化合物

食物中的碳水化合物，主要以淀粉形式供给机体，进入人体后以糖原的形式暂时储存于肝和肌肉组织中，成为肌肉活动的后备物质。

碳水化合物是供给人体热能的主要物质。由于它易氧化，1克碳水化合物经氧化后可产生4kcal（1cal=4.184J）热量；若每天吃500克碳水化合物，即可产生2000kcal的热量。

碳水化合物与蛋白质合成糖蛋白等，是构成软骨、骨骼等结缔组织的基质成分；与脂类结合形成糖脂，是组成神经组织与细胞的成分；与磷酸、碱基所组成的RNA和DNA，是构成细胞的重要成分。

碳水化合物还有帮助肝解毒的作用。当肝贮存比较多的糖原时，能增强肝细胞的再生能力，促进肝的代谢，增加肝对有害物质的解毒能力。

多糖中的纤维素，虽不能被机体吸收，但它能促进胃肠道的蠕动和消化液的分泌，有利于正常消化，可使粪便在肠胃内滞留的时间缩短，减少细菌及其毒素对肠壁的刺激。纤维素还能以某种方式与饱和脂肪酸结合，阻止血浆中胆固醇的形成，有利于防止心脑血管疾病的发生。

在医学不发达、没有太多保肝药物的年代，治疗肝炎常用的药物就是葡萄糖。对于肝这个身体里的化工厂而言，碳水化合物是最容易代谢的能量物质。摄入足够的碳水化合物等于减轻了肝的负担。而在如今，对于慢性肝炎的患者，如果能够正常饮食的话，不建议摄入大量含糖量比较高的饮食，均衡饮食非常重要。每天按照1500~2000kcal（1cal=4.184J）的供给应该是没有任何问题的，但是营养过度，大量的糖反而会增加肝和胰腺的负担，有时候机体这些不能够用的糖以脂肪的形式暂时储藏起来，增加了脂肪肝的发生概率。

另外，长期或严重肝功能损害的人，容易发生糖代谢异常而最终导致肝源性糖尿病。

碳水化合物主要来源于植物性食物，主要食物碳水化合物含量见下表。

主要食物碳水化合物含量表

食物名称	含量(%)	食物名称	含量(%)
稻米	78.2	马铃薯	19.9
小麦面	74.6	芋头	13.6
玉米面	71.0	红薯	18.0
高粱米	70.5	苹果	13.0
干豌豆	57.0	柑橘	13.0
干蚕豆	48.0	柿子	15.0
栗子	41.5	菠菜	4.0
干莲子	61.9	大白菜	3.0
花生	15.5	牛奶粉（脱脂）	52.0

乙型肝炎患者的高蛋白饮食

蛋白质是构成人体各器官、组织和细胞的重要物质，它约占人体体重的16.3%。

人体在生长发育阶段，需要大量的蛋白质，以提供足够数量和质量的氨基酸，促进新组织的发育；成年后，生长发育停止了，但机体的新陈代谢、组织的修补和消耗，还是需要蛋白质来完成的。即使到了老年，仍需要摄入足够的优质蛋白质，以维持生命活动，抗衡机体衰老。

蛋白质还具有调节生理功能的作用，机体内的各种酶类、激素、血浆蛋白和抗体等，都需要以蛋白质为原料。而各种酶类是人体进行新陈代谢的催化剂，各种激素能调节生理功能，血浆蛋白能调节渗透压，帮助维持血液的正常酸碱度；抗体能增强机体抵御疾病侵袭的能力。

蛋白质是由20多种氨基酸组成的，有8种氨基酸在体内不能合成，必须从膳食中摄取，否则就不能维持机体的氮平衡。这8种氨基酸叫必需氨基酸，他们分别是色氨酸、苯丙氨酸、赖氨酸、苏氨酸、蛋氨酸、亮氨酸、异亮氨酸、缬氨酸。能在机体内合成的 12 种氨基酸，叫非必需氨基酸。虽然能在体内合成，但并不等于不需要。另外，还有 2 种半氨基酸类。每一种蛋白质至少含有 10 种以上的氨基酸，人体每天摄入的蛋白质，在胃肠道分解成各种氨基酸被吸收，通过血液输送到全身各组织，合成人体需要的蛋白质。

肝参与蛋白质的代谢。日常饮食摄入的蛋白质多作为原料被肝分解后再"组装"成为具有不同结构和功能的蛋白质，这些蛋白质参与人体的各项生命活动。所以，对于肝功能损害程度较小者，摄入足够蛋白质是维持健康的必要条件。而对于肝功能损害严重者，比如肝硬化失代偿期或肝癌晚期的患者，摄入过多蛋白质后，肝不能通过正常途径加以分解利用，反而会产生有毒物质，对机体造成额外的损害。

食物中蛋白质来源有两个方面，即动物蛋白质和植物蛋白质。动物蛋白质如乳类、肉类（特别是瘦肉）、鱼类、蛋类等；植物蛋白质如豆类、谷类、硬壳干果类（花生、瓜子、杏仁、核桃仁等）和蔬菜、水果等。常用动、植物蛋白质含量见下表。

常用动、植物蛋白质含量表

食物名称	蛋白质含量（%）	食物名称	蛋白质含量（%）
猪肉	13.3 ~ 18.5	面粉	11.0
牛肉	15.5 ~ 21.5	大豆	39.2
羊肉	14.3 ~ 18.7	花生	25.8
鸡肉	21.5	白萝卜	0.6
鲤鱼	18.1	大白菜	1.1
鸡蛋	13.4	菠萝	1.8
牛奶	3.3	油菜	1.4
稻米	8.5	黄瓜	0.8
小麦	12.4	橘子	0.9
小米	9.7	苹果	0.2
玉米	8.6	红薯	1.3
高粱	9.5	蘑菇	2.0 ~ 4.0

乙型肝炎患者要控制脂肪摄入

脂肪是人体不可缺少的营养素，日常吃的动物油、花生油、豆油、菜籽油、芝麻油等都含有脂肪。此外，这些油中还有一些和脂肪类似的物质，如磷脂、胆固醇等，称为类脂。

脂肪的基本成分是脂肪酸，可分为饱和脂肪酸和不饱和脂肪酸两大类。饱和脂肪酸包括醋酸、骆酸、乙酸、辛酸、豆蔻酸、月桂酸等；不饱和脂肪酸包括亚油酸、亚麻酸、花生四烯酸、22碳烯酸等，它们大都是人体必需脂肪酸，必须由食物供给，在人体内不能合成。

脂肪是很重要的产热物质，每克脂肪经氧化后能产生9.3kcal的热量，比氧化1克糖或蛋白质时所释放的热量高1倍。而且膳食中的脂肪一时消耗不完，还可以贮存于体内，当热量不够时，贮存的脂肪便被动员出来，氧化产生热量供人体利用。

皮下脂肪不仅保护着身体内部的骨骼和器官，而且由于它传热较差而阻碍了体表热量的扩散，因此对维持人体体温的恒定十分重要。

脂肪是脂溶性维生素A、维生素D、维生素E、维生素K的溶剂，它们不溶于水而溶于脂肪内，并且只有溶解在脂肪内才能被人体吸收。如果脂类食品摄入不足，就会出现维生素A、维生素D、维生素E、维生素K等的缺乏症，影响健康。

类脂中的磷脂和胆固醇是构成人体组织细胞的主要成分，也是构成脑和神经组织的主要成分。脑和神经组织细胞含有大量磷脂和胆固醇。

脂肪的供给量，我国营养学会推荐的每日供给量按占总能量的百分比计算，成人为20%～30%（约50克）。肝是参与脂肪代谢的重要器官，与糖、蛋白质相比，脂肪的代谢最为复杂，对肝的负担最重。另外，对于正常人而言，过量进食脂肪尚可导致脂肪肝。因此，对于乙型肝炎患者而言，脂肪的摄入量尤应控制。

脂肪来源于动物和植物食品，动物脂肪包括猪油、牛油、羊油、鱼肝油、奶油等；植物脂肪包括豆油、花生油、芝麻油、菜籽油、棉籽油等。常见食品中的脂肪含量见下表。

常见食品中的脂肪含量

食物名称	脂肪含量(%)	食物名称	脂肪含量(%)
猪肉	28.8	大豆	17.0
羊肉	28.8	花生	49.0
鸡蛋	15.0	芝麻	61.7
鸭蛋	16.0	葵花籽	28.0
牛肉	10.0 ~ 30.0	核桃	59.0
鸡肉	2.5	大米	1.4
牛奶	4.0	大麦	1.9
羊奶	4.1	大白菜	0.1

肝炎患者为什么要多吃葡萄

葡萄中含有的天然生物活性物质、维生素和纤维素对肝炎患者十分有益。

中医学认为，葡萄性平、味甘酸，能补气血，强筋骨，益肝阴，利小便，舒筋活血，暖胃健脾，除烦解渴。现代医学则证明，葡萄中所含的多酚类物质是天然的自由基清除剂，具有很强的抗氧化活性，可以有效地调整肝细胞的功能，抵御或减少自由基对它们的伤害。此外，它还具有抗炎作用，能与细菌、病毒中的蛋白质结合，使它们失去致病能力。国外的研究证明，新鲜的葡萄、葡萄叶、葡萄干都具有抵抗病毒的能力。

葡萄中含有丰富的葡萄糖及多种维生素，对保护肝、减轻腹水和下肢浮肿的效果非常明显，还能使血浆白蛋白升高，使转氨酶降低。葡萄中的葡萄糖、有机酸、氨基酸、维生素对大脑神经有兴奋作用，对肝炎伴有的神经衰弱和疲劳症状有改善效果。

葡萄中的果酸还能帮助消化、增加食欲，防止肝炎后脂肪肝的发生。葡萄干是肝炎患者补充铁的重要来源。用葡萄根 100 ~ 150 克煎水服下，对黄疸型肝炎有一定辅助疗效。

下面介绍二则葡萄药膳。

1. 葡萄生地藕汁膏

组成 生地黄 100 克，鲜葡萄、鲜藕各 150 克。

制法 生地黄加水适量，煎汤取汁，并加热浓缩，另将鲜葡萄、鲜藕捣烂取汁，与生地黄浓缩液混匀后，用小火熬成稠膏，再加等量蜂蜜煎沸即成。

服法 每次 1 汤匙，用沸水化服。

功用 滋阴凉血，解毒利尿。

调治 乙型肝炎，症见口干多饮、牙龈出血、皮下有瘀斑者。

2. 葡萄消肿粥

组成 葡萄 30g，茯苓 10g，薏苡仁 20g，粳米 60g。

制法 加水，常法煮粥。

服法 分 2 次服完。连用数周。

功用 益气养阴，利尿消肿。

调治 乙型肝炎，肝硬化出现肢体浮肿、小便不利者。

当然，葡萄疗效虽好，但肠胃虚弱者不宜多食，食多会腹泻。

甲鱼适合什么样的肝病患者服食

甲鱼，俗称鳖、水鱼、团鱼及王八等，系卵生爬行动物，水陆两栖生活。鳖肉味鲜美、营养丰富，不仅是餐桌上的美味佳肴，而且是一种用途很广的滋补药品和中药材。

中医学认为，甲鱼肉性平、味甘；归肝经。具有滋阴凉血、补益调中、补肾健骨、散结消痞等作用，可防治身虚体弱、肝脾肿大、肺结核等症。著名的治疗肝脾肿大的中成药"鳖甲煎丸"，其主要成分即是鳖甲，千古名方，历久弥新。

甲鱼含高蛋白质和脂肪，特别是它的边缘肉裙部分还含有动物胶质，不容易消化吸收，因此患有肠胃炎、胃溃疡、胆囊炎等消化系统疾病者不宜食用。存在慢性腹泻、大便不实、食后运迟的脾胃虚弱的肝病患者也不宜食用或多食。但如果是肝肾阴虚的肝病患者，服食甲鱼则十分适宜，不但可滋补肝肾之阴，且能软肝散结，对防治肝纤维化、肝硬化均有一定益处。

下面介绍几则甲鱼药膳供肝肾阴虚的肝病患者服食。

1. 山杞鳖肉汤

组成 鳖1只（重500克左右），山药30克，枸杞子20克。

制法 将活鳖宰杀后，去头与内脏，洗净，入沸水内烫透，去黑膜及盖。切成小块。山药、枸杞子洗净后与鳖肉共放入砂锅内，加适量清水，用小火炖1~2小时至肉熟烂，调味即可。

服法 食肉饮汤，分次食完。

功用 补血益精，滋阴养肝。

调治 适用于慢性肝炎属肝肾亏虚者，症见右胁肋痛、腰膝酸软、四肢拘急、头晕目眩、耳鸣如蝉、两目干涩、口燥咽干、失眠多梦者。

2. 归杞甲鱼汤

组成 当归、枸杞子各9克，熟地黄、麦冬、女贞子、山药、陈皮各6克，甲鱼1只（500克）。

制法 将上述各药以纱布袋盛之；将鳖1只宰杀，开膛，取出内脏，洗净；把盛药的纱布袋置于鳖体腔内，放入砂锅中，加入适量水及葱、姜等调料，文火炖烂熟，取出药袋。

服法 吃鳖饮汤。每日1次，10天为1个疗程。

功效 养肝益肾，补脾生血。

调治 适用于肝肾阴亏型慢性肝炎，症见腰膝酸软、两目干涩、五心烦热、形体消瘦、面色黧黑、舌体有裂纹少苔者。

为什么说泥鳅是肝病良药

泥鳅，又名鳅鱼，其肉质细嫩、味道鲜美、营养丰富。泥鳅有较高的药用价值。相传有一天，曹雪芹正在湖边垂钓，忽见一小伙纵身跳入水中，欲自寻短见，便急急撑过船去，将他救上岸来，又连给他灌了几口酒，那人便很快苏醒了过来。一询问方知他不幸染上了黄疸，因无钱医治，不得已才走上了这条绝路。曹雪芹听后说："小小黄疸有何可怕？你若信得过我，就每天早晨到我这里来服药，分文不取，管保你不出 3 个月，就会跟好人一模一样。"

从此，小伙子如约而来，风雨无阻，果然不出半个月，小伙子的身黄、眼黄等症状逐渐消退，原本十分虚弱的身体，走起路来也轻快有劲了。他于是问曹雪芹："您的药真管用，到底是什么灵丹妙药啊？"曹雪芹笑笑说："这药活蹦乱窜的，我怕你看了害怕，因此才让你每次看病时都闭上双眼，由我给你喂进嘴里。"说着便从身后端出一盆大大小小的泥鳅来。原来小伙子每天服食的就是泥鳅。此后，尝到甜头的小伙子便天天坚持食泥鳅，不到一个半月，便红光满面、强壮如初了。曹雪芹也因此与他结为忘年之交，并把他写进了红楼梦中。这就是《红楼梦》中与尤三姐情投意合、侠肝义胆的柳相公。

中医学认为，泥鳅性平，味甘，无毒。能滋阴清热，补脾益气，祛湿，兴阳。临床上可用于治疗脾虚瘦弱、黄疸及小便不利、津伤口渴、痔疮、疥癣、肾气不足、阳痿等症。

泥鳅对急、慢性肝炎具有独特疗效。泥鳅粉能明显促进黄疸消退及转氨酶下降，对急性黄疸型肝炎疗效显著；对迁延性和慢性肝炎的肝功能也有明显的改善作用，可用于各种类型的肝炎。

泥鳅食疗方法亦颇多。如《泉州本草》有"泥鳅烧豆腐"法，食之能补脾利湿，对黄疸、小便不利及脾虚胃弱者有良效。

下面介绍几则泥鳅药膳供肝肾阴虚的肝病患者服食。

1. 泥鳅炖豆腐

组成 活泥鳅 150 克，豆腐 100 克，精盐、味精各适量。

制法 将泥鳅切去头和内脏，洗净后放锅中，加入精盐少许、水适量，清炖至半熟，放入豆腐，小火慢炖至熟烂，调入味精，即成。

服法 每日 1 次，空腹服用，饮汤，吃泥鳅和豆腐。

功用 清热利湿，利胆退黄，补中益气。

调治 适用于急性黄疸型肝炎，血白蛋白低下、疲劳乏力、大便稀溏者。

2. 泥鳅粉

组成 泥鳅数十条。

制法 取适量泥鳅放在清水中，滴入几滴植物油，每天除去污水，换入清水，待它排去肠内泥水污物后，除去头尾，阴干，文火烘干至外表焦黑色，内部黄褐色，再与等量荷叶研末，备用。有条件的可用干燥箱烘干（温度以 100℃为宜）。

服法 每次 5 克，温开水送下，每日 3 次。

功效 暖中益气，清利湿热。

调治 慢性肝炎，还可治黄疸，保肝，促使肿胀的肝、脾回缩。

小链接：生食泥鳅与茹毛饮血和饮鸩止渴

作为一名感染科医生，经常要接触到各种传染性疾病。在上肝病专家门诊时，经常有患者兴致勃勃地向我询问"究竟如何生吃泥鳅"，也有的患者看到那位自封"健康教母"的大作后，已经心怀无限希望地踏上了生食泥鳅的征程了。

开始我对此问题未予重视，我以为不会有人有勇气照搬照抄而真的去生食那看起来就已经恶心、可怕，摸起来滑不溜鳅，闻起来腥味扑鼻的小东西的。及至问的人多了，真有我的患者去挺身实践了，我才意识到此问题的严重性，由此我联想到茹毛饮血与饮鸩止渴两个成语。

茹毛饮血出自《礼记·礼运》："未有火化，食草木之食，鸟兽之肉，饮其血，茹其毛，未有麻丝，衣其羽皮。"故其本意是用来描绘原始洪荒时期，我们的先人不会用火，为了生存，只好连毛带血地生吃禽兽的生活。及至遂人氏教会了人们钻木取火，人们不仅体会到了熟食的美味，更逐渐享受到了熟食给健康带来的益处，因此，逐渐远离了"茹毛饮血"的饮食方式，人类的进化也得以提升、加速，连小学生都会知道火的发明带给人类发展的巨大意义，医学上常说的"病从口入"，我想更主要的是告诫人们要享受火，要远离"茹毛饮血"吧？然而，令我万万没有想到的是，人类已经进化到 21 世纪了，有人竟还号召人们"茹毛饮血"，去生食泥鳅这个浑身不知多少寄生虫和细菌的小动物。作为医生，我本以为我们的人民早就具备基本的卫生常识，但不想真的有那么多人"赴汤蹈火"，确实令人匪夷所思了。

确实，中医认为泥鳅有很好的药用价值，现代研究亦证明泥鳅营养丰富，是高蛋白、低脂肪的优良食品，而且还含有钙、磷、铁及维生素 A、维生素 B_1、维生素 B_2 和烟酸等。在日本，泥鳅被誉为"水中人参"，人们把它当作高级营养补品。我在临床上也经常嘱咐肝病患者多食用泥鳅（尤其是野生泥鳅），但据我所知，从古到今没有哪个真正的中医教导人们去生食泥鳅的。况且，古代对寄生虫病的认识远远不如今天，今天我们认识了，何必还犯此类错误？

生吃泥鳅，最大的危险就是患上寄生虫病，这是一般老百姓都知道的概念，但是这么公然的发表出来，可能老百姓也就糊涂了，亦或是病急乱投医了吧？心想：这是"专家"的出版物，应该权威啊，估计现在的泥鳅没有问题了，那就吃吃看看吧。很多的医学工作者为了减少寄生虫感染在做着艰苦的努力，很多医学工作者在艰苦地治疗着寄生虫病患者，但是，一本书的宣传，可能让这些努力都作废，岂不悲哉？

　　至于饮鸩止渴，用其来类比生食泥鳅，有人可能认为有点危言耸听了，但看看饮鸩止渴的故事，你就不会这样认为了。鸩据说是一种鸟，鸟的羽毛含有剧毒，只要把羽毛泡在酒里，立成毒酒，饮之立毙。中国古代的毒药中，最有名的应该是"鸩"这种毒药，成语中的"饮鸩止渴"便是源自于此。

　　东汉时期时，担任过廷尉的霍谞，从小勤奋好学，少年时代就读了大量儒家经书，在当地出了名。霍谞有个舅舅名叫宋光，在郡里当官。由于他秉公执法，得罪了一些权贵，被他们诬告篡改诏书，从而押到京都洛阳，关进监狱。宋光下狱后，霍谞的心情一直不平静。当时霍谞虽然只有十五岁，但各方面都已经比较成熟。他从小常和宋光在一起，对舅舅的为人非常清楚，知道舅舅不可能干这种弄虚作假的事。他日思夜想怎样为舅父申冤，最后决定给大将军梁商写一封信，为舅舅辩白。信中有这样一段话"宋光作为州郡的长官，一向奉公守法，以便得到朝廷的任用。怎么会冒触犯死罪的险去篡改诏书呢？这正好比为了充饥而去吃附子，为了解渴而去饮鸩，如果这样的话，还没有进入肠胃，到了咽喉处就已经断气了。他怎么可能这样做呢？"梁商读了这封信，觉得很有道理，对霍谞的才学和胆识也很赏识，便请求顺帝宽恕宋光。不久，宋光被免罪释放，霍谞的名声也很快传遍了洛阳。

　　汉时的宋光知道不能饮鸩止渴去篡改诏书，但我们今天的"健康教母"却教人生食那浑身寄生着大量寄生虫和细菌的泥鳅，这不等于教唆人们饮鸩止渴吗？我不知道那位"教母"是否自己敢于生食泥鳅"灭火"养生，如果她自己都不敢吃却借着话语权误导我们善良的老百姓，则真有点谋杀之图了。

　　哲学家培根说过这样一句名言："知识的力量不仅取决于其本身的价值大小，更取决于它是否被传播，以及被传播的深度和广度。"如果一个错误的知识被"科学化"后，传播的深度越深、广度越广，则对民众健康的影响越大，这样的知识还是让它少传播点为好。

为什么不主张肝病患者食用羊肉

羊肉是我国人民喜爱在冬季食用的肉食之一，肉质与牛肉相似，但肉味较浓。羊肉较猪肉的肉质要细嫩，较猪肉和牛肉的脂肪、胆固醇含量少。明代李时珍在《本草纲目》中记载："羊肉能暖中补虚，补中益气，开胃健脾，益肾气，养胆明目，治虚劳寒冷，五劳七伤"。道出了羊肉不但美味可口，还具有独特的补脾暖肾作用，难怪在冬季人们常常要食用羊肉以抵御寒冬呢。中医认为，羊肉甘、温、无毒。入脾、肾经。具有补虚劳，祛寒冷，温补气血；益肾气，补形衰，开胃健脾；补益产妇，通乳治带，助元阳，益精血等功效。因此，羊肉营养价值高，既能御风寒，又可补身体，对一般风寒咳嗽、慢性气管炎、虚寒哮喘、肾亏阳痿、腹部冷痛、体虚怕冷、腰膝酸软、面黄肌瘦、气血两亏、病后或产后身体虚亏等一切虚状均有治疗和补益效果，最适宜于冬季食用。

当然，羊肉好吃，也应适可而止。羊肉甘温大热，过多食用会促使一些病灶发展，使病情加重。由于其有"上火"之弊，因此暑热天或发热患者慎食之。水肿、骨蒸、疟疾、外感、牙痛及一切热性病症者均不宜食用。经常食用羊肉可能会口舌糜烂、眼睛红、口苦、烦躁、咽喉干痛、齿龈肿痛等。

对于有慢性肝病的患者，最好不要食用羊肉。原因有三。

原因一，中医认为肝无补法，即肝病患者多以邪实为主而少有虚象，一般不宜服用补药。临床观察证明，肝病患者多为肝胆湿热较重的体质，再食用羊肉无异于火上浇油，加重肝热，而导致病情加重和不稳定等。肝硬化患者食用羊肉则可致口鼻出血等。

原因二，羊肉属于高蛋白、高脂肪类型的食物，乙型肝炎患者需要高蛋白来加速肝的修复，但是并不能摄入大量的脂肪。肝是人体最大的代谢器官，患了肝病后消化功能本已减弱，这个时候过多的脂肪会造成脂肪很难分解和氧化，不仅无法吸收营养，更主要的是会进一步加重肝病病情。

原因三，慢性肝病患者一般都会伴随有肠胃消化功能不好的情况，食用羊肉后，会导致肠道的蠕动能力下降，易导致便秘或腹泻等，影响营养物质的消化吸收。

乙型肝炎患者为什么要多食用香菇

香菇是世界第二大食用菌，也是我国特产之一，在民间素有"山珍"之称。它是一种生长在木材上的真菌。味道鲜美，香气沁人，营养丰富，素有"植物皇后"美誉。是我国人民喜爱的高蛋白、低脂肪的营养保健食品。

香味成分主要是香菇酸分解生成的香菇精，所以香菇是人们重要的食用、药用菌和调味品。香菇的鲜味成分是一类水溶性物质，其主要成分是 $5'$-鸟苷酸、$5'$-AMP、$5'$-UMP 等核酸成分，均含 0.1% 左右。

香菇含有一种抗肿瘤成分——香菇多糖；含有降低血脂的成分——香菇太生，香菇腺嘌呤和腺嘌呤的衍生物；香菇还含有抗病毒的成分，干扰素的诱发剂——双链核糖核酸。香菇中含不饱和脂肪酸甚高，还含有大量的可转变为维生素 D 的麦角甾醇和菌甾醇，对于增强抵抗力、预防感冒及治疗有良好效果。

经常食用香菇对预防人体（特别是婴儿因缺乏维生素 D 而引起的）血磷、血钙代谢障碍导致的佝偻病有益，可预防人体各种黏膜及皮肤病。

香菇中所含香菇太生可预防血管硬化，降低血压，从香菇中还分离出可使血清胆固醇降低的成分（C8H1104N5，C9H1103N5）。

香菇灰分中含有大量钾盐及其他矿质元素，被视为防止酸性食物中毒的理想食品。

日本学者从香菇深层培养的菌丝中提出的香菇多糖成分，已成为细胞介导反应的免疫增强剂，对包括白血病在内的多种恶性肿瘤，如肝癌、胃癌、食管癌等，均有显著疗效。

因此，香菇很适合慢性乙型肝炎和肝癌患者食用，肝病患者可选食下列两款药膳。

1. 香菇菜心

组成 香菇 50 克，青菜心 250 克，菜油、盐、味精适量。

制法 先将铁锅加入菜油烧热，放入青菜、盐，爆炒后盛起摆放盘中，再入香菇，加少量水、盐、酱油煮熟后，盛放于盘中青菜之上。

服法 佐餐食用，每日 1 次或 2 次。

功用 补中益气，增强免疫。

....

2. 香菇炖鸡

组成 干香菇 15 克，鸡肉 150 克，食盐、黄酒、生姜适量。

制法 先将香菇水发，鸡肉洗净切块，共放入锅中，加水、食盐、黄酒、生姜，共炖至鸡肉熟烂。

服法 每日 1 次，空腹服食。

功用 补气，健脾。

调治 乙型肝炎病毒携带者，症见容易感冒、疲劳乏力、形体瘦弱、气短乏力者。

赤小豆适合什么类型肝病患者服食

赤小豆为豆科草本植物赤小豆或赤豆的种子，又称红小豆、米赤豆。赤小豆不仅是美味可口的食品，而且是医家治病的妙药。《神农本草经》说它"主治下水肿，排痈肿脓血"。《药性本草》说可"治热毒，散恶血"。《本草纲目》记载，红小豆"味甘，性平，无毒，下水肿，排痈肿脓血，疗寒热，止泄痢，利小便，治热毒，散恶血，除烦满，健脾胃……"古代医学家通过临床实践，认为它对痈肿有特殊疗效。例如《朱氏集验方》称："此药治一切痈疽疮疥及赤肿，不拘善恶，但水调涂之，无不愈者"。现代医学还证明，赤小豆对金黄色葡萄球菌、福氏痢疾杆菌及伤寒杆菌均有明显的抑制作用。

中医学认为，赤小豆甘、酸，平，入心、小肠经。具有利水除湿、和血排脓、消肿解毒的功效，可以治疗水肿、脚气、黄疸、泻痢、便血、痈肿等病症。赤小豆内服、外用，都未见有不良反应。赤小豆虽是一味普通食物，但有独特的解毒功效，传说宋仁宗在做太子时，患了疖腮，高热不退，腮帮肿痛难忍，有人建议请道士赞宁治疗，道士取赤小豆 70 粒，捣烂为末，敷患处而愈。

现代药理研究发现，赤小豆对急性黄疸型肝炎有改善肝功能的作用，对肝硬化引起的腹水有消除作用。因此，乙型肝炎病毒携带者，经常食用赤小豆十分有益，对伴有肥胖、高血脂、脂肪肝的乙型肝炎病毒携带者尤宜。肝病患者可以选择服用下列赤小豆药膳。

1. 赤豆稀饭

组成 赤小豆 100 克，糯米 100 克。

制法 加水，常法煮粥。

服法 每日 1 次，作早餐食用。

功用 健脾利水，解毒消肿。

调治 适用于肝硬化腹水、全身浮肿、小便不利者。

2. 赤小豆冬瓜老鸭汤

组成 青头老公鸭肉 300 克，赤小豆 50 克，冬瓜（连皮）100 克，草果 1 枚，粳米 100 克，姜丝、麻油、精盐、味精各适量。

制法 先将鸭肉洗净切成小块，冬瓜切成小丁点，草果捣破用纱布包好。赤小豆、粳米分别淘洗干净，加水 1000 毫升，大火烧开后，加入鸭肉、冬瓜、草果包和姜丝，转用小火慢熬成粥，取出草果包，下精盐、味精，淋上麻油，调匀即成。

服法 分早、晚 2 次，乘热，空腹服下。每周服 2 次或 3 次。

功用 健脾益胃，利水消肿。

调治 适用于脾肾阳虚型肝硬化，症见腹水、全身浮肿、小便不利者。

3. 赤小豆山药饮

组成 赤小豆 50 克，山药 50 克，白糖适量。

制法 先将赤小豆洗净，入锅加水适量，煮成半熟，再放入山药煮成黏稠状，调入白糖即成。

服法 当点心食用，当天吃完。

功用 补益脾胃，利水除湿。

调治 适用于脾虚湿困型肝硬化腹水，症见腹胀腹大、大便稀溏者。

4. 茯苓赤小豆包子

组成 茯苓 15 克，赤小豆 100 克，面粉 500 克，白糖 50 克。

制法 将茯苓、赤小豆烘干，打成细粉，加入白糖，上笼蒸熟，待用。面粉加入水、发酵粉适量，揉成面团，搓面剂子（每个 20 克），用擀面杖擀成皮。左手拿面皮，右手把赤小豆、茯苓、白糖馅放入面皮，逐个包成包子生坯。把包子生坯置蒸笼内，用武火大气蒸 15 分钟即成。

服法 每日 2 次，每次 2 个。

功用 化湿健脾，利水消肿。

调治 适用于脾虚湿困型肝硬化腹水，症见腹胀腹大、大便稀溏者。

　　最后提醒大家注意的是，赤小豆是豆科植物赤豆的种子，但是有一个别名是红豆。红豆是羞草科植物海红豆、孔雀豆植物种子的统称，所以人们经常误会它们是同一种食物。赤小豆呈细长形，颗粒比红豆小；红豆呈圆柱状，表面为暗棕红色。

肝癌患者为什么要多食用黑木耳

　　现代化学研究发现，黑木耳含有大量的碳水化合物（如葡萄糖、甘露糖、木糖、戊糖），还有蛋白质、脂肪、胶质、胡萝卜素及钙、磷、铁等，尤以铁含量高，比蔬菜中含铁量较高的芹菜还多 6 倍，比动物食品中含铁量较高的鸭蛋高 13 倍，是防治缺铁性贫血的最佳食品。近年来，国内、外医学研究认为，黑木耳有降血脂，阻止心肌、肝、主动脉组织中脂质沉积的良好作用。黑木耳中的"多糖体"对肿瘤发生可起到抑制作用，对食管癌、胃癌、肠癌患者，有一定的辅助治疗功效。

　　国家"一类"抗癌新药——金克槐耳颗粒，其主要成分即是多孔菌科槐耳菌的菌质，研究证明，槐耳清膏（金克主原料药）对肺腺癌 A549 等肿瘤株有直接的凋亡作用（即直接杀灭肿瘤细胞的作用）。动物实验也表明，本品对小鼠肉瘤 S-180、腹水型 S-180 有明显抑瘤作用。对消化系统的恶性肿瘤（如肝癌、胃癌、胰腺癌、食管癌、肠癌等）有明显疗效，能显著延长生存期，缓解肝区疼痛，减轻腹胀，增加食欲。临床上对其他肿瘤如乳腺癌、肺支气管癌、鼻咽癌、头颈部癌、白血病、膀胱癌、前列腺癌等，同样具有显著的疗效。

因此，肝癌患者不妨多食用些黑木耳，尤其是槐耳。

黑木耳炒猪肝

组成 黑木耳 25 克，猪肝 250 克。

制法 先将黑木耳用冷水泡发，拣净后撕成朵状，并分开，洗净，备用。将猪肝洗净，用快刀斜剖成薄片，放入碗中，加入湿淀粉少许，抓揉均匀，上浆，待用。炒锅置火上，加植物油烧至 6 成热，放入葱花、姜末煸炒炝锅，出香后随即投入在热水中焯过的猪肝片，滑炒片刻，烹入料酒，待煸炒至猪肝熟透，倒入漏勺，控油。锅留底油，用大火翻炒黑木耳，待炒至木耳滑亮透香时，把猪肝片倒回炒锅，随即加精盐、味精、芝麻油适量，翻炒，拌和均匀即成。

服法 佐餐食用，吃猪肝，嚼食黑木耳，当日吃完。

猕猴桃对肝癌患者有什么益处

猕猴桃是猕猴桃科植物猕猴桃的果实。果实细嫩多汁，清香鲜美，酸甜宜人，营养极为丰富。因其维生素 C 含量在水果中名列前茅，一颗猕猴桃能提供一个人一日维生素 C 需求量的两倍多，被誉为"水果之王"。猕猴桃还含有良好的可溶性膳食纤维，作为水果最引人注目的地方当属其所含的具有出众抗氧化性能的植物性化学物质，美国农业部研究报告称，猕猴桃的综合抗氧化指数在水果中名列中上，仅次于橘、柑、橙等柑橘类水果，远强于苹果、梨、西瓜等日常水果。

猕猴桃含有优良的膳食纤维和丰富的抗氧化物质，能够起到清热降火、润燥通便的作用，可以有效地预防和治疗便秘、痔疮。猕猴桃含有抗突变成分谷胱甘肽，有利于抑制诱发癌症基因的突变，对肝癌、肺癌、皮肤癌、前列腺癌等多种癌细胞病变有一定的抑制作用。同时还可增强心肌和血管壁的弹性、韧性，促进胆固醇加速转化为胆酸，降低血中胆固醇及甘油三酯，对高血压、动脉血管硬化、肝硬化、冠心病等均具防治效果。

因此，慢性肝病患者特别适合食用猕猴桃，肝癌患者还可以服食下列猕猴桃药膳。

1. 猕猴桃根炖肉

组成 鲜猕猴桃根 100 克，猪瘦肉 200 克。

制法 将两物合于锅内，加水同煎，炖熟。

服法 佐餐当菜，吃肉喝汤。

功用 清热化湿，解毒抗癌。

调治 适用于肝癌，症见肝区疼痛、口苦、舌苔黄腻者。

2. 猕猴桃抗癌饮

组成 新鲜猕猴桃 60 克，猕猴桃树根 30 克，半枝莲 30 克。

制法 将上 3 味加水 1000 毫升煎煮至 1 小碗。

服法 每日 1 剂，30 天为 1 个疗程。

功用 清热化湿，解毒抗癌。

调治 适用于肝癌，症见肝区疼痛、口苦、舌苔黄腻者。

薏苡仁对肝癌患者有什么益处

薏苡仁又名苡米、苡仁、土玉米、薏米、起实、薏珠子、草珠珠、回回米、米仁、六谷子等，是一种药食两用的植物。

薏苡仁是一味传统的美肌艳肤食物，也是常用的治病良药。相传，古代有一位长了赘疣的妇女，在给当郎中的丈夫制造苡仁酒（薏仁、白酒）时，因常偷偷品尝此酒，天长日久，不仅颈部的赘疣不知不觉中消失了，就连脸上的皱纹也没有了，显得十分年轻，后来苡仁酒美容一直流传至今。为治疗面部扁平疣、痤疮、黄褐斑等损容皮肤病的首选药物。

还有一个传说，古代一位富翁家的千金小姐，不知何因，皮肤没有弹性，粗糙得像海桐皮似的。经多方医治无效。年近24岁仍无人上门提亲，员外心急如焚。后听说用薏苡仁煮粥，可除此疾，于是每日早、中、晚用50g左右薏苡仁煮粥，又用100g净薏苡仁煎水给小姐当茶饮。半年后，小姐皮肤光滑如珠，细腻如玉，光彩照人。

中医认为，薏仁性味甘淡微寒，有利水消肿、健脾去湿、舒筋除痹、清热排脓等功效，为常用的利水渗湿药。可用于治疗水肿、脚气、小便不利、湿痹拘挛、脾虚泄泻等病症。

近年来，大量的科学研究和临床实践证明，薏苡仁还是一种抗癌药物，它所含的薏苡脂被认为是抗癌的有效成分，对癌症的治抑率可达35%以上。难怪桂林地区有首民谣这样唱道：薏米胜过灵芝草，药用营养价值高，常吃可以延年益寿，返老还童立功劳。

因此，不但肝癌患者可以经常食用薏苡仁，即使对于一般肝病患者，经常食用薏苡仁，可起到防治大便溏烂、肝纤维化、肝硬化腹水、肥胖、高脂血症等作用。

下面介绍几则薏苡仁组成的食疗方。

---

1. 薏苡仁瘦肉粥

组成 猪瘦肉 60g，生薏苡仁 30g，粳米 60g。

制法 将生薏苡仁、粳米洗净，猪瘦肉洗净，切粒。把全部用料一起放入锅内，加适量清水，武火煮沸后，文火煮成稀粥，调味即可。

服法 随量食用。7 天为 1 个疗程。

功效 健脾补中，利水消肿。

调治 治疗脾肾阳虚水肿较甚者。症见畏寒喜暖，四肢不温，完谷不化，下肢或全身浮肿。

2. 猪肚苡仁

组成	薏苡仁 250 克，当归 10 克，紫菜 9 克，猪肚 1 个。
制法	将猪肚 1 个洗净，薏苡仁清水浸泡，淘去杂物，当归酒洗，紫菜洗净浸泡。将薏苡仁、当归、紫菜放入猪肚，用麻绳扎封肚口，蒸熟，吃猪肚、薏苡仁及紫菜。
服法	2 次或 3 次服完。
功效	补肾益气，利水消肿。
调治	用于脾肾阳虚型肝癌，症见肝区疼痛、腹胀浮肿、舌苔白厚、食欲不振者。

3. 苡仁大枣粥

组成	薏苡仁 50 克，大枣 5 枚，大米适量。
制法	共煮粥。
服法	每餐吃 1 碗，可连续食用。
功效	疏肝解郁，健脾补中。
调治	用于肝癌肝郁脾虚证。症见少气懒言，四肢倦怠，面色萎黄，大便溏泄，食谷不化。

4. 山药苡仁羹

组成	新鲜山药 100 克，薏苡仁 60 克。
制法	将山药刨去薄层外表皮，剖开，切成 1 厘米见方的小丁块；薏苡仁加适量水，大火煮沸，改用小火煨煮 30 分钟，待薏苡仁熟烂，加入山药小方丁，拌匀，继续用小火煨煮至羹呈黏稠状即成。
服法	分早、晚 2 次服，每日 1 剂。
功用	健脾益气，抗癌止泻。
调治	适用于肝癌，症见胁肋胀痛、大便稀溏不成形者。

5. 苡仁苓枣粥

组成	茯苓粉 9 克，薏苡仁 120 克，大枣 10 枚。
制法	先将薏苡仁洗净，放入锅内，加适量水，大火煮沸，改小火再煮 20 分钟。再加入茯苓粉、大枣，文火煮烂

成粥后食用。

服法 每日 1 剂，作早餐食用。

功用 甘温健脾，淡渗利湿。

调治 乙型肝炎病毒携带者，症见口淡不渴、纳呆食少、便溏、四肢困重者。长期食用有防癌抗癌作用。

苦瓜虽苦有良效

苦瓜又名癞瓜、锦（金）荔枝、癞葡萄、癞蛤蟆、红姑娘、凉瓜等。苦瓜原产于亚洲热带地区，广泛分布于热带、亚热带和温带地区。印度、日本以及东南亚地区栽培历史久远，中国栽培历史约 600 年。苦瓜具有特殊的苦味，但仍然受到大众的喜爱，这不单纯因为它的口味特殊，还因为它具有一般蔬菜无法比拟的神奇作用。苦瓜虽苦，却从不会把苦味传给"别人"，如用苦瓜烧鱼，鱼块绝不沾苦味，所以苦瓜又有"君子菜"的雅称。

苦瓜果实中含有各种营养物质。每 100 克食用部分含有蛋白质 0.9 克、脂肪 0.2 克、糖类 3.2 克、纤维素 1.1 克、胡萝卜素 0.08 毫克、维生素 B_1 0.07 毫克、维生素 B_2 0.04 毫克、维生素 C 84 毫克，是瓜类蔬菜中含维生素 C 最高的一种，在蔬菜中仅次于辣椒。因此，特别适合肝病患者食用。

中医认为，苦瓜性味苦、寒，归脾、胃、心、肝经。具有清热祛心火、解毒、明目、补气益精、止渴消暑、治痈功效。

苦瓜有促进饮食、消炎退热作用。苦瓜的苦瓜苷和苦味素能增进食欲，健脾开胃；所含的生物碱类物质奎宁，有利尿活血、消炎退热、清心明目的功效。

苦瓜有防癌抗癌作用。苦瓜蛋白质成分及大量维生素 C 能提高机体的免疫功能，使免疫细胞具有杀灭癌细胞的作用；苦瓜汁含有某种蛋白成分，能加强巨噬能力，临床上对淋巴肉瘤和白血病有效；从苦瓜籽中提炼出的胰蛋白酶抑制剂，可以抑制癌细胞所分泌出来的蛋白酶，阻止恶性肿瘤生长。

苦瓜有降低血糖作用。苦瓜的新鲜汁液，含有苦瓜苷和类似胰岛素的物质，具有良好的降血糖作用，是肝源性糖尿病患者的理想食品。

下面介绍几则苦瓜食疗药膳，供肝病患者食用。

1. 苦瓜炒肉丝

组成 苦瓜 300 克，猪瘦肉 50 克。

制法 先将苦瓜切断，用盐腌制片刻，即除掉苦味，再横切成片；猪肉洗净，切成丝。取锅烧热，入油适量，等油热，下肉丝煸炒一下，再放入苦瓜一起煸炒片刻。加适量水，焖烧 10 分钟。加入盐、味精调味，即可装盘。

服法 佐餐食用。

功用 养血滋肝，润脾补肾。

调治 慢性乙型肝炎患者。

2. 苦瓜焖鸡翅

组成 苦瓜 250 克，鸡翅 250 克。

制法 将鸡翅斩块，放碗中，加入姜汁、黄酒、酱油、白糖、食盐、豆粉拌匀，放入开水中烫煮片刻，捞起；再入热油锅中炒焖至熟时，将切片后的苦瓜倒入鸡翅同炒，然后加入少许生葱段和少量清水焖熟食用。

服法 分次食完，佐餐食用，每日 1 次。

功用 清肝明目，补肾润脾，解热除烦。

调治 乙型肝炎病毒携带者，症见胁肋胀痛、性情急躁、口干口苦、面发痤疮、小便短赤者。

3. 清炒苦瓜

组成 苦瓜 50 克，油、盐、味精适量。

制法 先将苦瓜洗净，切成条状，入油锅煸炒，加入适量盐、味精调拌。

服法 每日 1 次，佐餐食用。

功用 清热燥湿健脾。

调治 乙型肝炎病毒携带者，症见面发痤疮、口干口苦、口臭、大便干结、舌苔厚腻者。

适宜乙型肝炎患者吃的水果

乙型肝炎患者可多吃一些水果补充维生素，适宜乙型肝炎患者吃的水果有梨、香蕉、苹果、西瓜、荸荠、大枣、葡萄等。

肝硬化腹水的患者，利尿时易发生低钾血症，而橙子中含钾量高，是食品中钾的理想来源。西瓜有利尿作用，肝硬化腹水的患者最适宜。

荸荠、大枣、葡萄中也含有维生素 C、碳水化合物及矿物质等。大枣还有补血养肝的作用；荸荠有解毒以及退黄疸的作用；葡萄有护肝和增进食欲的作用。

梨、香蕉、苹果、西瓜中富含有维生素 C 及碳水化合物，有保护肝、促进肝细胞再生的功效。此外，营养学家还发现，梨、香蕉、苹果中含有丰富的纤维素、维生素及矿物质，对乙型肝炎患者的健康很有益处。

乙型肝炎患者食用蔬菜要注意些什么

乙型肝炎患者在食用蔬菜方面与健康人群相比，没有特别的要求。大多数蔬菜对肝没有负面影响。但乙型肝炎患者可以按照先前内容适当食用具有保肝、抗病毒等作用的蔬菜，如苦瓜、菊花脑、荠菜、马兰头等。

有些蔬菜含粗纤维较多，肝硬化患者因门静脉高压导致食管胃底静脉曲张，食用时一定要注意细嚼慢咽，最好能切成碎末或打成蔬菜汁食用。

乙型肝炎患者少食肥肉

乙型肝炎患者的食肉原则是：低脂高蛋白。所以，尽量不要食用油腻的肥肉，应当以清淡的瘦肉为主。

乙型肝炎患者体质虚弱，可以适当多食用些牛肉。牛肉通常分为水牛肉和黄牛肉两种，以黄牛肉最佳。中医学认为，黄牛肉性温，补脾胃，益气血，强筋骨，利水消肿。用于调治虚损羸瘦、脾虚不运、痞积、水肿、腰膝酸软等症。牛肉含优质蛋白达 20% 以上，并且含脂肪少，胆固醇含量也低，进食牛肉不容易发胖，不仅为乙型肝炎患者肉食首选，还适宜于高脂血症、脂肪肝、高血压、糖尿病、冠心病等患者进食。

乙型肝炎患者喝牛奶的六大注意事项

肝的主要功能之一是合成与分泌血浆白蛋白。正常人每天合成 10~16g 血浆白蛋白，分泌到血液循环中，发挥重要功能。肝疾患时，如病毒性肝炎、肝硬化、乙醇和药物中毒等，均引起肝细胞合成与分泌蛋白质的过程异常，使血浆白蛋白水平降低，进而影响人体各组织器官的修复和功能。

牛奶的营养价值很高，新鲜牛奶中含有丰富的蛋白质以及钙、镁和维生素 B_1、维生素 B_2、维生素 C。营养专家建议肝病患者应每日喝 2 杯牛奶，它可补充每日所需蛋白质的 1/10、每天所需维生素 B_2 的 1/4 和维生素 A 的 1/8。但乙型肝炎患者喝牛奶要注意以下六大事项。

1. 乙型肝炎急性期或慢性乙型肝炎活动期，有恶心、呕吐、厌油和腹胀者，不宜饮用牛奶。在消化道症状缓解及康复期饮用为好。

2. 肝硬化伴有肝昏迷或有肝昏迷倾向者，不宜喝牛奶，否则会诱发肝昏迷。

3. 不宜大量或大口饮用，牛奶中含有 5% 乳糖，当体内乳糖酶不足时，过多、过快地饮用牛奶，乳糖不能消化吸收，易引起腹胀、腹泻。所以，喝牛奶时宜小口喝，待唾液与牛奶混匀后再咽下。

4. 不宜加糖饮用，因为蔗糖在胃肠道内的分解产物会与牛奶中的钙质中和，不但不利于钙的吸收，反而会促使细菌发酵产气，导致腹胀。

5. 不宜空腹饮用，若空腹喝牛奶，牛奶中的蛋白质只能代替碳水化合物转变为热量而被消耗，起不到蛋白质构造新组织、修复旧组织的作用。

6. 老年乙型肝炎患者不宜常饮牛奶，由于牛奶中的乳糖在乳糖酶作用下分解为半乳糖，过多的半乳糖可沉积在眼睛的晶状体内，引发白内障。

乙型肝炎患者不能多吃生姜

"饭不香，吃生姜"，生姜是我们日常生活中必不可少的一种调味品，而且还具有一定的药用价值，又称鲜姜、黄姜，有独特的辛辣芳香气味，它能使各种菜肴鲜美可口，味道清香。但乙型肝炎患者却不宜过多食用生姜。生姜能够活血、祛寒、发汗等，但乙型肝炎患者如果多食生姜可能起不到治疗作用，对身体还会有害。

通过临床研究发现，生姜是不能治疗乙型肝炎的，而且生姜还具有刺激胃肠黏膜的作用，使胃肠道充血，从而使消化能力增强，生姜并不能杀死乙型肝炎病毒，所以生姜可以治疗乙型肝炎的说法是荒谬的。生姜能促进血液循环，增强抵抗力，对乙型肝炎患者增强抵抗力有一定的作用，但是姜属于辛辣、刺激性食品，有刺激作用，容易增加肝负担，引起肝功能异常，导致病情加重。另外，生姜泡醋不可以用来治疗乙型肝炎，如果使用，反而会使病情加重。所以，大家在日常生活中使用饮食或者是偏方治疗乙型肝炎时一定要格外小心，以免使用不当，给后期治疗带来不利。

综上所述，乙型肝炎容易引起肝病变、肝细胞坏死，如出现呕吐、恶心、厌油、消化不良等症状，这个时候如果再服用过多的生姜，会对胃肠有一定的刺激作用，会抑制小肠黏膜的分泌功能，进而对消化更不利。因此，对于乙型肝炎患者来说，在食用生姜时一定要慎重。

肝病患者不宜食用螃蟹的两大原因

螃蟹种类可达 500 余种。我国人民吃螃蟹有久远的历史，可以上溯到周天子时代。直到今天，金秋时节，持蟹斗酒，赏菊吟诗还是人们的一大享受。可见蟹是公认的食中珍味，有"一盘蟹，顶桌菜"的民谚。它不但味奇美，而且营养丰富，是一种高蛋白的补品，对滋补身体很有益处。

螃蟹含有丰富的蛋白质、微量元素等营养成分，对身体有很好的滋补作用。近年来研究发现，螃蟹还有抗结核作用，吃蟹对结核病的康复大有裨益。一般认为，药用以淡水蟹为好，海水蟹只可供食用。中医认为，螃蟹有清热解毒、补骨添髓、养筋活血、通经络、利肢节、续绝伤、滋肝阴、充胃液之功效。对于瘀血、损伤、腰腿酸痛和风湿性关节炎等疾病有一定的食疗效果。

螃蟹性寒味咸，又是食腐动物，所以吃时必蘸姜末醋汁来祛寒杀菌，不宜单食。螃蟹的鳃、沙包、内脏含有大量细菌和毒素，吃时一定要去掉。不能食用死蟹。因为死蟹体内含有大量细菌和分解产生的有害物质，会引起过敏性食物中毒。醉蟹或腌蟹等未熟透的蟹不宜食用，应蒸熟煮透后再吃。存放过久的熟蟹也不宜食用。

中医认为，蟹肉性寒，不宜多食，脾胃虚寒者尤应引起注意。不宜与茶水同食，吃蟹时和吃蟹后1小时内忌饮茶水。蟹肥正是柿子熟的季节，应当注意忌蟹与柿子混吃。

肝病患者不能食用螃蟹的原因有二：第一，此物易致过敏，而过敏则会对肝功能造成不利影响，加重肝功能损害；第二，此物性凉碍胃难消化，肝病患者发作时消化功能弱，若已经肝硬化，则食此物有导致消化道出血的危险。

除了肝病患者不宜食用蟹，患有伤风、发热胃痛以及腹泻的患者，消化道炎症或溃疡性胆囊炎、胆结石症、肝炎活动期的人都不宜食蟹；患有冠心病、高血压、动脉硬化、高血脂的人应少吃或不吃蟹黄，蟹肉也不宜多吃；体质过敏的人不宜吃蟹。蟹肉寒凉，有活血祛瘀之功，故对孕妇不利，尤其是蟹爪，有明显的堕胎作用。

肝病患者食用龙眼肉（桂圆）如同火上浇油

龙眼肉古称龙目，又名桂圆、圆眼、福圆、益智等。龙眼肉味甜如蜜，不但可食用，而且还有良好的补虚强体的药用价值。自古以来就是我国民间百姓喜爱的补品之一，取"团团圆圆"的谐音，更是南京周围人家春节团圆待客之必备食品。

龙眼肉原产于我国南方，栽培历史可追溯到2000多年前的汉代。北魏的《齐民要术》一书中云："龙眼一名益智，一名比目。"因其成熟于桂树飘香时节，俗称桂圆。古时列为重要贡品。魏文帝（535～551年）曾诏群臣："南方果之珍异者，有龙眼、荔枝，令岁贡焉。"南宋，泉州郡守王十朋赞颂龙眼："绝品轻红扫地无，纷纷万木以龙呼，实如益智本非药，味比荔枝真是奴。"

龙眼肉不但甘甜如蜜，好吃令人难忘，而且确实具有较高的药用价值。李时珍在《本草纲目》中记载："食品以荔枝为贵，而资益则龙眼为良"，对龙眼肉倍加推崇。汉代的《名医别录》称龙眼为"益智"，言其功能养心益智故也。有滋补强体、补心安神、养血壮阳、益脾开胃、润肤美容的功效。龙眼肉的糖分含量很高，且含有能被人体直接吸收的葡萄糖，体弱贫血、年老体衰、久病体虚者，经常吃些龙眼肉具有很好的补益作用；女性产后，龙眼肉也是重要的调补食品。龙眼肉具有益气养血、健脾补心的功效，故有"果中神品"之称。《神农本草经》记载龙眼肉有治疗"五脏邪气，安志厌食"的功效，称"久服强魂聪明，轻身不老，通神明"。

龙眼肉味甘性温，归心、脾经，功善补益心脾，而且甜美可口，不滋腻，不壅气，实为补心健脾之佳品，适用于心脾两虚证及气血两虚证患者。久病体虚或老年体衰者，常有气血不足之证，而表现为面色苍白或萎黄、倦怠乏力、心悸气短等症，龙眼肉既补心脾，又益气血，甘甜平和，有较好疗效。不过令人遗憾的是，龙眼肉虽好吃，但非人人皆宜。因其含有大量糖分，故糖尿病患者是不宜食用的。因其性味偏温，久食有上火之弊，凡虚火偏旺者及风寒感冒、消化不良者、孕期女性均不宜食用。

尤其值得重视的是，患有慢性肝病的患者最好不要食用龙眼肉。因为，慢性肝病患者多为肝火、肝热偏盛，食用龙眼肉犹如火上浇油，加重肝经火热，可致肝炎加重，转氨酶升高等。正在食用中药治疗肝病的患者，则充抵了中药的清热解毒作用，影响治疗效果。临床曾经接诊一患者，本来应用中药清热解毒剂治疗效果非常好，适逢春节，1个月吃了5千克龙眼肉，春节后复查转氨酶明显升高，嘱其停食龙眼肉后，则 ALT 复归正常，病情再归稳定。

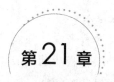

第21章

运动疗法——
动出健康

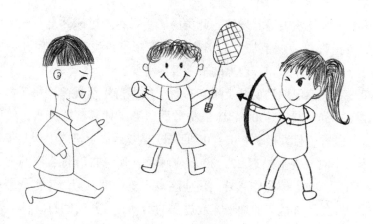

肝炎发作时要多卧床休息

慢性乙型肝炎患者的运动调养要结合病情程度的轻重不同而采用不同的原则，总体上来说，病情较重时要多"静"，病情轻微时要多"动"。

第一，对于急性乙型肝炎患者来说，应以休息为主。尤其是有黄疸者必须卧床休息，此为治疗关键。急性肝炎要静卧，至相关症状消退后再活动。有黄疸者应在黄疸消退以后才能每日起床活动 1～2 小时，而且宜在室内或走廊散步，以不感到疲劳为限。以后可根据肝功能恢复情况增加活动量，如户外散步、打太极拳等。待肝功能恢复正常出院后仍需休息 1～3 个月，在肝功能恢复期间仍需继续注意，每日静卧时间不能少于 8 小时，晨间或傍晚可以外出散步，早操或参加集体活动，午间静卧 1～2 小时，注意劳逸结合，不宜过度疲劳，以防肝炎复发。

第二，对于慢性乙型肝炎患者来说，强调卧床休息，待黄疸、乏力、食欲显著好转，病情稳定后再下床轻微活动，但应避免过度活动，保持生活有规律性。如果食欲尚好，在加强营养的同时，应进行一些力所能及的体育活动，如散步、太极、健身气功等。部分慢性肝炎患者，如果长期转氨酶升高，可能是活动较多、休息不足的缘故。有些慢性肝炎患者，通宵达旦地打麻将、下象棋、玩电脑、跳舞，如此不注意休息，不仅影响肝功能的恢复，甚至会加重肝的损害，造成严重后果。

第三，对于重症乙型肝炎患者来说，这类患者病情发展快，短期内黄疸进行性加深，食欲极度下降，频繁恶心、呕吐、厌食、腹胀，甚至发生腹水、昏迷、出血及感染等并发症。此类患者更需绝对卧床休息，任何体力或精神上的负担都可使病情加重，影响肝细胞修复再生。对重症肝炎患者来说，体力上的充分休息和心理上的平衡极为重要。

第四，对于稳定期乙型肝炎患者来说，须保持生活规律，每天要有严格的作息制度，如早晨06：00起床，洗漱后，喝半杯热茶糖盐水，然后到室外去散步、做操、打太极拳，07：00回来吃早餐后去上班或上课。午餐后至少要午休1小时。晚上最迟22：30就应睡觉，切忌打麻将、泡网吧，娱乐至深夜不睡觉。除了按时作息外，还应注意不要过度疲劳，工作或劳动要有计划安排，避免经常过多的加班，或过强的活动，或长时间打麻将、娱乐。

肝病缓解时要适当进行有氧运动

当肝病缓解时，患者可进行较平和缓慢的有氧运动，如散步、打太极拳、甩晃运动、健身球、五禽戏等。每天运动30～45分钟，每周5天，持续12周后，免疫细胞数量会增加，抵抗力也相对增强。运动只要心跳加速即可，太过激烈或时间超过1小时，身体反而会制造一些荷尔蒙，抑制免疫系统的活动。

推荐肝病患者的有氧运动如下。

1. 散步 对慢性乙型肝炎患者有诸多好处，能够怡情放怀，促进循环，可使心肌收缩力增强，外周血管扩张，血管平滑肌松弛，缓解血管痉挛状态，肝的血液循环加快，促进肝内有毒物质的排除；呼吸新鲜空气，使肝内血液的含氧量增高，促进肝康复；健脾和胃，有利于消化吸收，改善肝营养；增强代谢，加速营养物质供应肝细胞，加快新陈代谢排除废物，减轻肝细胞损伤；活动筋骨，消除紧张，散步是一种心平气和、悠然自得的活动，使人心旷神怡、解除疲劳、消除精神紧张；控制体重，对肥胖患者是很好的减肥方法，对瘦弱者可增强体质，使体重控制在相对正常的范围，减轻肝负担。

2. 太极拳 "太极"出自我国古代哲学论著《易经》的阴阳八卦学说，始见于陈抟、周敦颐的"太极图"，此图表示宇宙及万物都是由对立而又统一的阴阳两个方面的物质组成的。"太极"寓有无限大和无限小的意义，具有圆（浑然一体）和远（辽阔无边）的特点，阴阳二气平衡，互根、消长，不断运动，无休无止。太极拳正是以这种理论为依据，讲求动静、阴阳。形体外动，意识内静。形动于外，则分虚实，运阴阳，拳路整体以浑圆为本，一招一式均由各种圆弧动作组成，按太极图形组成各种动作；意守于内，以静御动，用意识引导气血运于周身，如环无端，周而复始。可见所谓"太极拳"，就是以"太极"哲理为依据，以太极图形组编动作的一种拳法。其形在"太极"，意在"太极"，故而得名。

有文字记载的"太极拳"一名之由来，可以从王宗岳的《太极拳论》找到。王宗岳是山西人氏，武术著作家，晚年曾于河南洛阳、开封设馆教书，如今，他的《太极拳论》已成为太极拳经典。

太极拳柔和缓慢，轻柔圆滑，处处弧形，式式相连，具有较好的康复治疗价值。特点是轻松自然，平稳舒展，密切衔接，连贯均匀，形气相随，圆润协调，外强筋骨，内畅气血，活动脏腑，增添活力，可增强肝功能。研究表明，经常习练太极拳，对肝病患者有以下益处：①强化循环，乙型肝炎患者操练太极拳时，深长的腹式呼吸可加速静脉回流，增强肝内的血液循环，有益于康复；②强化吸收，太极拳的动作对胃肠道起着机械性刺激作用，可改善消化吸收功能，增加肝营养；③强化代谢，乙型肝炎患者练习太极拳，可加快物质代谢过程，增强免疫功能；④强化体质，操练太极拳可提高内分泌功能，防止肌力衰退，增强体质。

3. 甩晃疗法 包括甩手、甩腿和晃海（即晃动躯干）的运动体疗方法，不受条件和环境的限制，随处皆可进行，适合乙型肝炎患者进行康复治疗时锻炼。

甩手锻炼： 可使上肢的肌肉和关节得到轻柔和缓地运动，疏通经络、强筋健骨，促进上肢血液循环，可强化肝等内脏器官的功能。

甩手锻炼的操作方法：甩手前，自然站立，双膝微屈，两眼平视前方，两脚分开与肩同宽，双臂自然下垂，两掌心向内。甩手时，全身放松，精神集中，心平气和，轻松愉悦，次数由少到多逐渐增加；双手伸直，前后摆动，先将右肩拉后，利用惯性，将拉往后的右下臂经过胸前甩至反侧肩上时，务必使下臂内侧触到下颌；上述动作左右交替，每侧摆动 20 ~ 30 次。甩手后，要做整理放松运动，如深呼吸、原地踏步等，甩手以清晨起床操练最好，一般每天甩 2 次为宜。

甩腿锻炼：甩腿锻炼以动求静、动静结合，养肝练气，心平气畅，气血在周身通活而畅达，疏散肝郁之气而畅肝；调节大脑皮质的紊乱状态，强化神经、内分泌功能，促进血液循环，促进肝细胞损伤的修复而柔肝。

甩腿方法：一手扶树或墙，先向前甩动小腿，使脚尖向前向上翘起；然后向后甩，将脚尖用力向后，绷紧脚面，脚伸直；甩腿时上身正直，两腿交换各甩 20 ~ 30 次。

晃海锻炼：可使五脏六腑得到运动，推动经络之气正常运行，使气血调和，增强肝功能，尤其是对慢性乙型肝炎患者康复治疗效果较好。

晃海锻炼的方法：安静平坐或盘腿坐于床上或木椅上，双手掌放于膝盖上方，位置以舒适放松为宜，头正、身直、鼻对脐，两目微闭，舌舐上颚，松静自然地静坐片刻；以腰部为轴，先向右俯身，继而自右向左旋转，旋转时腰部尽量弯曲，舒身、上起，转一整圈后归于原位，共旋转 36 次；然后自左向右旋转 36 次，每旋转 1 次约 20 秒，全部练完约 30 分钟，练完后静坐片刻稍事休息。每日 1 次，可在睡前进行，其意念只默记旋转次数即可。

4. 健身球疗法 健身球锻炼在我国已有悠久的历史，是一项趣味性、娱乐性、运动性和健身性相结合的器械锻炼，是一种适合乙型肝炎患者康复治疗的健身项目。经常进行健身球练习，可舒筋活络、养肝益气，增强指、腕关节功能而促进康复治疗。

健身球的锻炼方法很多，单球练习、双球练习均可，另外，还可以多球练习，但通常以双球练习为好，现介绍几种练习方法。

托双球摩擦运转：单手托双球于掌心，手指用力，使两球在掌心中顺转与逆转。顺转时双球要经过拇指、小指、环指、中指、示指的拨动使双球互相绕旋，最好不要相互碰撞，只是互相摩擦。逆转时，手指用反力，双球呈相反方向转动，其他要求与顺转相同。练习时，可左右手交替进行，每 3 ~ 5 分钟可交换 1 次。

单手托双球离心旋转：单手托双球于掌中，在摩擦旋转的基础上逐步达到互相交替旋转，至双球互相离开旋转。旋转方向及动作与摩擦旋转相同。球球相击，铿锵有声，熟练者可做出各种各样灵巧奇妙的动作。

里外跳跃转动：双球托于掌中，用中指发力，由外向里跳跃。使一球跳过另一球入掌心，上下互相交替跳动。反过来还可由里向外跳跃。

耐力锻炼：用单手或双手示指、中指、环指并拢与拇指相对，用力捏球，直至手及腕部产生酸热的感觉后为止。经常进行耐力训练，对提高指力、腕力、握力、臂力均有帮助。

健身球的体积大小不等，可根据个人手掌的大小、力量等选择合适的健身球。在选用健身球时，最好使用空心球，因其响声悦耳动听，且传热快，旋转起来轻飘飘，手感舒适。

5. 五禽戏 又称"五禽操""五禽气功"，是中国民间广为流传的，也是流传时间最长的健身方法之一。据说是由东汉医学家华佗根据导引、吐纳、熊经、鸟伸之术，精心研究五禽的活动特点，并结合人体经络的功能，模仿五禽的形态、神态和动作而设立的。五禽是指虎、鹿、熊、猿、鸟（鹤）5种禽兽，五禽戏即模仿虎的凶猛扑动、鹿的伸展头颈、熊的沉稳走爬、猿的纵跳、鸟的展翅飞翔等活动和神态习性，编组而成的一种锻炼身体的功法。相对于太极拳而言，五禽戏的运动量较大，因此不太适合体弱多病或急性肝炎刚恢复的患者，但经过一段时间恢复后，可以尝试该类活动。

练习五禽戏时，要注意将意念、呼吸和肢体活动三者密切结合，融为一体，以达到内练神气、外练筋骨的目的。并且要注意"象形取义"，不仅要在动作上像五禽，而且力求达到在神气上也酷似五禽。还可根据情况进行慢跑、韵律操、乒乓球等运动，注意与自身情况结合，循序渐进，避免运动量过大引起肝损伤。

慢性乙型肝炎患者运动有哪些注意要点

1. 运动时间宜选清晨或傍晚，宜选择环境优雅、空气质量良好的场地操练。

2. 衣着宜宽松，鞋袜舒适合脚，腰带不要勒得太紧，以免影响血液循环。过饥、过饱、酒后不宜练，晨起排大、小便后再练。

3. 动作与呼吸要协调，以自然呼吸为宜。

4. 运动量不宜过大，以有氧运动为主，微微汗出即可，以第二日晨起不觉疲累为度。

5. 结束后不要随即静坐或静卧，不宜立即进食；出汗时宜避风，以免受凉。

小链接：有氧运动

有氧运动是指人体在氧气充分供应的情况下进行的体育锻炼，即在运动过程中，人体吸入的氧气与需求相等，达到生理上的平衡状态。

简单来说，有氧运动是指任何富韵律性的运动，其运动时间较长，运动强度在中等或中上的程度。

是不是"有氧运动"，衡量的标准是心率。心率保持在 150 次 / 分钟以下的运动为有氧运动，因为此时血液可以供给心肌足够的氧气。因此，它的特点是强度低，有节奏，持续时间较长。要求每次锻炼的时间不少于 30 分钟，每周坚持 3～5 次。这种锻炼，氧气能充分燃烧（即氧化）体内的糖分，还可消耗体内脂肪，增强和改善心肺功能，预防骨质疏松，调节心理和精神状态，是健身的主要运动方式。所以说，如果体重超标，要想通过运动来达到减肥的目的，建议选择有氧运动。

肝病患者适合的有氧运动有游泳、慢跑、骑自行车等。

第22章

健身气功——
运出健康

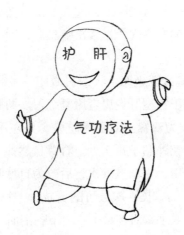

肝炎患者可练哪些健身气功

　　气功，作为医疗保健，其历史源远流长。它起源于尧舜时期，奠基于春秋战国，以后历代有所发展。气功之所以有养生益寿的作用，首先是因为通过练气功，可以疏通人体经络，畅通气血，特别是使人体的元气旺盛，所以无病可以强身，有病可以治病；其次，是因为通过气功各种功法的锻炼，可以使"精、气、神"三者融为一体，增强机体的生命活力，生命自然会延长，延缓衰老，健康长寿。

　　适合肝炎患者练习的气功主要有以下几种。

1. 强肝功法

　　起立闭眼气嘘息：站立闭眼，两手在丹田（关元穴附近）处聚拢，掌心劳宫穴相对，用嘴慢慢呼出气息的嘘息，先吸后呼。继而将手轻缓地离开丹田，两手背相对，与丹田在同一水平线上。两手分开至胯部后翻掌，两手掌自然下垂置于躯体两侧。如此做 3 次后，将右脚向前迈半步，脚尖着地，用鼻做一短短的吸气，两手自然摆动，收回右脚，迈出左脚，如此做 9 次。

行式睁眼短呼气：睁开双眼，两手摆动，右手摆至胯处，左手摆至胸前，右腿放松向前迈半步，落步时用鼻做一短呼吸。随后双手开始向相反方向摆动，左手摆至胯处，右手摆至胸前，左腿放松向前迈半步，用鼻做一短呼气。手、头、脚、腰、呼吸等各种动作相互配合而有节奏，每分钟约50 步。

收式停步做 3 次：停步后闭眼，做起式 3 次，然后两手由丹田抬至膻中穴，两指尖相对，拇指朝气户穴，做 3 次嘘息后，两手重叠下垂，放回两胯旁，睁眼恢复平时体形。

2. 静坐功法 两腿盘膝坐床上，双目微闭不乱想；全身放松先调息，意守丹田肝功强。适宜于乙型肝炎患者康复练习。两腿盘膝平坐在床上，开始可单盘，待适应后改为双盘。双手掌重叠，男左手掌在下，女右手掌在下，两拇指相对，手背朝外贴于丹田处。脊背自然伸直，双目微闭，下颌微收，舌舐上颚，意守丹田，先调息 6 次，后改为自然呼吸。经过一段时间锻炼后，呼吸可变为深、细、长，次数可酌情减少，每次静坐 30～60 分钟。结束时慢慢睁开双眼，双手掌对搓数下，上下各浴面 3～6 次，即可结束。

3. 静卧功法 自然仰卧全身松，双掌相叠下腹中；意念集中呼吸匀，神怡梦境肝宁静。适用于急性乙型肝炎患者康复治疗时练习。乙型肝炎患者平卧于床上，枕头一拳高为宜，全身放松，双手指自然合拢；双手掌重叠于丹田，男左手掌在下，女右手掌在下。双目微闭，舌舐上颚，呼吸均匀深细而长。意念先集中于印堂穴，意念中有一白色亮点从印堂穴开始慢慢下移至鼻尖，经膻中、中脘穴最后达丹田，可往返运行。每次静卧 30～40 分钟，最好在午间休息或晚上入睡前进行，可在静卧中渐渐入睡。

4. 疏肝动静功法 适用于肝硬化和慢性乙型肝炎患者康复治疗时练习。方法及步骤如下。

松劲站立似抱气：放松站立，两脚分开与肩同宽，下肢微屈；双臂下垂，两掌心相对于丹田；采取均匀深长呼吸，吸气用鼻，呼气用口，同时嘴发"嘘"字，意守丹田。摆好姿势后，双目微闭留一线之缝，宁神调息，放松入静，守丹田片刻，两手做抱球状从丹田部升起。双手抱气压于百会穴，意念想着一团清气进入百会穴。然后，双手从额前通过双目徐徐下降，经颊过肩胛上窝、再经腋前线下移至第 6 肋间隙乳头下部位。双手掌轻按双侧期门穴片刻，然后两掌轻按期门穴向内侧旋转 6 圈，再向外侧旋转 6 圈。后停按在期门穴上，左右侧伸各 4 次。双手重新由内向外、由外向内再按一遍，双手下滑至腰部裤带上侧，身体前后屈伸各 4 次，然后双手合拢至丹田。双手再分开经双侧腹股沟沿足厥阴肝经下移，此时弯腰呼吸，双手经曲泉穴下滑至小腿内侧过太冲、行间、大敦穴，手中指尖对准大敦穴但不接触。然后身体起立，双手收回到开始预备时位置，重复上述动作 10 遍以上。最后双手按胸椎两侧的肝俞穴，按揉片刻后，双手从后向前滑向丹田处而气息归元。双手似抱球状停留在丹田处，意守丹田呼吸片刻，随后轻搓双手后擦颜面部，睁开双眼，活动身体。

升降舒展想气息：一是引气进入百会穴为引气息上升，双手按期门穴部位到大敦穴为引气息下降，外旋为开，内旋为合，想着气息升降舒展，肝区松弛。开始预备站立时可先默念"气过中脘，肝胆舒展；气入丹田，祛病延年"而排除杂念，然后开始练功。二是呼吸自然深而慢，上吸下呼，呼吸时口发"嘘"字，口中唾液下咽。三是练习时间为早晨 06：00 左右，也可在 10：00 或 17：00，每日练 2 次或 3 次，每次 15 ~ 30 分钟。

5. 漱津功法　适用于急性乙型肝炎患者康复治疗时练习，具体方法是：口唇微闭，用舌头沿齿龈内外各搅动运转 36 次，产生的唾液暂不咽下，接着鼓漱津液 36 次，然后将唾液分 3 口咽下，咽唾液时意念引导慢慢下行至丹田。每日早、晚各练 1 次。

漱津功法的习练要诀是"舌在口中旋运行，旋毕鼓漱津液涌；津液务须三口咽，养肝津降丹田中。"

6. 疏肝解郁功法　两脚平行站立，与肩同宽，两眼平视，舌舐上颚，自然呼吸，全身放松；掌心向后，双手拇指内扣，其余手指前翘，指用内劲使之发胀，气感顺腿侧慢慢沉至脚踝；向前伸掌至极点，同时目视中指、示指指尖；双手五指上翘，转掌，目视掌心；两掌徐徐上升至百会穴后下降，掌背擦两耳背经腋下转至后背，继续下擦至肋，转掌心向内，同时将两臂移至原位，共操练 7 次。

7. 梳胸功法　适用于乙型肝炎患者康复治疗时练习。具体方法是：取端坐位或仰卧位，松解上衣纽扣，露出内衣，全身放松。双手五指如梳状，上、下、左、右轻梳前胸，重点梳肝区，连续 72 次。梳后用右手五指依次对前胸各部位轻轻叩击 1 遍。叩击结束后，再对膻中穴按摩 2 分钟，每日 1 次。

梳胸功法的习练要诀是：五指如梳置胸前，自左至右上下行；膻中穴上多用力，开胸疏肝肝气平。

8. 疏肝导气功法 适用于肝硬化和慢性乙型肝炎患者康复治疗时练习。方法及步骤如下：①下按导气梳理肝，松静站立，两臂自然下垂，掌心向下，十指微翘，微用力下按；意想气达手心，直至十指尖，下按 3 次。②推掌导气梳理肝，接上势，两手顺势提至胸前两侧，掌心向前，意存双掌，向前推出后再收至胸前，推 3 次。③分推导气梳理肝，接上势，两手左右平伸，如鸟舒翼，十指上翘，掌心向左右平退，行气至掌心，直至指尖，推 3 次。④二田导气梳理肝，接上势，双手掌顺势收至胸前，掌心向上，指尖相对，意存双手掌；再翻掌向下，推至耻骨联合处，气行至下丹田；再仰掌托气至中丹田（膻中穴），如此 3 次。然后两手放于身体两侧，收功。

疏肝导气功法的习练要诀是：两臂下垂意达手，意存两掌胸前收；如鸟舒翼疏肝气，托气丹田病不留。

9. 按揉章门功法 适用于肝硬化和慢性乙型肝炎患者康复治疗时练习。具体方法是：取正立式，全身放松，两手心相互摩擦至热，按揉章门穴，一上一下为 1 次，按揉 6 次；然后屈膝下蹲约 60°，双手合掌当胸，手指朝上，意守两掌劳宫穴；5 分钟后两掌分开，掌心对正章门穴，距离 10 厘米，照章门穴 10 ~ 15 分钟。

按揉章门功法的习练要诀是：两腿正立身放松，双掌相搓热感生；按揉章门六十四，意守劳宫调肝病。

健身气功练习注意事项

1. 练功前要排出大、小便，衣物穿戴要宽松，不要束腰、束胸，不要穿高跟鞋。

2. 早晨、中午最好在饭前练功，使"胃腑"被"气场"作用之后，再行进食，但是过饥时不宜练功。饭后 30 分钟内也不宜练功。

3. 正确认识和处理练功与工作、学习、娱乐等在时间上的矛盾。

4. 练功之后，食欲一般突然增加，对饮食最要注意控制，保持正常食量。这样，便可起到人体胖瘦自然调节的作用，胖者减肥，瘦者增重。

5. "收式"的作用，是使全身外围之气，收到下丹田。用双手疏导收气之后，需要继续静站片刻，全身放松，意想下丹田，使气息归元，以补元气。功力增长得快慢，关键就在能否在功毕时把气收好，这点至关重要。

6. 关于练功中断和受惊的处理：练功过程如因故被打断，一定要把正在进行的该节动作做完，并做一遍"收式"动作，气收下丹田，然后再停止练功，处理其他事情。练功过程如因周围出现干扰（如听到巨大声响等），使自己突然受惊，体内"内气"可能因外界刺激而产生"气散"现象，全身突然感觉发凉，这时心理不要紧张，立刻收拢意念，意想下丹田，体态放松，内气便重新回聚，可继续练功，体内气感便自然恢复。或者在受惊时迅速用鼻深吸一口气入肺，再以一定速度和劲力用口吐出去，内气便回聚，继续练功。

7. 练完气功一般不可以马上接触水。

8. 练功期间要少进行房事，并注意禁久卧、久坐、久站、久行，要养练相兼，劳逸结合。

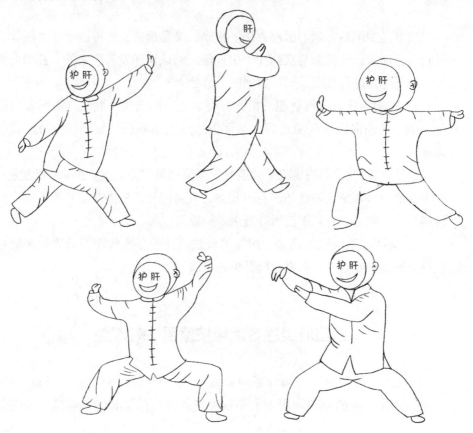

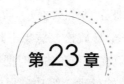

第23章

按摩疗法——
按出健康

按摩对乙型肝炎患者有何益处

按摩是中国最古老的医疗方法。按摩，又称推拿，古称按硗、案杌等，是我国劳动人民在长期与疾病斗争中逐渐总结认识和发展起来的。乙型肝炎患者如能经常进行按摩，则可达到以下益处。

1. 疏通经络，行气活血 按摩时刺激相应的穴位，促使气血循经络运行，防止气血滞留而气滞血瘀，从而促进肝的血液循环而调畅气机、疏肝理气。

2. 调和营卫，平衡阴阳 营卫气血周流则可贯通表里内外、脏腑肌腠，使全身成为协调统一的整体，营卫相通，气血调和，机体皆得其所养则内外调和、阴平阳秘，有利于乙型肝炎患者的康复。

3. 增强代谢，消除疲劳 按摩可促进机体的新陈代谢，给人带来轻松愉悦、舒适神畅之感，促进乙型肝炎患者康复。

乙型肝炎患者常用按摩手法有哪些

1. 按法 用手指、手掌（单或双叠）、拳尖、肘尖在穴位上持续按一定时间为按法，按的面积和用力大小依患者体质、部位和病情而定。如胸腹部、老年、小儿患者宜轻按，成人背、腰、臀部可重按，按后逐渐加力，以患者感觉酸胀为宜，切忌猛然用力。

按法可分为以下几种。

拇指按法：以拇指末端对准穴位垂直下按。

中指按法：以中指末端对准穴位垂直下按。

拳尖按法：以拳的末端对准穴位垂直下按。

肘尖按法：以肘外侧尖端对准穴位垂直下按。

单手掌按法：除拇指外，其余4指并拢，对准按摩部位进行按压。

双手掌叠按法：左手在下，右手在上，双手相叠于按摩部位垂直用力下按。

2. 摩法 轻按旋动为摩。用拇指、示指（食指）、中指、无名指指腹，手掌鱼际、掌面等做轻缓的盘旋摩动。双手同时进行时，着力要均匀，旋动要缓慢。

3. 揉法 揉法与摩法相近，也是用手指指腹、掌侧鱼际在局部左右旋动、上下轻轻揉动，手指不离开接触的皮肤。可长时间地反复揉动，不可用蛮力。

4. 擦法 用指或掌紧贴在皮肤上，做快速均匀地直线往返摩擦，使之产生热量的手法，称为擦法，根据着力部位的不同，可分为小鱼际擦法、鱼际擦法、掌擦法、指擦法等。

5. 捏法 拇指与示指对合，轻轻拿捏其皮肤为捏。捏的力量要轻，防止挤压伤。捏法靠慢工奏效，不可急于求成。

6. 搓法 用手掌在体表部位来回急速摩擦为搓。搓时用力要均匀，动作可随意。

7. 叩法 用空掌、空拳叩打肌肉为叩法，包括空掌叩、侧掌叩、反掌叩、合掌叩、空拳叩等。用于背部和四肢的叩打，其动作要有节奏和弹力而恰到好处。

乙型肝炎患者进行按摩一般可选择哪些部位

对乙型肝炎患者运用按摩疗法康复治疗时，要选准治疗部位，施以适宜的手法，从而增加治疗效果。

1. 按摩足部 ①选取右脚掌第4、5趾骨上半部,对乙型肝炎患者按压此处会有胀痛。以叩法,自足趾向足跟外端叩打多次,如此反复施力叩打,可促进患者康复。②选取太冲穴和肝足底反应点(右脚脚掌第4、5跖骨上端),以按法和揉法按摩此处。

2. 按摩手部 ①单根牙签刺激法。选一根尖头锐利的新牙签,术者用拇指、示指持稳,找准病理反射点不断地刺扎。手法力量以患者能忍受为度,不可扎破皮肤,每点刺激2~3分钟。用竹制的牙签在乙型肝炎患者手部病理反射部位探刺,如针扎一样痛时即为病理反射点,可分为A、B、C区。②梅花桩刺激法。用3~5根牙签集束捆扎成梅花桩形,术者用拇指、示指持住,找准病理反射点,起落有致地刺激,勿扎破皮肤,每点刺激2~3分钟。③绿豆压刺按摩法。将绿豆洗净擦干后,压敷在病理反射点上,用胶布固定在皮肤上,嘱患者不断用手压迫绿豆施以按摩。2日后揭下,停1日可再压。④指压按揉法。术者用捏法和揉法捏揉病理反射点,力度要强,以患者感觉疼痛为度,每点捏揉2~3分钟。

3. 按摩腹部 患者取坐位或仰卧位,先以一手手掌贴于肚脐,以肚脐为圆心,用摩法做顺时针方向摩动,即摩圆圈。摩的范围由小到大,逐渐将上腹、小腹包括在内,共摩20~30圈,再由大到小地摩回来;一手摩毕,再按上法换另一手摩腹。

4. 按摩涌泉穴 取坐位,屈小腿,将欲搓的足心翻向上,置于对侧大腿上用对侧手掌以搓法或摩法,从足跟至足尖来回搓摩几十次或上百次,至足心发热,然后以揉法按揉涌泉穴2~3分钟;搓完一只脚后再按上述方法搓另一只脚,两只脚搓摩次数相等。

5. 按摩章门穴 以两手大鱼际分别附于同侧章门穴,先向腹正中线方向以揉法轻轻揉动20~30次;然后分别以两手掌贴于该穴,向肚脐方向以擦法来回斜擦20~30次。

6. 按摩阳陵泉穴 取坐位,将两手中指指端分别按于同侧阳陵泉穴上,以按法点按3~5次;再将拇指、中指分别置于阴陵泉和阳陵泉上,两指用力按1~5次;然后以揉法,揉阳陵泉穴20~30次。

7. 按摩肝俞穴 患者取俯卧位,术者以双手拇指分别按在肝俞穴上,向脊柱方向以揉法旋转揉动20~30次;再用两手掌以搓法或擦法搓擦肝俞穴周围30~50次,直至局部发热为止。

8. 按摩太冲穴 取坐位,用两手拇指或中指指端按于同侧足背太冲穴上，先以按法或以拇指指甲轻掐 3～5 次；然后以揉法揉动 20～30 次。

乙型肝炎患者按摩时有哪些注意事项

1. 禁忌证 乙型肝炎患者同时伴有其他急性传染病、恶性肿瘤、溃疡性皮肤病、烧伤、烫伤、感染性化脓性疾病、结核性关节炎、严重心脏病、精神病、月经期和妊娠期女性的腹部、胃及十二指肠急性穿孔、年老体弱的危重症患者、骨折、骨裂、脊柱脱位等禁忌按摩。

2. 注意保持清洁 术者的手和按摩局部皮肤要注意擦洗或消毒，注意讲究卫生，预防感染。

3. 其他 术者勤修剪指甲，坚持使用介质，冬季手要保暖，以免损伤皮肤；饱餐、暴怒和运动后的患者，宜休息后再按摩。

4. 疗程 一般 15 次为 1 个疗程，疗程间宜休息数日。

经常按摩足三里的好处

自古以来，足三里穴就被医家认为是养生大穴，为强壮及保健的要穴。足三里穴之所以名为"三里"，是因为它有"理上、理中、理下"的作用。当肚腹部位有不适时，针对不同的部位，按揉足三里穴的方法不同。如果是胃部不适，可按住足三里穴向上方使劲，这就是所谓的"理上"；如果腹部正中不适，则要往内按，这是"理中"；如果小腹不适，则要向下使劲儿，就是"理下"。

虽然足三里穴是胃经的"合穴"，但常按对肝也有好处。因为脾胃是气血化生之源，脾胃调理好，肝血才能够充足，肝气才能够顺畅。所以，经常按揉足三里穴不仅能补益脾胃，还能消除疲劳、恢复活力，对肝的养护也有一定的效果。

肝是个很特别的器官，肝气不顺畅的时候，不仅肝本身会功能失调，其他脏腑也会受到影响。很多人心里有气的时候，可能会感觉肚子胀胀的、鼓鼓的，什么东西都吃不下，这其实就是肝对脾胃的影响。而六腑更是以通为用，肝的疏泄功能失调时，气血运行受阻，六腑就会传化失常。因此，调理好肝气，对于强身健体具有非常重要的作用。

经常敲胆经的好处

敲胆经，主要作用在刺激胆经，促进胆汁的分泌，增强人体的消化吸收能力，提供人体造血系统所需的充足材料。肝胆互为表里，关系密切，患有脂肪肝和胆结石等肝胆疾病者，敲胆经可以起到治病防病的作用。

胆经在人体体表的循行起于眼外角，向上达额角部，下行至耳后（风池穴），由颈侧，经肩，进入锁骨上窝。直行脉再走到腋下，沿胸腹侧面，在髋关节与眼外角支脉会合，然后沿下肢外侧中线下行。经外踝前，沿足背至足第4趾外侧端（窍阴穴）。为方便操作，可沿双腿裤缝位置由上至下敲打，力度适中，以微微酸痛为度，5~6分钟即可。晚上23：00至凌晨01：00，是气血进入胆经的时候，敲胆经不应在这个时间段进行，白天或睡前是相对安全的时间，但也不必过于拘泥。

中医认为，当脏腑功能不佳时，刺激其相关的经络，可以强化经络的功能，同时改善脏腑功能。因此，常敲胆经，好处多多。它是预防和治疗疾病的一种有效方法，但需要长期坚持才能达到预期效果。

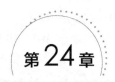

第24章

记住这些伤肝药物

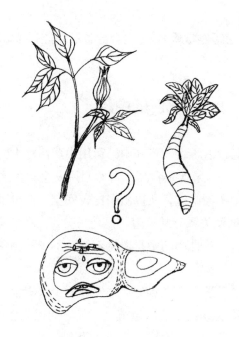

伤肝的抗生素

　　肝是人体内重要的代谢器官,肝病患者在使用抗生素时,必须注意药物对肝的不良影响。以下列举几种对肝有损害的药物。

　　1. 红霉素类（红霉素、依托红霉素等） 可引起肝损害,如肝大、转氨酶升高和胆汁郁积性黄疸等。

　　2. 四环素类（四环素、土霉素、多西环素等） 长期大量口服四环素类或静脉滴注量每日超过 1.2g,可引起肝细胞变性,甚至坏死。

　　3. 喹诺酮类（萘啶酸、吡哌酸、诺氟沙星、氧氟沙星、环氧沙星等） 均可导致暂时性肝损害、转氨酶升高。

4. 氯霉素类（氯霉素、甲砜霉素等） 可导致肝细胞性黄疸和灰婴综合征。

5. 青霉素类（青霉素、苯唑西林及氨苄西林等） 可能导致转氨酶升高、黄疸，为特殊类型的过敏反应。

6. 抗结核病类（异烟肼、利福平、利福定、对氨基水杨酸等） 前三种可出现肝大、黄疸和肝功能异常；后一种可抑制肝凝血酶原形成，从而导致出血。

7. 抗真菌类药（如两性霉素 B） 也会导致肝功能损害。

伤肝的中药

很多人误认为中药没有毒，殊不知中医运用中药治疗本身就是利用中药的"偏性"。有些中药，本来就是食品，自然服用安全。大多数中药都是植物，在长期使用过程中不断筛选，所以服用比较安全。但也不能就以为中药无不良反应，多吃点也没关系。常言道"是药三分毒"，尤其在盲目超量服用的情况下所产生的急、慢性中药中毒屡见不鲜，不少药物性肝炎就是服用了中药引起的。

相传神农尝百草，日遇七十二毒，从中发现不少有毒植物可以治病。又据文献记载，早在西周时期，专业医生就已"聚毒药以供医事"，秦汉时期的《神农本草经》收载药物 365 种，均明确注明有毒无毒。目前各地使用的中草药在 5000 种以上，较为常用的也有 500 种左右。其中大多数无毒或毒性不大，但也有一些毒性明显，甚至有剧毒。所谓毒就是指一种药物的"偏性"。什么病用什么药，应根据病情而定，只要药病相投，用药剂量适当，巴豆、砒霜也是良药。药症不投，人参、甘草亦成"虎狼"。古今医者长期实践证明，中药用量过大，使用不当，均可产生各种不良反应。现简述如下。

1. 中毒反应 砒霜、水银、斑蝥、红娘、生藤黄等属剧毒药品。生白附子、生草乌、生天南星、生甘遂、生硫黄、生半夏以及马钱子、狼毒、朱砂、蟾酥、巴豆、罂粟壳、白降丹等也有大毒。有些不常用的草药，毒性也强烈，如雪上一枝蒿、天仙子、闹羊花、毛茛、断肠草等。这些药物不能随便服用，确需使用，也必须在医生指导下谨慎使用，否则会引起中毒反应，如唇舌发麻、恶心呕吐、心慌、面色苍白、皮肤冰冷、胸闷烦躁、呼吸缓慢，严重者昏迷不醒。

2. 过量服用 有些中药虽然毒性不大，但使用剂量过大，也会产生严重不良反应，如少量木通有通乳作用，但剂量超过30g，可能会引起肾衰竭。白果是常用的止咳平喘药物，但如果一次服用20粒以上，就可能会发生氢氰酸中毒。甘草药性平和，善调百药，但若无故过量服用，可致腹胀、食欲减退、水肿，甚至引起高血压。

3. 药不对证 有些人因不懂中医辨证论治、因人而异的用药原则，盲目服药，尤其是滋补类中药，不按照中医的方法服用，以致适得其反，如阳虚怕冷、舌淡白、脉沉迟者，可服用鹿茸、红参，但一些人属阴虚体质，畏热、舌红、口干，脉细数者，服用后会出现口鼻出血，头晕，兴奋，血压增高。西洋参、阿胶为滋阴补血药，适合于阴血亏损者，如口干颧红、潮热、烦热、舌红、脉数等症，但阳虚患者服用会致腹痛、腹泻等；又如感冒，中医有风寒、风热及挟暑、挟湿、体虚感冒等区别，但不少人一患感冒，不分青红皂白随便拿点感冒药就服用，结果贻误病情。还有一些人没病吃药，有病不就医，自己乱用药，甚至轻信游医药贩的所谓祖传秘方或偏方、单方，结果造成中毒或使病情加重等。

4. 体质差异 孕妇用药需注意，有些中药有致畸和堕胎作用，据历代医家经验已发现的有100多种。根据药物对胎儿损害的轻重不同，一般分为禁用和慎用两大类。禁用的药物大多数是毒性强、药性猛烈的药物，如三棱、莪术、麝香、水蛭、巴豆、牵牛、大戟、斑蝥、商陆、雄黄、虻虫、水银、轻粉、芫花等。慎用的药物为破血、活血通络、行气、祛瘀及辛热药物，如桃仁、红花、枳实、附子、大黄、天南星、肉桂。所以，孕妇用药需慎之又慎，绝不能盲目乱用，一定要在医生指导下用药，才能保证母子平安。老年人由于脏器功能有不同程度衰退，对药物的吸收、分布、代谢及排泄都有一定的影响，又因老年人的免疫功能都发生了变化，对药物的敏感性增加，很容易发生过敏反应。所以，老年人服药宜少不宜多。更重要的是有病要先去医院做出明确诊断，然后再对症下药。

常见伤肝的八大类中药

中药的肝损害近年来发病率有快速升高趋势，这是一个不容回避的问题，我们在运用中药治疗肝病的同时，也要清醒地认识到药物的不良反应，正如水能载舟，亦能覆舟一样。

通过大量的临床资料与科研成果，已经清晰地认识到一些中药确有肝毒性，其产生毒性的物质基础是其含有的特殊化学成分——生物碱类、苷类、毒蛋白类、萜类及内酯类、蒽醌衍生物、重金属、鞣质以及其他毒性成分。

1. 生物碱类　引起肝损害的化学成分为生物碱类的药物较多，主要有菊科的千里光属、橐吾属、泽兰属、菊三七属和蜂斗菜属，紫草科的所有属，豆科的猪屎豆属，兰科的羊耳蒜属以及川乌头、雷公藤、喜树、光慈菇、藜芦、萝芙木、常山、石榴皮、山豆根、苦豆子、石蒜、野百合、菊三七、土三七、猫尾草、大白顶草等。

生物碱为一类含氮有机化合物，普遍存在于各科植物中，具有很强的生理活性。对机体具有不良反应的生物碱大多数侵害中枢神经系统及自主神经系统，但也有一些生物碱具有典型的肝毒性，如主要存在于千里光及千里光属植物中的吡咯里西啶生物碱（pyrrolizidine alkaloids，简称 PA），有研究表明，1，2- 不饱和吡咯里西啶生物碱具有肝毒性和致突变性。

千里光，全草能清热解毒、抗菌消炎、凉血明目、杀虫止痒、去腐生肌，所含主要化学成分为 PA 和呋喃雅槛蓝型倍半萜。PA 是目前已知的最主要的对肝有毒性的植物成分，尽管 PA 本身对肝没有毒性，但其体内代谢产物（吡咯）对肝有较强毒性。PA 的肝毒性机制是使肝细胞 RNA 酶活性下降，RNA、DNA 的合成减少，DNA 横向断裂，具有迟发性肝毒性，可导致肝静脉闭塞，肝出血、瘀血、变性坏死，肝小静脉周围纤维组织增生而出现黄疸、腹水等症状。千里光属植物众多，基本上都含有 PA，因此均具有与千里光类似的肝毒性。

此外，某些菊科植物，如菊三七，也含有多种 PA，因而也具有与千里光属植物类似的肝毒性。菊三七就是民间常说的土三七，是我国导致药物性肝炎中药中的第一毒性药物，在江苏、安徽和浙江一带都发生过因食用土三七而致肝损害的例子。

2. 苷类　引起肝损害的化学成分为苷类的有黄花夹竹桃、夹竹桃、八角枫根、商陆、黄药子、狼毒、望江南子、大戟、鸦胆子、番泻叶、何首乌等。

苷是由糖和非糖部分结合而成的一类化合物。根据苷元的化学结构和药理作用不同，可分为强心苷类、氰苷类及皂苷类。强心苷类及氰苷类成分鲜有造成肝损伤的报道，皂苷有局部刺激作用，有的还有溶血作用。含皂苷的中药有三七、商陆、黄药子等，黄药子是目前公认的肝毒性中药。

黄药子为薯蓣科植物黄独的块茎，对肝、肾有较强的不良反应。当它或其代谢产物在肝细胞内达到一定浓度时，就会直接干扰肝细胞代谢，且对肝的损伤程度与给药剂量和时间密切相关，病变肝组织在形态上表现出脂肪样变、嗜酸样变性、小灶性坏死和片状小灶性坏死或片状坏死。黄药子的肝毒性成分目前尚不十分清楚，过去一般认为其肝毒性成分主要是薯蓣皂苷元和薯蓣毒皂元，但近几年研究发现，其所含的黄药子萜 A、黄药子萜 B、黄药子萜 C，亦均有一定的肝毒性。

3. 毒蛋白类 引起肝损害的化学成分为毒蛋白类的有苍耳子、巴豆、蓖麻子、油桐子、相思子、麻疯树、天花粉、蜈蚣、蛇毒、蝮蛇、葛上亭长等。

毒蛋白主要存在于一些中药的种子中，如苍耳子、蓖麻子、望江南子等，此类肝毒性中药种类繁多。

苍耳子为菊科植物苍耳干燥成熟带总苞的果实，是常用的祛风解毒中草药，其味甘、性温，有毒，有防风止痛、祛湿杀虫之功效。苍耳子所含毒性成分较多，有毒蛋白、苍苷、毒苷等。苍耳子属于毒性较强的一类中药，肝是其主要损伤器官。1960 年 4 月原中央卫生部（现为国家卫生健康委员会）发出通知，要求各地禁止宣传苍耳子。此前河南省兰考县群众 5900 余人因误食苍耳子致使 1100 余人中毒、38 人死亡。1977 年张家口市有 72 名儿童误食苍耳子的报道。一般苍耳子中毒多发生在服药 4 ~ 6 小时之后，肝损伤症状明显，伴有 ALT 和胆红素升高。

望江南子是豆科植物望江南的种子，有清肝明目、健胃、通便、解毒等功效，目前已知的肝毒成分有毒蛋白、柯亚素，已有多例服用该药发生中毒的报道，在所报道的病例中肝普遍受损。

动物源中药中也有一些药材对肝有毒性作用，如蜈蚣是蜈蚣科动物少棘巨蜈蚣的干燥体，含有一定量的毒性动物蛋白，可对肾及肝造成损伤。

4. 萜类及内酯类 引起肝损害的化学成分为萜类及内酯类的有川楝

子、大戟、马桑叶、艾叶、苦楝子。

萜类（C5H8）是具有通式、含氧并具有不同饱和度的烃类衍生物，在自然界分布广泛、种类繁多。不少萜类化合物对肝有明显毒性作用，但肝损伤机制还不甚明了。川楝子是含萜类肝毒性中药中最典型的一类药物。

川楝子是楝科植物川楝的成熟果实，是蒙药常用品种，具有止痛、杀虫、明目之功效，著名的中医治疗胁痛处方——金铃子散中，也用到川楝子。呋喃三萜类物质川楝素是川楝子的主要药理活性成分，已被证明可引起较严重的急性消化道不良反应，还可发生急性中毒性肝炎，出现ALT升高、黄疸、肝大叩痛。给猴子川楝子20g／kg，3天后镜检发现猴肝细胞索离散、胞核消失，其毒性可随单次剂量增加而增加，作用慢而持久，且有蓄积性。苦楝子、苦楝皮与川楝子为同一类药材，均含有川楝素，也具有与川楝子类似的肝毒性。

除了上面提到的萜类物质外，某些含挥发油的中药也具有一定的肝毒性作用，如艾叶就是一种较典型的该类肝毒性中药。艾叶为菊科植物艾的干燥叶片。有散寒止痛、温经止血的功效，其有效成分是所含的挥发油，进入肝后能引起肝细胞代谢障碍，导致中毒性肝炎。

5. 鞣质类　引起肝损害的化学成分为鞣质类的有五倍子、石榴皮、四季青、诃子等。

鞣质是复杂的多元酚类化合物，广泛存在于各种植物中，一般分为缩合鞣质和可水解鞣质。研究表明，缩合鞣质的毒性较低，对肝无毒或只有轻度损害，而可水解鞣质的毒性较高，对肝有严重的损害作用。

五倍子是一种常见的对肝有毒性作用的含鞣质类中药，具有敛肺降火、涩肠止泻、固精缩尿、止汗、止血、解毒、敛疮等多种临床功效。五倍子中含有大量可水解鞣质，进入机体后几乎全部被分解成倍酸与焦倍酸，极大量时可引起灶性肝细胞坏死。具有类似不良反应的中药还有石榴皮、诃子等。

6. 重金属类　引起肝损害的化学成分为重金属类的有朱砂、雄黄、轻粉、密陀僧、胆矾、铅丹等。

中药材中一般均含有一定量的重金属成分，其含量受种植条件、炮制工艺、炮制器具的影响很大，有较大的随机性，但朱砂、雄黄、铅粉则毫无疑问具有较大的肝毒性。

环境污染影响中药材的安全性。中药多从自然界的动植物和矿物中取得，和耕地里的庄稼一样，一旦环境遭到了破坏，种植和采集地区的水源、空气受到了污染，药材也会受到影响。中药讲究"道地药材"，建议大规模种植和生产中药的地区加强环境治理，并避开污染较重的区域。其他国家和我国香港地区，中药重金属标准都执行的是"食品标准"，而中国内地则执行的是《中国药典》中的"药品标准"，希望国家能出台中药材种植环境的相关标准，从源头控制中药材的安全性，避免其中含额外的重金属，也希望能统一相关标准，减少大众的疑惑。

为了防止中药材在存放或者运输时发生变质腐烂，一些种植者会用硫黄熏制来保持中药材"漂亮"的外观。但是，这种做法却可能导致中药材出现砷、汞残留。

7. 蒽醌衍生物类 引起肝损害的化学成分为蒽醌衍生物类的有番泻叶、大黄、何首乌。

出现便秘，许多患者会自行选择番泻叶来治疗。番泻叶确实有不错的泻下作用，但更适合急性便秘，且一般用量5～6克即可。如果长期过量服用，它在肠道内代谢产生的蒽酮类似活性产物，易伤害肝。

还有许多患者经常用大黄煮水来治疗便秘。大黄中含大黄素等物质，一般人每次1～5克比较适宜，长期滥用也会导致肝损伤。

许多老百姓喜欢服用何首乌护发、补肾，但随着使用增多，其安全性也成为焦点。早在2014年，国家食品药品监督管理总局就发布不良反应通报，提示何首乌有引起肝损伤的风险。何首乌有生、熟之分，熟何首乌有补肝肾、益精血、乌发的作用，而生何首乌可治疟疾、润肠通便等。用于补虚、乌发，一定要选炮制后的何首乌，即"制何首乌"。自己购买或采集的何首乌如果未经炮制，可能会含有一种蒽醌衍生物大黄酚，擅自滥用会对身体产生一定毒性，最主要的体现，便是肝损害和刺激肠道充血。因此，不建议健康人多用和盲目使用。出现脱发，也应当在医生和药师的指导下辨证用药。

8. 其他 藤黄、红茴香根、大风子、半夏、芫花、甜瓜蒂等所含酸类、醇类为毒性成分；细辛、艾叶、土荆芥、芸香、杜衡、麝香草等所含挥发油亦有导致肝损害的报道，临床使用时均需谨慎。

其他伤肝药物

1. 抗肿瘤药

烷化剂：如美法仑、苯丁酸氮芥、环磷酰胺、白消安、硫代鸟嘌呤、达卡巴嗪等。

抗代谢药：甲氨蝶呤、阿糖胞苷、5- 氟尿嘧啶、6- 巯基嘌呤、硫唑嘌呤、吉西他滨等。

抗生素类：阿霉素、柔红霉素、博来霉素、放线菌素等。

铂制剂：顺铂、卡铂、奥沙利铂等。

拓扑异构酶抑制药：依托泊苷、伊立替康等。

其他抗肿瘤药：紫杉醇、门冬酰胺酶等。

2. 抗寄生虫药 氯喹、酒石酸锑钾、甲硝唑、砷凡纳明、四氯乙烯、四氯化碳等。

3. 解热镇痛消炎药 阿司匹林、对乙酰氨基酚（扑热息痛）、双氯芬酸、保泰松、别嘌呤醇、辛可芬、丙磺舒、散利痛等，曾有患者由于对镇痛药哌替啶过敏而导致药物性肝炎。

4. 神经精神系统药物及麻醉药 氟烷、氯丙嗪、丙氯拉嗪、硫利哒嗪、三氟拉嗪、氟哌啶醇、匹莫齐特、利培酮、苯巴比妥、丙戊酸、苯妥英、甲苯比妥、苯甲双酮、乙甲双酮、水合氯醛、副醛、奋乃静、帕罗西汀、苯乙肼、尼拉米、苯环丙肼、丙咪嗪、阿米替林、氯米帕明、米安色林、马普替林等。

5. 抗风湿及痛风药 甲氨蝶呤、来氟米特、柳氮磺胺吡啶、别嘌醇、苯溴马隆、苯碘达隆、苯酰香豆酮等。

6. 激素类药物及内分泌系统疾病用药 甲睾酮、丙酸睾酮、苯丙酸诺龙、甲苯磺丁脲、格列本脲、氯磺丙脲、氟甲酰胺、丙硫氧嘧啶、甲巯咪唑、达那唑、曲格列酮、吡格列酮、罗格列酮、阿卡波糖、伏格列波糖等。

7. 消化系统用药 西咪替丁、雷尼替丁、奥美拉唑等。

8. 心血管系统疾病用药 奎尼丁、硝苯地平、肼屈嗪、双肼屈嗪、甲基多巴、帕吉林、氯贝丁酯、非诺贝特、辛伐他汀、烟酸、烟酸肌醇等。

第六篇 06

个性——特定专题献给特定人群

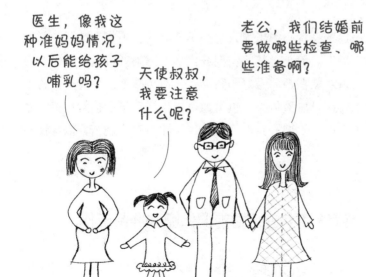

医生，像我这种准妈妈情况，以后能给孩子哺乳吗？

天使叔叔，我要注意什么呢？

老公，我们结婚前要做哪些检查、哪些准备啊？

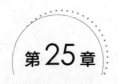

第25章

写给未婚青年

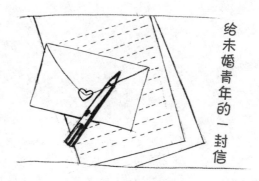

乙型肝炎病毒感染者能不能结婚

常有乙型肝炎病毒感染者心中恐惧，担心不能结婚，不能生孩子，常常情绪低落，甚至对生活失去信心。其实乙型肝炎病毒感染者可以结婚，也可以生育。但需让其结婚对象在婚前做好预防准备，避免感染乙型肝炎病毒。因为乙型肝炎病毒主要通过血液传播，也可通过性生活等亲密接触传播。婚前请对方检测两对半，如无乙型肝炎表面抗体，需注射乙肝疫苗，以保证对方有免疫性抗体。

乙型肝炎病毒感染者结婚前要做哪些准备工作

乙型肝炎病毒感染者结婚前要检查自己的身体，包括肝功能、两对半定量、乙型肝炎病毒 DNA 定量、肝脏彩超等，了解自己的乙型肝炎病毒感染情况及乙型肝炎的自然史情况，以避免在乙型肝炎活动期结婚。

因为乙型肝炎病毒感染者的唾液、精液以及阴道分泌物和月经血中都有乙型肝炎病毒的存在，可以通过感染伤口和性生活传播，所以乙型肝炎病毒感染者结婚以后应注意做好防护措施，以避免造成婚内传播。

检查对方的乙型肝炎表面抗体，乙型肝炎表面抗体阳性，说明对方对乙型肝炎病毒已有免疫力，不易再被感染。如乙型肝炎表面抗体为阴性，表明对方对乙型肝炎病毒既未感染又无免疫力，婚后很易被感染，暂不宜无保护性生活。应及时注射乙肝疫苗，成人注射乙肝疫苗是每次 10 微克接种，按 0、1、6 方案注射，待 6 个月以后体内产生足够保护性抗体时才能最大限度地避免乙型肝炎病毒感染。如若检测仍未出现，可继续按 0、1、6 方案接种。

第26章

写给乙型肝炎孕妇

乙型肝炎病毒母婴传播的 3 种途径

乙型肝炎病毒的母婴传播是我国乙型肝炎患者的主要感染方式，主要通过 3 种途径传播。

1. 产前传播 胎儿在发育阶段，要通过胎盘进行营养物质的交换，交换的时候，胎儿与母体进行血液循环，就有可能感染乙型肝炎病毒。尤其是在母体的病毒水平太高或胎盘的屏障作用减弱时，如胎盘的炎症等，都容易发生宫内传播。这种方式引起的感染约占 5%。对于宫内传播的婴儿，出生后接种乙型肝炎疫苗基本无效。

2. 产程传播 在分娩时，会通过母亲的产道吸入一些含有乙型肝炎病毒的阴道分泌物、羊水或者母亲血液，从而感染病毒。婴儿的皮肤、黏膜擦伤，或胎盘剥落时母亲血液中的病毒通过破裂的胎盘血管，进入脐带血，进而进入新生儿体内。这一过程感染的概率最大，经过研究发现，23% 乙型肝炎表面抗原阳性母亲的羊水乙型肝炎表面抗原会显示为阳性，新生儿乙型肝炎表面抗原阳转多发生在 2 ~ 3 个月的时候，潜伏期也同样符合分娩过程中感染的类型。

3. 出生后的传播 分娩后婴儿与母亲的密切接触，也可以传播乙型肝炎病毒。据报道，当母血乙型肝炎表面抗原、乙型肝炎 e 抗原、乙型肝炎核心抗体均阳性时，母乳乙型肝炎病毒 DNA 出现率为 100%；单纯乙型肝炎表面抗原阳性时，母乳乙型肝炎病毒 DNA 出现率为 46% 左右。

如何切断乙型肝炎的母婴垂直传播

乙型肝炎病毒的母婴传播包括产前传播、产时传播及产后传播，后两种情况的传播大多可经过新生儿主、被动联合免疫成功阻断，而产前的宫内感染成为乙型肝炎母婴阻断的难点。

通过对南京市第二医院妇产科近20年、1万余例乙型肝炎病毒感染孕妇的母婴阻断治疗研究发现，乙型肝炎病毒DNA定量和乙型肝炎病毒的宫内感染成正相关，乙型肝炎病毒DNA定量小于1.0×10^6U/ml的孕妇一般不会发生乙型肝炎的宫内感染，所以，这部分孕妇孕期监测肝功能及乙型肝炎病毒DNA定量，根据情况相应处理，如果孕期肝功能正常，乙型肝炎病毒DNA定量持续小于1.0×10^6U/ml，一般只给新生儿常规的乙型肝炎疫苗联合高效抗乙型肝炎免疫球蛋白注射即可。对于乙型肝炎病毒DNA定量持续大于1.0×10^6U/ml的孕妇，因为乙型肝炎病毒的宫内感染率高，为5%～10%，被宫内感染的这部分婴儿会成为乙型肝炎的慢性感染者，所以，对乙型肝炎病毒DNA定量大于1.0×10^6U/ml的孕妇，在孕28周左右开始口服抗病毒治疗药物，一般口服到产后6周（也有专家认为产后即可停药，但应密切监测相关指标）。

近年南京市第二医院已经对近2000名孕妇采取了抗病毒治疗，结果抗病毒治疗孕妇的婴儿无乙型肝炎病毒宫内感染者发生。

什么情况下不能给婴儿哺乳

乙型肝炎病毒感染产妇在乳汁中能检出乙型肝炎表面抗原，但未见有在乳汁中检出乙型肝炎病毒DNA的报告，故其乳汁是否有传染性尚不能定论，乙型肝炎孕妇所生的婴儿，母乳喂养与人工喂养儿的乙型肝炎感染率无显著差别，所以不禁止母乳喂养。

但是当母亲乙型肝炎病毒DNA阳性或大三阳，特别是伴有肝功能异常者，表示病毒正处于活动期，母乳的传染性较大，不宜进行母乳喂养。

当母亲乳头破溃出血，或者婴儿腹泻、患鹅口疮等情况下，可以暂时停止母乳喂养。

喂奶前母亲应用肥皂、流水洗净双手，以减少接触传播的机会。母亲也不要亲吻婴儿或咀嚼食物喂婴儿，婴儿的餐具、生活用品等应固定单独使用及清洁，避免被母亲的血液或体液污染。

孕期丙氨酸转氨酶（ALT）升高如何治疗

由于 ALT 大量存在于肝细胞中，当肝细胞受到破坏时，细胞内部的 ALT 释放入血，引起血液中 ALT 指数升高，医学上 ALT 轻微升高并不具有诊断意义，超出正常值 1 倍以上的数值才考虑有病理性变化。因为 ALT 并非肝的特异性酶，许多原因像妊娠剧吐、进食量少、睡眠差、休息不好或剧烈运动都可导致 ALT 的一过性升高；妊娠晚期患妊娠期肝内胆汁淤积症、妊娠期高血压等，也会引起 ALT 升高，所以应该与乙型病毒性肝炎引起的转氨酶升高相鉴别。孕期如果 ALT 持续升高，且乙型肝炎病毒 DNA 定量高，考虑慢性乙型肝炎活动可能；如果 ALT 大于正常值的 2 倍以上，可以考虑给予口服对胎儿影响小的保肝降酶药物，如还原型谷胱甘肽、复方甘草酸苷等。保肝治疗期间，ALT 下降理想可以继续观察，若 ALT 下降不理想，甚至继续升高者，在与患者充分沟通并权衡利弊后，可以使用替诺福韦或替比夫定抗病毒治疗。

何种情况要考虑终止妊娠

乙型肝炎病毒感染孕妇一直是医患双方重点监护对象，既要考虑宝宝是否发育正常，又要保证乙型肝炎孕妇的身体正常，如若出现异常情况不能胜任妊娠，就要及时采取终止妊娠的措施，那么什么情况下需终止妊娠？

大致以下情况考虑终止妊娠。

1. 乙型肝炎活动及重症肝炎患者，给予积极治疗后病情继续恶化，危及胎儿与孕妇生命者。

2. 肝功能明显异常并且接近孕晚期，考虑胎儿娩出后创造条件可以存活者，为防止孕妇病情进一步加重，可以积极治疗的同时终止妊娠。

3. 肝炎后肝硬化、肝癌患者，为孕妇的相对安全，发现妊娠后，征得患者及家属同意后，应终止妊娠。

孕妇适合用什么抗病毒药物

　　核苷类抗病毒药物可以抑制乙型肝炎病毒 DNA 复制，从根本上降低体内的病毒含量，同时还可以促进乙型肝炎 e 抗原的血清转换，减少肝炎症坏死的活动，并使转氨酶水平恢复正常，延缓或阻止肝硬化甚至肝癌发生。对于乙型肝炎病毒 DNA 定量高的孕妇，孕晚期服用，能够有效地阻断乙型肝炎病毒的母婴传播。目前美国食品药品监督管理局（FDA）认证的妊娠 B 类药物有拉米夫定、替比夫定及替诺福韦。目前应用较多的是替比夫定，又称素比伏，它主要作用于乙型肝炎病毒 DNA 聚合酶，抑制乙型肝炎病毒 DNA 正链的形成，与其他同类药物不同，替比夫定只作用于乙肝肝炎病毒，而对人类免疫缺陷病毒（HIV）和其他逆转录病毒无作用，是一个强大的特异性乙型肝炎病毒抑制剂，但在使用过程中，要注意监测肌酸激酶，必要时要考虑其他抗病毒药物。

　　替诺福韦作为最新的一个核苷类抗病毒药物，是高屏障低耐药的抗乙型肝炎病毒药物，也是美国 FDA 批准可用于孕妇的抗病毒药物。

第 27 章

写给乙型肝炎儿童

儿童乙型肝炎发病概况

随着乙型肝炎疫苗联合人高效价乙型肝炎免疫球蛋白的应用，以及孕后期抗病毒药物的干预，我国母婴传播数量明显减少，围生期感染率明显降低。

2006 年全国乙型肝炎血清流行病学调查表明，我国 1 ~ 59 岁一般人群乙型肝炎表面抗原携带率为 7.18%。2014 年中国疾病预防控制中心对全国 1 ~ 29 岁人群乙型肝炎血清流行学调查结果显示：1 ~ 4 岁、5 ~ 14 岁、15 ~ 29 岁乙型肝炎表面抗原检出率分别为 0.32%、0.94%、4.38%。

在围生期和婴幼儿时期感染乙型肝炎病毒者中，90% 和 25% ~ 30% 将发展为慢性感染，而 5 岁以后感染者仅有 5% ~ 10% 发展为慢性感染。

儿童乙型肝炎发病特点

感染乙型肝炎病毒的新生儿很少出现临床症状或生化检查的异常。一般会在 2 ~ 6 个月时出现血清学转阳，常伴有肝酶学的上升。少数患者在 2 个月时可能出现急性肝炎，甚至发生急性重型肝炎。大多数患者表现为慢性感染过程，常常发展为肝硬化、肝细胞肝癌。患者感染乙型肝炎病毒的自然史有很大的差异，取决于年龄、感染方式、种族及乙型肝炎病毒基因型，母婴传播感染的患儿常常表现为乙型肝炎 e 抗原阳性，高病毒载量，而组织学损害较轻，相反，在非流行国家感染患者常常在最初的 2 年即出现 ALT 的升高、乙型肝炎 e 抗原血清学转换、乙型肝炎病毒 DNA 的清除。

儿童乙型肝炎治疗特点

儿童慢性乙型肝炎病毒感染者多处于乙型肝炎病毒感染的免疫耐受期，可暂不行抗病毒治疗，但须定期随访观察。目前美国食品药品监督管理局批准用于儿童患者治疗的药物包括普通 IFN-α（2～17 岁）、拉米夫定（2～17 岁）与阿德福韦酯（12～17 岁）、恩替卡韦（博路定，2～17 岁）、替诺福韦（12～17 岁）。

临床试验表明，IFN-α 治疗儿童患者的疗效与成人患者相当，IFN-α 用于儿童患者的推荐剂量为每周 3 次，每次 3～6MU/m^2 体表面积，最大可达每次 10MU/m^2 体表面积。但 IFN-α 不能用于 1 岁以下儿童的乙型肝炎治疗。拉米夫定治疗儿童患者的剂量为 3mg/（kg·d），最大剂量为 100mg/d。阿德福韦酯治疗年龄为 12～17 岁，儿童患者的推荐剂量及用法与成年患者相同。恩替卡韦推荐剂量随患儿体重增加而不同（见下表），替诺福韦为 300mg/d。

恩替卡韦儿童推荐剂量表

儿童体重（千克）	每天服用剂量（毫克）
10～11	0.15
11～14	0.20
14～17	0.25
17～20	0.30
20～23	0.35
23～26	0.40
26～30	0.45
>30	0.50

儿童患者的治疗指征与疗程参考成人患者，但由于儿童患者年龄小、治疗可供选择药物较少，因此应严格治疗适应证，对于 2～11 岁儿童，应在与家长进行充分沟通并知情同意的情况下，应用普通干扰素和拉米夫定进行抗病毒治疗。当 12 岁以上的患者应用拉米夫定发生耐药变异时，可考虑联合阿德福韦酯。

乙型肝炎儿童的管理与教育

对于乙型肝炎病毒感染儿童的管理，涉及较多的内容，包括对患儿及其家庭的教育、对疾病进展和并发症的监测及治疗的选择。应对患儿父母进行详细的慢性乙型肝炎知识的教育，以促使其定期带儿童进行指标监测，包括每6~12个月进行转氨酶的检查和乙型肝炎病毒血清学检测，以观察患儿的疾病状态及血清学变化。处于免疫耐受期儿童不建议进行药物治疗，相反，如果过早行抗病毒治疗，可能导致高耐药的发生。注意健康的生活方式以及定期监测显得特别重要。

儿童一旦符合抗病毒治疗的指征，不管是干扰素还是核苷类抗病毒药的相关治疗，应向其详细讲解治疗的注意事项及不良反应，并要求其定期复诊，一旦在治疗中遇到不适或疑问，应积极回应并缓解患儿的不适感。建议乙型肝炎病毒慢性感染的患儿需每年至少检测1次腹部B超和甲胎蛋白，以排除肝细胞肝癌的发生。

第28章

写给器官移植的乙型肝炎患者

哪些患者需要进行肝移植

肝移植手术是将健康的肝移植给患者，完全替代患病的肝，是各种肝病晚期（终末期）的最佳选择，以达到挽救和延长患者生命的目的。

世界上第一例肝移植是由肝移植之父——美国的 Starzl 教授于 1963 年完成的。之后历经科学家们的不断努力和探索，肝移植已经演变成一种相对成熟安全的手术，挽救了成千上万例晚期肝病患者的生命。

从目前看，治疗肝炎后终末期肝硬化、急性肝衰竭及原发性肝癌等，确能显著提高生活质量，延长存活期。适宜进行肝移植的疾病如下。

1. 暴发性肝衰竭　各种原因引起的暴发性肝衰竭，内科治疗的生存率仅为 20% ~ 40%，而肝移植术后 1 ~ 3 年的存活率可达 50% ~ 70%，肝移植是目前抢救这类患者最为有效的手段。

2. 终末期肝硬化　如各种肝炎所致肝硬化、酒精性肝硬化、胆汁性肝硬化等。这些患者常反复出现消化道大出血、腹水、肝性脑病等，最终大多死于大出血或肝性脑病。肝移植则可阻止病情发展，从根本上得到治疗。

3. 原发性肝癌　肝部分切除仍有复发的可能，而肝移植手术则最为彻底，但应在尚无肝外转移的早期，故移植进行越早，效果越好。考虑到肝移植后在免疫抑制剂作用下，肝癌极易复发，故术前出现任何癌转移征象，均应慎作肝移植对象。

4. 其他　自身免疫性肝炎进展严重者；肝炎后肝硬化、肝功能失代偿者；慢性重型肝炎，生活质量严重下降，生命受到威胁者；肝胆系统肿瘤，已不能用常规方法治疗者，亦可行肝移植。

哪些患者不宜进行肝移植

肝移植手术虽然挽救了很多晚期肝病患者的生命，但由于其手术费用昂贵、手术风险极大、肝源十分紧张等原因，对那些不适宜进行肝移植的患者，则一定要保持清醒头脑，不要勉强治疗。

1. 肝移植绝对禁忌证 难以控制的全身性感染；肝外有难以根治的恶性肿瘤；难以戒除的酗酒或吸毒；合并严重的心、脑、肺等重要脏器器质性病变；难以控制的精神疾病。

2. 肝移植相对禁忌证 年龄 >65 岁；肝恶性肿瘤伴门静脉主干癌栓或转移；合并糖尿病、心肌病等预后不佳的疾病；胆道感染所致的败血症等严重感染；HIV 感染；明显门静脉血栓形成等解剖结构异常。

肝移植前后必须服用抗乙型肝炎病毒药物

我国需要肝移植的患者约有 80% 都是乙型肝炎患者。这类患者如不能有效控制乙型肝炎病情，即使移植了新的肝，也不能确保患者的生活质量。如果乙型肝炎病毒迅速适应环境后进行高速复制，移植后的新肝脏很快就会受到侵害。因此须进行肝移植的乙型肝炎患者应进行抗病毒治疗。

1. 术前抗病毒治疗 终末期的乙型肝炎患者，确定进行肝移植前用核苷类药物进行预防性的治疗，使患者的乙型肝炎病毒 DNA 水平下降甚至转阴。建议在肝移植手术前 1~3 个月开始服用恩替卡韦或替诺福韦。

2. 术后抗病毒治疗 乙型肝炎患者进行肝移植手术后，使用乙型肝炎免疫球蛋白联合核苷类抗病毒药物（NAs），能有效预防感染乙型肝炎病毒。由于乙型肝炎免疫球蛋白非常昂贵而且来源不充分，使用核苷类药物跟低剂量乙型肝炎免疫球蛋白联合进行治疗，既可以有效地控制病毒，又能减少乙型肝炎免疫球蛋白的使用量，控制治疗费用。乙型肝炎患者进行肝移植手术后需要长期进行乙型肝炎抗病毒治疗，但理想疗程还待进一步确定。从多年的乙型肝炎患者肝移植的临床经验来看，有效的抗病毒治疗可以明确地提高移植者的生存率。

小链接：肾功能不全者适合用什么抗乙型肝炎病毒药物

慢性乙型肝炎伴肾功能不全的患者，可以接受核苷（酸）类似物或干扰素治疗。所有的药物，特别是核苷（酸）类似物，需要根据患者肾功能情况调整剂量并谨慎用药，避免使用有肾潜在毒性的药物。抗病毒治疗期间应当监测患者的肾功能，如果患者突发肾功能恶化，则有必要改变治疗或进一步调整药物剂量。对于已经存在肾脏病疾患及高危因素风险的慢性乙型肝炎患者，应尽可能避免应用阿德福韦或替诺福韦，推荐使用替比夫定或恩替卡韦治疗。同时还需积极控制患者的高血压和糖尿病。

干扰素有导致排异的风险，因此禁用于肾移植受者。每例接受免疫抑制剂的乙型肝炎表面抗原阳性肾移植受者，需要接受一种核苷（酸）类似物的抗乙型肝炎病毒治疗。抗病毒预防性治疗的必要性还需要不断且频繁地在所有乙型肝炎病毒阳性肾移植受者中进行评估。值得引起重视的是，考虑到阿德福韦潜在的肾毒性，在肾功能不全和肾移植患者中尤其应该慎重选用拉米夫定这样的低耐药基因屏障的核苷（酸）类似物进行抗病毒治疗，一旦发生病毒学应答不良甚至耐药，可能无法常规加用阿德福韦酯作为挽救治疗措施。

第29章

写给整个社会

乙型肝炎预防很简单

据 WHO 报道，全球约 20 亿人曾感染过乙型肝炎病毒，其中 3.5 亿人为慢性乙型肝炎病毒感染者，每年约有 100 万人死于乙型肝炎病毒感染所致的肝衰竭、肝硬化和原发性肝细胞癌。中国属乙型肝炎病毒感染高流行区，我国 1～59 岁人群的乙型肝炎表面抗原阳性率为 7.18%，约有 9300 万乙型肝炎病毒携带者，2000 万乙型肝炎患者，每年死于肝癌的患者约 40 万。

我国从 1992 年开始，将乙型肝炎疫苗纳入计划免疫管理，对所有新生儿接种乙型肝炎疫苗，2002 年起正式纳入计划免疫，2014 年中国疾病预防控制中心对全国 1～29 岁人群乙型肝炎血清流行病学调查结果显示：1～4 岁、5～14 岁、15～29 岁乙型肝炎表面抗原检出率分别为 0.32%、0.94%、4.38%，证明接种乙型肝炎疫苗的成效是显著的。

正因为乙型肝炎的危害较大，所以不少人"谈肝色变"，其实不用怕，乙型肝炎是可以预防的，建议从以下几个方面进行。

1. 接种乙型肝炎疫苗 接种乙型肝炎疫苗是预防乙型肝炎病毒感染的最有效方法。我国于 1992 年将乙型肝炎疫苗纳入计划免疫管理，对所有新生儿接种乙型肝炎疫苗，但疫苗及其接种费用需由家长支付；自 2002 年起正式纳入计划免疫，对所有新生儿免费接种乙型肝炎疫苗，但需支付接种费；自 2005 年 6 月 1 日起改为全部免费。

乙型肝炎疫苗的接种对象主要是新生儿，其次为婴幼儿和高危人群（如医务人员、经常接触血液的人员、托幼机构工作人员、器官移植患者、经常接受输血或血液制品者、免疫功能低下者、易发生外伤者、乙型肝炎表面抗原阳性者的家庭成员、男性同性恋或有多个性伴侣和静脉内注射毒品者等）。

乙型肝炎疫苗全程接种共 3 针，按照 0、1、6 个月程序，即接种第 1 针疫苗后，间隔 1 及 6 个月注射第 2 及第 3 针疫苗。新生儿接种乙型肝炎疫苗越早越好，要求在出生后 24 小时内接种。接种部位新生儿为大腿前部外侧肌肉内，儿童和成人为上臂三角肌中部肌内注射，接种剂量为 10μg 重组酵母或 20μg 中国仓鼠卵母细胞（CHO）乙型肝炎疫苗。单用乙型肝炎疫苗阻断母婴传播的保护率为 87.8%。

对于乙型肝炎表面抗原阳性母亲所产的新生儿，应在出生后 24 小时内尽早注射乙型肝炎免疫球蛋白，最好在出生后 12 小时内，剂量 ≥ 100U，同时在不同部位接种 10μg 重组酵母或 20μgCHO 乙型肝炎疫苗，可显著提高阻断母婴传播的效果。新生儿在出生 12 小时内注射乙型肝炎免疫球蛋白和乙型肝炎疫苗后，可接受乙型肝炎表面抗原阳性母亲的哺乳。

对免疫功能低下或无应答者，应增加疫苗的接种剂量（可达 60μg）和针次；对 3 针免疫程序无应答者可再接种 1 针 60μg 或 3 针 20μg 重组酵母疫苗，并于第 2 次接种 3 针乙型肝炎疫苗后 1～2 个月检测血清中抗-HBs，如仍无应答，可再接种 1 针 60μg 重组酵母疫苗。

接种乙型肝炎疫苗后有抗体应答者的保护效果为 5～8 年，有的可持续 12 年，因此，一般人群不需要进行抗-HBs 监测或加强免疫。但对高危人群可进行抗-HBs 监测，如抗-HBs<10mU/ml，可给予加强免疫。

2. 传播途径预防　大力推广安全注射（包括针刺的针具），对牙科器械、内镜等医疗器具应严格消毒。

医务人员应按照医院感染管理中标准预防的原则，在接触患者的血液、体液及分泌物时，均应戴手套，严格防止医源性传播。

服务行业中的理发、刮脸、修脚、穿刺及文身等用具也应严格消毒。

注意个人卫生，不共用剃须刀和牙具等用品。

进行正确的性教育，若性伴侣为乙型肝炎表面抗原阳性者，应接种乙型肝炎疫苗；对有多个性伴侣者应定期检查，加强管理，性交时使用安全套。

对乙型肝炎表面抗原阳性的孕妇，应避免羊膜腔穿刺，并缩短分娩时间，保证胎盘的完整性，尽量减少新生儿暴露于母血的机会。

3. 意外暴露乙型肝炎病毒后预防　在意外接触乙型肝炎病毒感染者的血液和体液后，可按照以下方法处理。

（1）血清学检测：应立即检测乙型肝炎表面抗原、抗-HBs、ALT 等，并在 3 个月和 6 个月内复查。

（2）主动和被动免疫：如已接种过乙型肝炎疫苗，且已知抗-HBs ≥ 10mU/ml 者，可不进行特殊处理。如未接种过乙型肝炎疫苗，或虽接种过乙型肝炎疫苗，但抗-HBs<10mU/ml 或抗-HBs 水平不详，应立即注射乙型肝炎免疫球蛋白 200～400U，并同时在不同部位接种一针乙型肝炎疫苗（20μg），于 1 个月和 6 个月后分别接种第 2 和第 3 针乙型肝炎疫苗（各 20μg）。

4. 对患者和携带者的管理 对急性或慢性乙型肝炎患者，可根据其病情确定是否住院或在家治疗。患者用过的医疗器械及用具（如采血针、针灸针、手术器械、划痕针、探针、各种内镜及口腔科钻头等）应按相关规定严格消毒，尤其应加强对带血污染物的消毒处理。

对慢性乙型肝炎病毒携带者及乙型肝炎表面抗原携带者，除不能献血和国家法律规定不能从事的特殊职业（如服兵役等）外，可照常生活、学习和工作，但要加强随访。

乙型肝炎传染不可怕

乙型肝炎病毒主要经血和血制品、母婴、破损的皮肤和黏膜及性接触传播。日常工作或生活接触，如同一办公室工作（包括共用计算机等办公用品）、握手、拥抱、同住一宿舍、同一餐厅用餐和共用厕所等无血液暴露的接触，一般不会传染乙型肝炎病毒。经吸血昆虫（蚊、臭虫等）传播未被证实。母婴传播的主要方式，多为在分娩时接触乙型肝炎病毒阳性母亲的血液和体液传播。20 多年来，经过传染病专家的不断研究和探讨，目前乙型肝炎的母婴传播阻断率已经达到 90% 以上。

对高危易感人群接种乙型肝炎疫苗是预防乙型肝炎最有效的方法之一，同时要加强对高危人群的科普宣传教育，做好自身防护，可避免感染乙型肝炎病毒。如服务行业中的理发、刮脸、修脚、穿刺文身等用具也应严格消毒。注意个人卫生，纠正共用剃须刀和牙刷等不卫生行为；大力推广安全注射（包括针刺的针具），对牙科器械、内镜等医疗器具应严格消毒。医务人员在接触患者的血液、体液及分泌物时，均应戴手套，严格防止医源性传播，意外暴露后及时接种乙型肝炎疫苗以及高效价免疫球蛋白，是完全可以避免感染乙型肝炎的。

乙肝疫苗接种失败怎么办

乙肝疫苗是我国当前临床使用的基因工程疫苗，是一种安全有效的制品，不良反应小。人体接种乙肝疫苗后，通过主动免疫方式产生抗体，使人体获得对乙型肝炎的免疫力。

接种乙肝疫苗后人体抗-HBs转阳率高，有效保护期在5年以上，抗体滴度越高，免疫力越强，免疫保护持续时间也越长。但也有极少数人在接种乙肝疫苗后，体内产生的抗-HBs滴度很低，达不到保护值，这样就不能有效地阻止乙型肝炎病毒的感染和复制，应加强注射。

乙肝疫苗有效期为5～8年。乙肝疫苗接种后产生的抗体水平随时间逐渐下降。一般接种疫苗，注射3针后1个月，97%的人都可测到表面抗体；第2年仍保持在这一水平；第3年降到74%左右，抗体滴度也下降。是否需要再次接种疫苗，主要是要在测定乙型肝炎表面抗体的滴度后再做决定。乙型肝炎表面抗体滴度≤10U/ml者，按0、1、6个月免疫程序接种疫苗；抗体滴度>10U/ml者，可在6年内复种。中国多数学者建议免疫后3年内加强1次为好。

乙肝疫苗接种失败的因素可能有以下几种。

1. 疫苗因素 研究发现，按0、1、6个月免疫程序接种疫苗，产生抗体的滴度与注射疫苗的剂量、种类等相关。此外，与疫苗的保存也有关系，疫苗的最佳贮运温度为2～10℃。一般而言，乙肝疫苗具有良好的热稳定性，而一旦冻结，佐剂胶体完全被破坏，疫苗也随之失效。有些人为图方便，一次性把3针免疫程序疫苗带回家中，但贮存方法不对，以致疫苗失效。

2. 机体因素 研究表明，排除检测试剂因素，50%以上无或弱免疫应答者本身为乙型肝炎病毒感染者。一般体检仅查乙型肝炎表面抗原，若呈阴性便注射疫苗。但是，研究表明，乙型肝炎患者中，乙型肝炎表面抗原阴性的占5%～10%，这类患者对乙型肝炎疫苗是没有应答的。如果检测乙肝两对半，提示抗-HBc阳性，说明既往感染过乙型肝炎病毒，有必要使用敏感试剂复查，并且检测乙型肝炎病毒DNA定量。有些甚至要做肝组织活检，才能确定有无乙型肝炎病毒的现症感染。

人类对乙型肝炎表面抗原的免疫反应与年龄、体重也有很大的关系。疫苗接种后是否产生抗体，与机体本身的免疫功能关系密切，所以患有免疫缺陷疾病（如艾滋病）、导致免疫功能低下的情况（如恶性肿瘤、糖尿病、肾透析等）、长期使用免疫抑制剂等，都会降低机体对疫苗接种的抗体应答。研究还表明，含某种基因的人，对乙肝疫苗的免疫应答较差。此外，不良的生活习惯也会影响免疫效果，例如每天吸烟超过 5 支者，疫苗接种后抗-HBs应答率比不吸烟者低，嗜酒者亦然。

3. 接种因素　实验证明，接种部位以上臂三角肌最优，臂部其他部位的接种效果则较差，这是因为除上臂三角肌外，其他部位的脂肪较厚，疫苗接种后一般仅在脂肪层中，缓慢进入血循环，从而影响了疫苗对体内免疫细胞的刺激。在一定范围内，抗-HBs 滴度随疫苗接种次数的增加而提高。经大量人群试验证明，目前使用的 0、1、6 个月的免疫程序效果最好，世界卫生组织（WHO）推荐方案 0、1、2 个月的免疫程序效果也不错，但最好在第 12 个月加强 1 针。

接种乙肝疫苗是目前预防乙型肝炎最主要的方式，而且注射疫苗产生足够浓度的抗体才会产生很好的保护性。所以，注射了乙肝疫苗（3 针后）一定要去化验确定是否产生抗体，如果没有产生抗体或乙型肝炎抗体的滴度没有达到可以保护的水平，就需要再打乙肝疫苗加强针。

不要劝乙型肝炎患者饮酒

肝是我们人体最大的化工厂，具有合成、制造、代谢、排毒等功能，各种不良的生活习惯会成为诱发肝炎或加重肝病的因素，包括长期酗酒、吸烟、偏食、饥饿、药物等，均可导致肝的损坏。

酗酒与肝病的关系最为密切，应引起重视。酒精由胃吸收之后到达肝，约 90% 以上在肝内代谢。酒的主要成分是乙醇，乙醇在肝内可以转化为醛，它们对于肝都有直接的损害作用，可使肝细胞发生变性和坏死。大量饮酒人群从 20 世纪 90 年代起日益增多，我国酒精性肝病已处于大规模发病初期。据统计中国有 5 亿左右的饮酒族，重度饮酒者中 80% 以上有一定程度的脂肪肝，10%～35% 可发展成酒精性肝炎，10%～20% 发展为肝硬化。严重酗酒时可诱发广泛肝细胞坏死，甚至肝功能衰竭。

乙型肝炎患者本身肝细胞已有损害，如若饮酒更是雪上加霜，会加快对患者的肝损害，促使病情加重，向肝硬化甚至肝癌方向演变。饮酒者发生肝硬化、肝癌的比例要比非饮酒者高 10 倍，提前 5 ~ 10 年进展为肝硬化、肝癌。

因此，乙型肝炎患者、乙型肝炎病毒携带者，除了定期复查、正确用药治疗外，日常生活应格外注意，切记不能喝酒，周围的同事、朋友也千万不要劝乙型肝炎携带者、乙型肝炎患者喝酒。

乙型肝炎患者要学会调整心态

我们一方面呼吁不要歧视乙型肝炎患者和乙型肝炎病毒携带者，另一方面我们也要对乙型肝炎患者和乙型肝炎病毒携带者说几句话。

1. 要有一个良好的心态 许多乙型肝炎患者，一方面害怕周围的人知道自己患病，另一方面又担心会传染给周围的人，所以既提心吊胆，又有很重的精神压力。他们迫切希望自己"转阴"，回到健康人群中，但由于对乙型肝炎这种疾病缺乏了解，又不愿公开看医生，就轻信广告，希望自己偷偷地治好病，结果往往上当受骗，枉费钱财和时间，甚至使病情加重了。因此，要到正规医院就诊，规范治疗，只要规范治疗，乙型肝炎患者是可以正常工作和学习的。

2. 要做不歧视传染病的带头人 我们发现临床上有一个怪现象，乙型肝炎患者在埋怨社会存在歧视乙型肝炎患者现象的同时，他们自己却也在做着歧视乙型肝炎或丙型肝炎等传染病患者的行为，甚至不敢坐刚被前面患者坐过的凳子等。

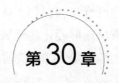

第30章

医生要记、患者要懂的
乙型肝炎诊治相关术语

慢性乙型肝炎诊治进展迅速，为了进一步帮助广大患者听懂医生的诊断，让广大临床医生掌握相关诊断术语的具体含义，现摘录由中华医学会肝病学分会、中华医学会感染病学分会发布的《慢性乙型肝炎防治指南（2015更新版）》中的内容如下。

慢性乙型肝炎病毒感染：乙型肝炎表面抗原和（或）乙型肝炎病毒DNA阳性6个月以上。

慢性乙型肝炎（CHB）：由乙型肝炎病毒持续感染引起的慢性肝脏炎症性疾病，可分为乙型肝炎e抗原阳性CHB和乙型肝炎e抗原阴性CHB。

乙型肝炎e抗原阳性CHB：血清乙型肝炎表面抗原阳性，乙型肝炎e抗原阳性，乙型肝炎病毒DNA阳性，ALT持续或反复升高，或有肝组织学病变。

乙型肝炎e抗原阴性CHB：血清乙型肝炎表面抗原阳性，乙型肝炎e抗原阴性，乙型肝炎病毒DNA阳性，ALT持续或反复升高，或有肝组织学病变。

非活动性乙型肝炎表面抗原携带者：血清乙型肝炎表面抗原阳性，乙型肝炎e抗原阴性，乙型肝炎病毒DNA低于检测值下限，1年内连续随访3次以上，每次至少间隔3个月，ALT均在正常范围。肝组织学检查结果显示组织学活动指数（HAI）评分＜4或根据其他半定量计分系统判定病变轻微。

乙型肝炎康复：既往有急性乙型肝炎或慢性乙型肝炎病史，乙型肝炎表面抗原阴性，抗-HBs阳性或阴性，抗-HBc阳性，乙型肝炎病毒DNA低于检测值下限，ALT在正常范围。

　　乙型肝炎急性发作：排除其他肝损伤因素后，ALT 升高至正常值上限（ULN）10 倍以上。

　　乙型肝炎再活动：乙型肝炎病毒 DNA 持续稳定的患者，乙型肝炎病毒 DNA 升高 ≥ 2 log10 U/ml，或基线乙型肝炎病毒 DNA 阴性者由阴性转为阳性，且 ≥ 100 U/ml，缺乏基线乙型肝炎病毒 DNA 者乙型肝炎病毒 DNA ≥ 20 000 U/ml。患者往往再次出现 ALT 升高和肝脏炎症坏死。常发生于非活动性乙型肝炎表面抗原携带者或乙型肝炎康复者，特别是在接受免疫抑制治疗或化疗时。

　　乙型肝炎 e 抗原阴转：既往乙型肝炎 e 抗原阳性的患者乙型肝炎 e 抗原消失。

　　乙型肝炎 e 抗原血清学转换：既往乙型肝炎 e 抗原阳性的患者乙型肝炎 e 抗原阴转，出现抗-HBe。

　　乙型肝炎 e 抗原逆转：既往乙型肝炎 e 抗原阴性、抗-HBe 阳性的患者再次出现乙型肝炎 e 抗原。

　　组织学应答：肝组织炎症坏死评分降低 ≥ 2，且无肝纤维化评分的增高；或按 Metavir 评分，肝纤维化评分降低 ≥ 1。

　　完全应答：持续病毒学应答，且乙型肝炎表面抗原阴转或伴有抗-HBs 阳转。

　　临床治愈：持续病毒学应答，且乙型肝炎表面抗原阴转或伴有抗-HBs 阳转，ALT 正常，肝组织学病变轻微或无病变。

　　原发性无应答：核苷（酸）类药物治疗依从性良好的患者，治疗 12 周时乙型肝炎病毒 DNA 较基线下降幅度 < 1 log10 U/ml 或 24 周时乙型肝炎病毒 DNA 较基线下降幅度 < 2 log10 U/ml。

　　应答不佳或部分病毒学应答：NAs 治疗依从性良好的患者，治疗 24 周时乙型肝炎病毒 DNA 较基线下降幅度 > 2 log10 U/ml，但仍然可以检测到。

　　病毒学应答：治疗过程中血清乙型肝炎病毒 DNA 低于检测值下限。

　　病毒学突破：NAs 治疗依从性良好的患者，在未更改治疗的情况下，乙型肝炎病毒 DNA 水平比治疗中最低点上升 1 个 log10 值，或一度阴转后又转为阳性，并在 1 个月后以相同试剂重复检测得以确定，可有或无 ALT 升高。

　　病毒学复发：获得病毒学应答的患者停药后，间隔 1 个月 2 次检测乙型肝炎病毒 DNA 均大于 2000 U/ml。

　　临床复发：病毒学复发且 ALT > 2×ULN（正常值上限），但应排除其他因素引起的 ALT 升高。

持续病毒学应答： 停止治疗后血清乙型肝炎病毒 DNA 持续低于检测值下限。

耐药： 检测到与 NAs 相关的乙型肝炎病毒耐药基因突变，称为基因型耐药。体外实验结果显示，抗病毒药物敏感性降低，且与基因型耐药相关，称为表型耐药。针对一种抗病毒药物出现的耐药突变对另一种或几种抗病毒药物也出现耐药，称为交叉耐药。至少对两种不同类别的 NAs 耐药，称为多药耐药。

57检